U0335093

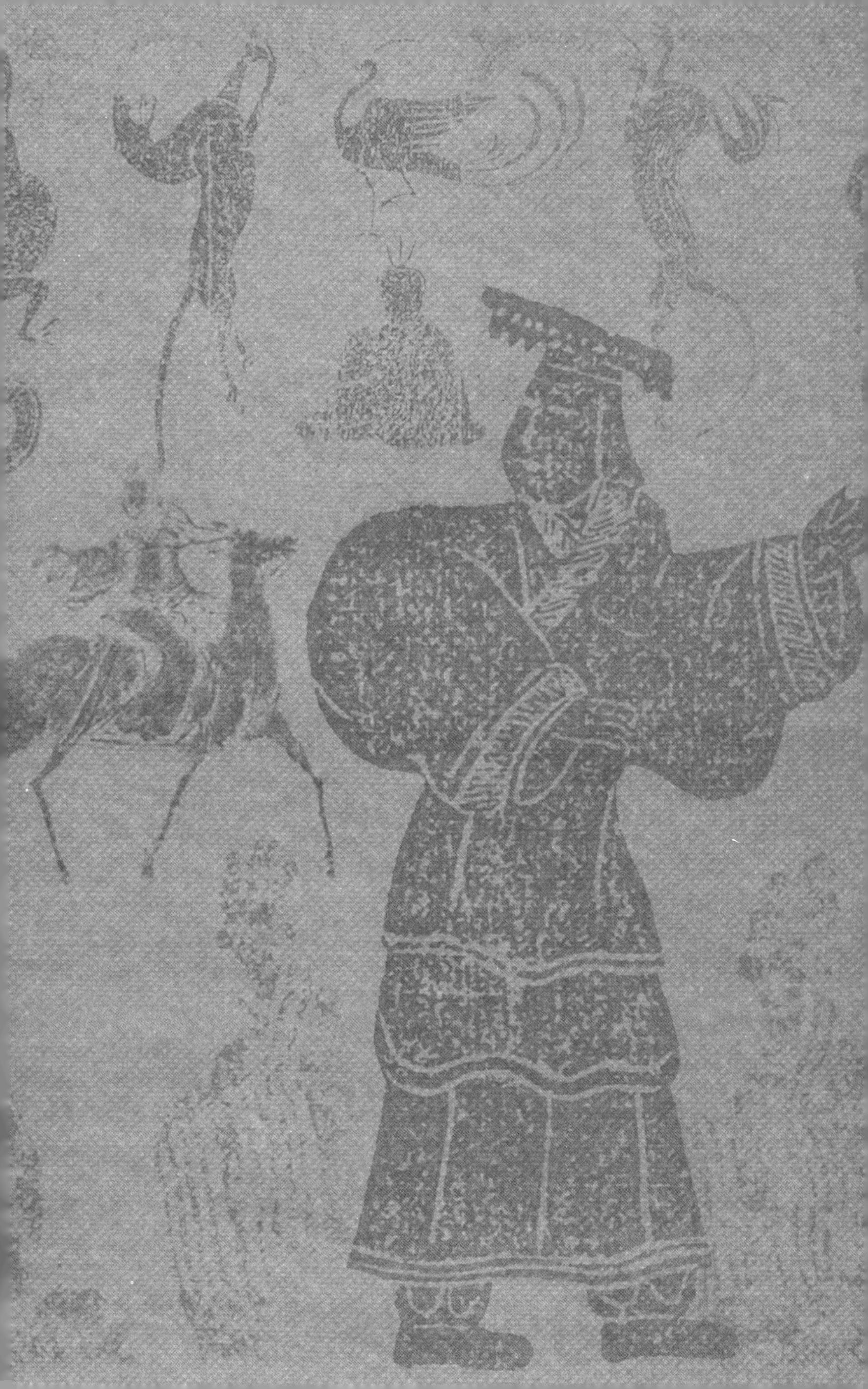

中国古医籍整理丛书

医学辩害

[日] 宇治田（云庵） 撰

鞠宝兆　于　恒　姜开运
王　瑾　刘立萍　贾　勇　校注

中国中医药出版社

·北　京·

图书在版编目（CIP）数据

医学辩害/(日)宇治田(云庵)撰；鞠宝兆等校注．—北京：中国中医药出版社，2016.12

(中国古医籍整理丛书)

ISBN 978-7-5132-3784-0

Ⅰ.①医…　Ⅱ.①宇…　②鞠…　Ⅲ.①中医学-辨证论治-日本　Ⅳ.①R24

中国版本图书馆CIP数据核字（2016）第269195号

中国中医药出版社出版
北京市朝阳区北三环东路28号易亨大厦16层
邮政编码　100013
传真　010 64405750
保定市中画美凯印刷有限公司印刷
各地新华书店经销
*
开本 710×1000　1/16　印张 29　字数 310 千字
2016年12月第1版　2016年12月第1次印刷
书　号　ISBN 978-7-5132-3784-0
*
定价　80.00元
网址　www.cptcm.com

社长热线　010 64405720
购书热线　010 64065415　010 64065413
微信服务号　zgzyycbs
书店网址　csln.net/qksd/
官方微博　http://e.weibo.com/cptcm
淘宝天猫网址　http://zgzyycbs.tmall.com

国家中医药管理局
中医药古籍保护与利用能力建设项目
组织工作委员会

主　任　委　员　王国强

副 主 任 委 员　王志勇　李大宁

执行主任委员　曹洪欣　苏钢强　王国辰　欧阳兵

执行副主任委员　李　昱　武　东　李秀明　张成博

委　　　　员

各省市项目组分管领导和主要专家

（山东省）武继彪　欧阳兵　张成博　贾青顺

（江苏省）吴勉华　周仲瑛　段金廒　胡　烈

（上海市）张怀琼　季　光　严世芸　段逸山

（福建省）阮诗玮　陈立典　李灿东　纪立金

（浙江省）徐伟伟　范永升　柴可群　盛增秀

（陕西省）黄立勋　呼　燕　魏少阳　苏荣彪

（河南省）夏祖昌　刘文第　韩新峰　许敬生

（辽宁省）杨关林　康廷国　石　岩　李德新

（四川省）杨殿兴　梁繁荣　余曙光　张　毅

各项目组负责人

王振国（山东省）　王旭东（江苏省）　张如青（上海市）

李灿东（福建省）　陈勇毅（浙江省）　焦振廉（陕西省）

蔡永敏（河南省）　鞠宝兆（辽宁省）　和中浚（四川省）

项目专家组

顾　问　马继兴　张灿玾　李经纬

组　长　余瀛鳌

成　员　李致忠　钱超尘　段逸山　严世芸　鲁兆麟
郑金生　林端宜　欧阳兵　高文柱　柳长华
王振国　王旭东　崔　蒙　严季澜　黄龙祥
陈勇毅　张志清

项目办公室（组织工作委员会办公室）

主　任　王振国　王思成

副主任　王振宇　刘群峰　陈榕虎　杨振宁　朱毓梅
刘更生　华中健

成　员　陈丽娜　邱　岳　王　庆　王　鹏　王春燕
郭瑞华　宋咏梅　周　扬　范　磊　张永泰
罗海鹰　王　爽　王　捷　贺晓路　熊智波

秘　书　张丰聪

前 言

中医药古籍是传承中华优秀文化的重要载体，也是中医学传承数千年的知识宝库，凝聚着中华民族特有的精神价值、思维方法、生命理论和医疗经验，不仅对于传承中医学术具有重要的历史价值，更是现代中医药科技创新和学术进步的源头和根基。保护和利用好中医药古籍，是弘扬中国优秀传统文化、传承中医学术的必由之路，事关中医药事业发展全局。

1949年以来，在政府的大力支持和推动下，开展了系统的中医药古籍整理研究。1958年，国务院科学规划委员会古籍整理出版规划小组在北京成立，负责指导全国的古籍整理出版工作。1982年，国务院古籍整理出版规划小组召开全国古籍整理出版规划会议，制定了《古籍整理出版规划（1982—1990)》，卫生部先后下达了两批200余种中医古籍整理任务，掀起了中医古籍整理研究的新高潮，对中医文化与学术的弘扬、传承和发展，发挥了极其重要的作用，产生了不可估量的深远影响。

2007年《国务院办公厅关于进一步加强古籍保护工作的意见》明确提出进一步加强古籍整理、出版和研究利用，以及

"保护为主、抢救第一、合理利用、加强管理"的方针。2009年《国务院关于扶持和促进中医药事业发展的若干意见》指出，要"开展中医药古籍普查登记，建立综合信息数据库和珍贵古籍名录，加强整理、出版、研究和利用"。《中医药创新发展规划纲要（2006—2020）》强调继承与创新并重，推动中医药传承与创新发展。

2003~2010年，国家财政多次立项支持中国中医科学院开展针对性中医药古籍抢救保护工作，在中国中医科学院图书馆设立全国唯一的行业古籍保护中心，影印抢救濒危珍本、孤本中医古籍1640余种；整理发布《中国中医古籍总目》；遴选351种孤本收入《中医古籍孤本大全》影印出版；开展了海外中医古籍目录调研和孤本回归工作，收集了11个国家和2个地区137个图书馆的240余种书目，基本摸清流失海外的中医古籍现状，确定国内失传的中医药古籍共有220种，复制出版海外所藏中医药古籍133种。2010年，国家财政部、国家中医药管理局设立"中医药古籍保护与利用能力建设项目"，资助整理400余种中医药古籍，并着眼于加强中医药古籍保护和研究机构建设，培养中医古籍整理研究的后备人才，全面提高中医药古籍保护与利用能力。

在此，国家中医药管理局成立了中医药古籍保护和利用专家组和项目办公室，专家组负责项目指导、咨询、质量把关，项目办公室负责实施过程的统筹协调。专家组成员对古籍整理研究具有丰富的经验，有的专家从事古籍整理研究长达70余年，深知中医药古籍整理研究的重要性、艰巨性与复杂性，履行职责认真务实。专家组从书目确定、版本选择、点校、注释等各方面，为项目实施提供了强有力的专业指导。老一辈专家的学术水平和智慧，是项目成功的重要保证。项目承担单位山东中医药大学、南京中医药大学、上海中医药大学、福建中医药大学、浙江省中医药研究院、陕西省中医药研究院、河南省中医药研究院、辽宁中医药大学、成都中医药大学及所在省市中医药管理部门精心组织，充分发挥区域间互补协作的优势，并得到承担项目出版工作的中国中医药出版社大力配合，全面推进中医药古籍保护与利用网络体系的构建和人才队伍建设，使一批有志于中医学术传承与古籍整理工作的人才凝聚在一起，研究队伍日益壮大，研究水平不断提高。

本着“抢救、保护、发掘、利用”的理念，该项目重点选择近60年未曾出版的重要古医籍，综合考虑所选古籍的保护价值、学术价值和实用价值。400余种中医药古籍涵盖了医经、基础理论、诊法、伤寒金匮、温病、本草、方书、内科、外科、女科、儿科、伤科、眼科、咽喉口齿、针灸推拿、养生、医案医话医论、医史、临证综合等门类，跨越唐、宋、金元、明以迄清末。全部古籍均按照项目办公室组织完成的行业标准《中医古籍整理规范》及《中医药古籍整理细则》进行整理校注，绝大多数中医药古籍是第一次校注出版，一批孤本、稿本、抄本更是首次整理面世。对一些重要学术问题的研究成果，则集中收录于各书的“校注说明”或“校注后记”中。

“既出书又出人”是本项目追求的目标。近年来，中医药古籍整理工作形势严峻，老一辈逐渐退出，新一代普遍存在整理研究古籍的经验不足、专业思想不坚定等问题，使中医古籍整理面临人才流失严重、青黄不接的局面。通过本项目实施，搭建平台，完善机制，培养队伍，提升能力，经过近5年的建设，锻炼了一批优秀人才，老中青三代齐聚一堂，有效地稳定了研究队伍，为中医药古籍整理工作的开展和中医文化与学术的传承提供必备的知识和人才储备。

本项目的实施与《中国古医籍整理丛书》的出版，对于加强中医药古籍文献研究队伍建设、建立古籍研究平台，提高古籍整理水平均具有积极的推动作用，对弘扬我国优秀传统文化，推进中医药继承创新，进一步发挥中医药服务民众的养生保健与防病治病作用将产生深远影响。

第九届、第十届全国人大常委会副委员长许嘉璐先生，国家卫生计生委副主任、国家中医药管理局局长、中华中医药学会会长王国强先生，我国著名医史文献专家、中国中医科学院马继兴先生在百忙之中为丛书作序，我们深表敬意和感谢。

由于参与校注整理工作的人员较多，水平不一，诸多方面尚未臻完善，希望专家、读者不吝赐教。

国家中医药管理局中医药古籍保护与利用能力建设项目办公室

二〇一四年十二月

许 序

“中医”之名立，迄今不逾百年，所以冠以“中”字者，以别于“洋”与“西”也。慎思之，明辨之，斯名之出，无奈耳，或亦时人不甘泯没而特标其犹在之举也。

前此，祖传医术（今世方称为“学”）绵延数千载，救民无数；华夏屡遭时疫，皆仰之以度困厄。中华民族之未如印第安遭染殖民者所携疾病而族灭者，中医之功也。

医兴则国兴，国强则医强。百年运衰，岂但国土肢解，五千年文明亦不得全，非遭泯灭，即蒙冤扭曲。西方医学以其捷便速效，始则为传教之利器，继则以“科学”之冕畅行于中华。中医虽为内外所夹击，斥之为蒙昧，为伪医，然四亿同胞衣食不保，得获西医之益者甚寡，中医犹为人民之所赖。虽然，中国医学日益陵替，乃不可免，势使之然也。呜呼！覆巢之下安有完卵？

嗣后，国家新生，中医旋即得以重振，与西医并举，探寻结合之路。今也，中华诸多文化，自民俗、礼仪、工艺、戏曲、历史、文学，以至伦理、信仰，皆渐复起，中国医学之兴乃属必然。

迄今中医犹为国家医疗系统之辅，城市尤甚。何哉？盖一则西医赖声、光、电技术而于20世纪发展极速，中医则难见其进。二则国人惊羡西医之“立竿见影”，遂以为其事事胜于中医。然西医已自觉将入绝境：其若干医法正负效应相若，甚或负远逾于正；研究医理者，渐知人乃一整体，心、身非如中世纪所认定为二对立物，且人体亦非宇宙之中心，仅为其一小单位，与宇宙万象万物息息相关。认识至此，其已向中国医学之理念“靠拢”矣，虽彼未必知中国医学何如也。唯其不知中国医理何如，纯由其实践而有所悟，益以证中国之认识人体不为伪，亦不为玄虚。然国人知此趋向者，几人？

国医欲再现宋明清高峰，成国中主流医学，则一须继承，一须创新。继承则必深研原典，激清汰浊，复吸纳西医及我藏、蒙、维、回、苗、彝诸民族医术之精华；创新之道，在于今之科技，既用其器，亦参照其道，反思己之医理，审问之，笃行之，深化之，普及之，于普及中认知人体及环境古今之异，以建成当代国医理论。欲达于斯境，或需百年欤？予恐西医既已醒悟，若加力吸收中医精粹，促中医西医深度结合，形成21世纪之新医学，届时“制高点”将在何方？国人于此转折之机，能不忧虑而奋力乎？

予所谓深研之原典，非指一二习见之书、千古权威之作；就医界整体言之，所传所承自应为医籍之全部。盖后世名医所著，乃其秉诸前人所述，总结终生行医用药经验所得，自当已成今世、后世之要籍。

盛世修典，信然。盖典籍得修，方可言传言承。虽前此50余载已启医籍整理、出版之役，惜旋即中辍。阅20载再兴整理、出版之潮，世所罕见之要籍千余部陆续问世，洋洋大观。

今复有“中医药古籍保护与利用能力建设”之工程，集九省市专家，历经五载，董理出版自唐迄清医籍，都400余种，凡中医之基础医理、伤寒、温病及各科诊治、医案医话、推拿本草，俱涵盖之。

噫！璐既知此，能不胜其悦乎？汇集刻印医籍，自古有之，然孰与今世之盛且精也！自今而后，中国医家及患者，得览斯典，当于前人益敬而畏之矣。中华民族之屡经灾难而益蕃，乃至未来之永续，端赖之也，自今以往岂可不后出转精乎？典籍既蜂出矣，余则有望于来者。

谨序。

第九届、十届全国人大常委会副委员长

许嘉璐

二〇一四年冬

王 序

中医学是中华民族在长期生产生活实践中，在与疾病作斗争中逐步形成并不断丰富发展的医学科学，是中国古代科学的瑰宝，为中华民族的繁衍昌盛作出了巨大贡献，对世界文明进步产生了积极影响。时至今日，中医学作为我国医学的特色和重要医药卫生资源，与西医学相互补充、相互促进、协调发展，共同担负着维护和促进人民健康的任务，已成为我国医药卫生事业的重要特征和显著优势。

中医药古籍在存世的中华古籍中占有相当重要的比重，不仅是中医学术传承数千年最为重要的知识载体，也是中医为中华民族繁衍昌盛发挥重要作用的历史见证。中医药典籍不仅承载着中医的学术经验，而且蕴含着中华民族优秀的思想文化，凝聚着中华民族的聪明智慧，是祖先留给我们的宝贵物质财富和精神财富。加强对中医药古籍的保护与利用，既是中医学发展的需要，也是传承中华文化的迫切要求，更是历史赋予我们的责任。

2010 年，国家中医药管理局启动了中医药古籍保护与利用能力建设项目。这既是传承中医药的重要工程，也是弘扬优秀民族文化的重要举措，不仅能够全面推进中医药的有效继承和创新发展，为维护人民健康做出贡献，也能够彰显中华民族的璀璨文化，为实现中华民族伟大复兴的中国梦作出贡献。

相信这项工作一定能造福当今，嘉惠后世，福泽绵长。

国家卫生和计划生育委员会副主任

国家中医药管理局局长

中华中医药学会会长

王国强

二〇一四年十二月

马序

新中国成立以来，党和国家高度重视中医药事业发展，重视古籍的保护、整理和研究工作。自1958年始，国务院先后成立了三届古籍整理出版规划小组，分别由齐燕铭、李一氓、匡亚明担任组长，主持制订了《整理和出版古籍十年规划（1962—1972）》《古籍整理出版规划（1982—1990）》《中国古籍整理出版十年规划和“八五”计划（1991—2000）》等，而第三次规划中医药古籍整理即纳入其中。1982年9月，卫生部下发《1982—1990年中医古籍整理出版规划》，1983年1月，中医古籍整理出版办公室正式成立，保证了中医古籍整理出版规划的实施。2002年2月，《国家古籍整理出版“十五”（2001—2005）重点规划》经新闻出版署和全国古籍整理出版规划领导小组批准，颁布实施。其后，又陆续制定了国家古籍整理出版“十一五”和“十二五”重点规划。国家财政多次立项支持中国中医科学院开展针对性中医药古籍抢救保护工作，文化部在中国中医科学院图书馆专门设立全国唯一的行业古籍保护中心，国家先后投入中医药古籍保护专项经费超过3000万元，影印抢救濒危珍、善、孤本中医古籍1640余种，开展了海外中医古籍目录调研和孤本回归工作。2010年，国家财政部、国家中医药管理局安排国家公共卫生专项资金，设立了“中医药古籍保护与利用能力建设项目”，这是继1982~1986年第一批、第二批重要中医药古籍整理之后的又一次大规模古籍整理工程，重点整理新中国成立后未曾出版的重要古籍，目标是形成并普及规范的通行本、传世本。

为保证项目的顺利实施，项目组特别成立了专家组，承担咨询和技术指导，以及古籍出版之前的审定工作。专家组中的许多成员虽逾古稀之年，但老骥伏枥，孜孜不倦，不仅对项目进行宏观指导和质量把关，更重要的是通过古籍整理，以老带新，言传身教，培养一批中医药古籍整理研究的后备人才，促进了中医药古籍保护和研究机构建设，全面提升了我国中医药古籍保护与利用能力。

作为项目组顾问之一，我深感中医药古籍保护、抢救与整理工作的重要性和紧迫性，也深知传承中医药古籍整理经验任重而道远。令人欣慰的是，在项目实施过程中，我看到了老中青三代的紧密衔接，看到了大家的坚持和努力，看到了年轻一代的成长。相信中医药古籍整理工作的将来会越来越好，中医药学的发展会越来越好。

欣喜之余，以是为序。

中国中医科学院研究员

马继兴

二〇一四年十二月

校注说明

《医学辩害》，日本宇治田（云庵）撰。宇治田（云庵）（1618—1686），字友春，号云庵，日本南纪弱山人，为日本江户前期的医家。出生于箍桶铺之家，因病无法继承家业，转而学医，后治愈纪伊藩第二代藩主德川光贞之疾，一举成名。

《医学辩害》共12卷，190篇论文，分为经书类、阴阳类、五行类、脏腑类、诊脉类、摄生类、气味类、疾病类、病家类、医家类、治法类、药剂类12类。作者主要针对历代名家有关医经、医道的谬误，加以论辩勘正，以防以讹传讹，以去医道之害。

本书成书于日本延宝八年（1680），刻印于延宝九年辛酉（1681），该版本为目前唯一存世版本。此次整理即以延宝九年辛酉刻本为底本，以本书所引著作的通行本为他校本，反复认真阅读原文，谨慎采用本校、理校的方法校注整理。具体校注原则如下。

1. 底本内封书名题作《医学辨害》，但版心位置、书中序言标题及内容、每卷卷首、卷尾均作《医学辩害》，本次整理，书名依从后者。

2. 将原书竖排格式改为横排，繁体字统一改为简体字，重新加标点。凡底本中表示文字位置的“右”，径改为“上”，不出校记。

3. 凡底本中因刻写致误的明显错别字，如“己已巳”不分，径改，不出校记。

4. 凡底本中的异体字、古字、俗写字，径改为正体字、今字、规范通行字，如“胷”改作“胸”，“翫”改作“玩”，“文”改作“纹”，“藏府”改作“脏腑”等，不出校记。

5. 文中的通假字，于首见处出注，并征引书证。

6. 对文中的疑难字、冷僻字、异读字酌情加以注释。底本中不规范的药名、穴位名，径改为规范药名、穴位名，如“斑猫”改为“斑蝥”，“黄蓍”改为“黄芪”，“烈缺穴”改为“列缺穴”等，不出校记。

7. 原文段落大多冗长，为阅读方便，适当进行分段。

8. 底本“凡例”前、“卷第一”至“卷第十二”前有“医学辩害”字样，凡例文末、儒家非说目录文末、医家非说目录文末及每卷卷尾分别有“医学辩害卷凡例终”“儒家非说目录终”“医家非说目录终”“医学辩害卷第×终”字样，兹一并删去，不出校记。

9. “卷第一”标题后有“南纪弱山宇治田云庵著，门人中村是庵校正，侄宇治田留庵训点”字样，“卷第二”至“卷第十二”标题后有“南纪弱山宇治田云庵著”字样，兹一并删去，不出校记。

10. 底本凡例中有表示分条的符号“一”，兹一并删去，不出校记。

11. 文中有大量的日语假名标音，兹一并删去，不出校记。

12. 底本中有脱文或漫漶难以辨认者，以虚阙号“□”按所脱字数一一补入，不出校记。

13. 儒家非说目录、医家非说目录原在正文前，为阅读方便，今置于正文文末。

自　序

神农《本经》、黄帝《内经》、越人《难经》，医之大经大法，甲于天下万世。其辞简古，其义深邃，且多阙文错语，学者皆苦难读。故历代名家，更互著书，或注解，或论辩，颇得便于学者，今世如予愚有读，是为此也。若三经微名家，蠹简亦不可存焉。

凡著书救世者，皆欲无所误。其事无穷，其理难明，所见有时而失适中，故名家之书，无不有非说。刘河间、李东垣、朱丹溪，称以为三贤，尚未能免。先哲曰：智者千虑，必有一失；愚者千虑，必有一得。予正一失，便用一得，遂窃至间然，矧[①]匪[②]贤者乎？是以其余名家，或随文解义，或陷于偏，或伤于凿[③]，如有得而失，不能无非说。今读其书，寡具眼[④]者，玉珉莫剖[⑤]，菽麦不辩[⑥]，漫施之于治疗，害人不知几何。虽曰后生可畏，未见著书辩害。倭国近年或有之，其书未锓之于梓[⑦]，是予所忧也。今人心偷[⑧]而寡志学，不用医教，以从俗习，相率为害，不知几何，是又所忧也。故名家贻害于非说，暨今人

① 矧（shěn 审）：况且。

② 匪：不是。

③ 凿：穿凿附会。

④ 寡具眼：缺少识别事理的眼力。具眼，谓有识别事理的眼力。

⑤ 玉珉莫剖：分不清玉与石。珉，像玉之石。

⑥ 辩：通“辨”。分别，分辨。《国语·齐语》：“辩其功苦。”

⑦ 未锓（qǐn 寝）之于梓：未刻版印刷。锓，雕刻。

⑧ 偷：偷安，苟且敷衍。

致害于俗习。不敢揣芜陋，费二十万言，分类为十二卷，名曰《医学辩害》。

噫！医道之害酷伙[①]，唯是千百之什一。山始于覆篑[②]，江起于滥觞[③]。后生仿予续续辩之，汗牛充栋之后，讵[④]靡成大功耶？夫物有损益，唯由有利害。其害损物为易，其利益物为难。故其所益，不能偿其所损，是天地之间事物之常也。世人不知有此义，欲就利而不去害，仅有一益，既有十损，何以有能偿乎？然则，与其就利，宁欲去害。其所去害，是即为利，更有余力，又当就利。此书所以著，先欲去害也。予亦有非说贻害，今靡奈自不知之，高明之士，必莫默止矣。

于时延宝八年[⑤]岁次庚申黄钟[⑥]之吉[⑦]，南纪弱山宇治田云庵自序

① 酷伙：极其多。酷，相当于极、甚。伙，众多。

② 覆篑（kuì 愧）：倒一筐土。谓积小成大，积少成多。

③ 滥觞（shāng 商）：指江河发源处水很小，仅可以浮起酒杯。

④ 讵（jù 具）：岂。

⑤ 延宝八年：即1680年。延宝，日本灵元天皇所用年号。

⑥ 黄钟：指农历十一月。

⑦ 吉：农历每月初一。

序　一

尝亲观先生，医业倥偬①，无终食之间，频年欲著书，偷闲于夜窗，或二三章，或四五章，草稿渐积而满笥矣。先生曰：著书传道，而博施济众，为天下万世之医；虽明道成业，而不著书，为一时一方之医。繄②其博施济众，尧舜其犹病诸③。予尽心于此书，唯是欲济弟子也。弟子读而为医道之助，又岂非济其所治病者乎？不肖④曰：先生旧多弟子，欲读而皆苦难写，胡为不刊行也哉？先生曰：尚将决推敲，暂可待晚年矣。不肖曰：前日先生语二三子，曰，每出思孙甫失火之事，必可负此笥，不可问其余。刊行之后，在此在彼，先生非唯自无思，且使二三子安心。顷日，一书生问三焦、命门，不能备答，呈以二论。读过一遍，便请纸笔，终日流汗成浆，唯写一论而去。刊行之后，有得全部，使书生免如此之劳，皆是不得已者也。先生岂不顾焉乎？夫医道有害，疾苦不能瘳，其辩害救人，犹解倒悬也。然则，《医学辩害》最先当刊行矣。先生曰：今闻汝言，遽然发不忍之心，予亦不得已也，近日当缮写矣。是以字画差谬，论次前后，不肖虽云谫劣⑤，处处窃加校正。其如文义之校正，非所跂及⑥，更以嘱于高第⑦中村氏是庵缮写。训点

① 倥偬（kǒngzǒng 孔总）：事情纷繁迫促。
② 繄（yī 医）：唯。
③ 诸：之。
④ 不肖：谦称“我”，犹不才、不贤。
⑤ 谫（jiǎn 剪）劣：浅薄拙劣。
⑥ 跂（qì 气）及：犹企及。
⑦ 高第：高材生。

即成，至附之剞劂氏[1]，遂欢先生从不肖之言，略序不得已之志云尔。

时延宝九年[2]重光作噩之岁[3]孟秋[4]既望[5]，侄宇治田留庵友真谨识

---

① 剞劂（jījué 击厥）氏：雕版刻书的经营人。

② 延宝九年：即1681年。

③ 重光作噩之岁：指辛酉年。重光，岁阳“辛”的别称。《尔雅·释天》：“在辛曰重光。”作噩，岁阴“酉”的别称。《尔雅·释天》：“在酉曰作噩。”古代岁星纪年法用岁阳和岁阴相配合以纪年，重光作噩之岁即辛酉年。

④ 孟秋：农历七月。

⑤ 既望：农历十六日。

序　二

先生常曰：吾朝以医鸣世者，古今几何人乎？彼衒和介售丹波者，剽窃古方而为世传，辑录旧说而为家钞，未闻有一章一篇辩医道之害矣。若神农《本经》、黄帝《内经》、秦越人《难经》、王叔和《脉经》，历代之明医，皆以此为宗。然其去古既远，而有衍文错简也，莫甚于此矣。后世注者，或有从人吠声[①]者，或有画蛇添足者，是非得失混杂，而说说不同，是后学所为惑，岂非医道之害耶？今人心偷而寡志学，不用医教，以从俗习，相率而为害，亦不知几何矣。予虽无暇潜心于此，萤雪之光，暂不舍笔。古人贻害于非说，暨今人致害于俗习，遂费二十万言，名曰《医学辩害》，将附之剞劂氏，请汝叮咛[②]校正焉。仆[③]即避席曰：尝师事先生三十六年于兹矣。初与三节、立伯、立斋相共[④]，学《论》《孟》《周易》，而后玩[⑤]《素》《难》，其余医书莫不学焉。惜哉！三子者，先生之高第，不幸早亡，不得阅此书也。仆何幸，不啻[⑥]阅此书，而又蒙校正之命。其荣不可言焉。于是盥漱[⑦]，披阅一过。《本经》也，《内经》也，《难经》《脉经》也，颇辩注释之谬戾[⑧]，又正传

---

① 吠声：喻指不辨真伪而盲目附和。典出《风俗通义·淮南王安神仙》："后人吠声，遂传行耳。"

② 叮咛：再三嘱咐。此指反复。

③ 仆：谦称"我"。

④ 相共：共同，一道。

⑤ 玩：反复体会。

⑥ 不啻（chì 炽）：不止。

⑦ 盥（guàn 贯）漱：洗脸漱口。此处用来表示态度恭敬。

⑧ 谬戾（miùlì 缪立）：悖谬乖戾。

写之乌焉[1]。阴阳、五行、脏腑、诊脉、摄生、气味、疾病、治法、药剂，以至如度量权衡，其所为惑，莫不辩正焉。且其辩正之次，发先哲所未发，而辟后学之茅塞，瘳世人之膏肓，有功于医道，未见如此书。虽然仆非识一得一失者，何以有能充先生之雅望耶？嗟乎！三子者犹存，为此书之辅弼，是三子者为不幸乎？先生为不幸乎？抑又仆为不幸乎？今也依此书而忆三子者，洒泪滂沱矣。

先生姓宇治田氏，字友春，号云庵，南纪弱山人也。其先居杂贺宇治，故以为姓，是非出于山城宇治矣。先生旧无常师，读书多以自得，务医接人，恭谦而有慈爱，不择富贵贫贱，所招即臻。事亲有愉色[2]、婉容[3]，教弟子未尝知倦，臧获失事[4]而不敢怒，俚俗构毁[5]而如无闻，有功而不伐[6]，有过而不饰[7]，故此书中自志其过。素履德行[8]，大概如此，非仆所诬[9]，是人所知也。仍并书三子者之事，以应校正之命而已矣。

时延宝辛酉[10]春三月丙寅[11]，门人中村是庵尹之敬书

---

① 乌焉："乌"繁体作"烏"，与"焉"字形近，故用乌焉指代因传抄导致的文字讹误。

② 愉色：和悦的神色。

③ 婉容：和顺的仪容。典出《礼记·祭义》："（孝子）有愉色者，必有婉容。"

④ 臧获失事：奴婢处事失误。臧获，古代对奴婢的贱称。

⑤ 俚俗构毁：粗野庸俗之人诬蔑毁谤。

⑥ 伐：夸耀，炫耀。

⑦ 饰：掩饰，遮掩。

⑧ 素履德行：质朴无华、清白自守的道德品行。素履，本指白色之鞋，喻指质朴无华、清白自守之德。

⑨ 诬：捏造。

⑩ 延宝辛酉：即1681年。

⑪ 丙寅：指丙寅日，是干支历法中的第三天。

凡 例

凡分卷部以类，欲使学者易见。其数为十二，应阴阳律吕。有志医道，先读经书，当知阴阳、五行之理，故卷一类经书，卷二类阴阳，卷三类五行。克[①]知阴阳、五行，而后当知脏腑、经络，克知脏腑、经络，而后当知诊脉，故卷四类脏腑，卷五类诊脉。腧穴是经络所输，经络其本属脏腑，故同类而附卷末。医道治未病为贵，当克知摄生之道，故卷六类摄生。欲善其道，当慎所欲，饮食以为切，最当慎气味，故卷七类气味。不慎则为伤，必至生疾病，病家求医，医家应求，详考治法，当施药剂，故卷八类疾病，卷九类病家，卷十类医家，卷十一类治法，卷十二类药剂矣。

凡著总论，略举大意，其详非短篇所尽，各立论而列于后。学者欲读书，当自略入详，等级不差，其理易明，故冠之于卷首，当先熟玩大意矣。

凡立论有不止一类，撰附以其辩害之要。如阴阳可调论，有阴阳，有摄生，其要在阴阳，故附卷二阴阳类；如气中阴虚、血中阴虚论，有治法，有药剂，其要在阴阳，故又附卷二阴阳类；如当避疫疠论，有治法，有药剂，有摄生，其要在医家，故附卷十医家类。其余仿此而推焉。

凡论为次第，从其理，连续互见，则前后易晓，乃学者之一助也。其理不连续，从其害大小，大者为前，小者为后，是亦出于辩害之义矣。

---

① 克：能够。

凡前所言，不再言之。或曰既论，或曰既辩，或曰既立，或曰既著，将使学者就而见之，虽然无言，其理难解，再言而得详，必莫厌重复矣。

凡论中志[①]医案，将便于门弟子有考验否之迹，当为治疗之教，兼志前医所误，将为覆辙之戒，是辩害之大者也，后医不可无慎焉。

凡常所用器财食服，三岁婴儿亦无不知。此书或行于异国，非所用则不能知，不能知则其理难晓，读者遂置之于不讲。故欲易晓，略志造法，如风吕[②]、火达[③]、味增[④]、酱油之类是也。若天下通用，庸[⑤]有费辞乎？

凡著书辩非说，虽云为人除害，贤者尚反而得谤，何况如予不敏乎？今人弥[⑥]致惑于非说，其难解犹熟眠难觉，非彻耳而悚然，不能呼觉其眠。是以或曰大诈，或曰大误，或曰足大笑，或曰大不可也。此等之言，不平易其势，似抵排[⑦]名家。吁！予生于暮世，故也必知得好辩之谤矣。君子哀焉！君子哀焉！

凡读书者，虽强记忆，唯为一二过后，必多所忘，他日欲见，俄顷难寻，故名家非说，略而列目录。假令欲见秦越人之非说，当寻其姓字而见其条目，即曰：心主与三焦为表里，俱

---

① 志：记。

② 风吕：日语。意指澡盆。

③ 火达：日语。指住宅用的暖炉、被炉。

④ 味增：日语。指日本人经常食用的一种用黄豆等粮食发酵后做成的酱，与我国的豆瓣酱、黄豆酱相类。

⑤ 庸：岂。

⑥ 弥（mí 迷）：更加。

⑦ 抵排：抵拒排斥。

有名而无形，在第四卷第四论及第五论；又曰：脉有三部，部有四经，其答之辞，在第五卷第三论。每每不致，反复易寻，其诚如此，岂非便于学者哉？

目 录

卷第一 经书类

卷第二 阴阳类

卷第三 五行类

卷第四　脏腑类

卷第五　诊脉类

卷第六　摄生类

卷第七　气味类

卷第八　疾病类

卷第九　病家类

卷第十 医家类

卷第十一 治法类

卷第十二 药剂类

卷第一　经书类

经书总论第一

夫书载道而传后世，读者能信则得其道，近以解己惑，远以解人惑。古来所传甚多，间有不可信者。或祖述圣经而杂记怪异，或有好事者而假名托言，或大言而流于虚诞，或似是非而为毁誉，或重称而至过实，或强辩而伤于凿，或补阙略而违本旨，或多传写而失旧文，或偶不思而有所误，大抵如此等，不可轻信焉。《孟子》曰：尽信《书》则不如无《书》。是非特议《书经》，该①以议群书。王安道引此言而议《淮南子》，亦是议群书故也。今世学者读书，信其不可信者，曰是圣经之辞，曰是贤传之言，非唯不得其道，反而有为惑矣。夫医司民命，死生所系，可得其道也，莫切于此，可解其惑也，莫切于此，纵虽读圣经，不可轻信焉。

凡读书者，欲博且精，博则无所不知，精则无所不明。自得道深而无尽取之，左右逢其原，但质有智愚，志有厚薄。今人其质多愚，其志亦多不厚，故不能博，又不能精。不博则有所不知，不精则有所不明。信其不可信者，是以其有所不明也。若不明而作之，其事多有误；不知而作之，是即为妄作。其事有为大害，不可无教戒之。故孔子曰：有不知而作之者，我无是也。又曰：知之为知之，不知为不知，是知也。今为医者，多甘妄作，仅读数卷，如读万卷，未读半行，亦如有读。见其

---

① 该：包括。

不知而如知，见其不明而如明，唯欲因偶中而受直[①]，忽杀人而暋[②]不畏之，是即病家之忧，予所悲叹者也。

又有徒博而不精者，不精则所知不明，不明则所作多有误，不若精而不博之愈也。盖精则所知必明，明则所作无误。欲精者，必以不知为不知，虽不能博，而无妄作之害。然则，与其欲博，宁欲精矣。又不读书者笑曰：医博读书者，其治反而少效，或反而多误，是以有虑过也。予按，事理由虑而精，人苟无虑，何精之有？故许胤宗曰：医者，意也。思虑精则得之。其治少效或多误，皆由徒博而无虑。其曰有虑过，乃大妄言也。予尝欲博而不能，又欲精而不能，业医受直，诚以足羞，遂不能无误，唯欲无妄作。今自不能而如此论之，是欲使后人无类予也。读者不可不精矣，又不可不博矣。

儒书论第二

上古三皇之经，合而谓之三坟，是即儒书之始，医道亦寓其中。盖伏羲仰则观象于天，俯则观法于地，观鸟兽之文与地之宜，近取诸身，远取诸物，于是始作八卦，又作甲历[③]，以通神明之德，以类万物之情。所以六气六腑，五脏五行，阴阳四时，水火升降，得以有象，百病之理得以类推，是运气之始也。神农始以赭鞭[④]鞭草木，尝味其滋，察其寒温平热之性，辨其君臣佐使之义，宣药疗疾，以救夭伤之命，百姓日用而不知，著《本草》四卷，是药品之始也。黄帝以人之生也，负阴

① 受直：得到报酬。
② 暋（mǐn 闵）：强横。
③ 甲历：用甲子记载岁时的日历。
④ 赭鞭：相传为神农氏用以检验本草性味的赤色鞭子。

而抱阳，食味而被色①，寒暑荡之于外，喜怒攻之于内，夭昏凶札，君臣代有。乃上穷天纪，下极地理，察五气，立五运，洞性命，纪阴阳，咨于岐伯而作《内经》，是病论之始也。

三皇各以其德而王天下，又能尽心而始医道如此。故刘温舒曰：夫医书者，乃三坟之经。是所以医出于儒而同仁民也。《内经》曰：心者，君主之官也，神明出焉。又曰：主明则下安。以此养生则寿，殁世②不殆，以为天下大昌。主不明则十二官危，使道闭塞而不通，形乃大伤。以此养生则殃，以为天下者，其宗大危，戒之，戒之。是所论儒医同道也。夫心为火属阳，虚灵而有明德，近以照脏腑百体，远以照天下万物，其职无贵于此，故为君主之官。神明是即名德，自应用而谓之出焉。脏腑亦各有职，其以为十二官明德，有时而昏，是以气禀所拘，人欲所蔽也。若变化气禀，拂除人欲，本体不昏而主自明，主明则脏腑不失职，百体自安，其人有不生病而得寿考③。主不明则脏腑失职，百体乃伤，其人有必生病而得夭殃。小则一身安危，大则及于天下。故大医以此摄生，扩充而济万民；大儒以此修身，扩充而平天下。后世贱医贵儒，是为大异其道，是不知此岐黄之旨也。

孔子曰：南人有言曰，人而无恒，不可以作巫医。善夫！此所谓无恒，《孟子》所谓无恒心者也。凡有恒心者，可谓之儒；无恒心者，不可谓之儒。医出于儒，何以作之乎？南人得能知其义，孔子所以称其言也。是以曾德显曰：人有恒心，践

---

① 被（bèi 贝）色：人秉五行而生，五行有色，故人亦受色。
② 殁世：终生。
③ 寿考：长寿。

履[①]端谨[②]，始可与言医道矣。《周礼》《汉书》所载冢宰医师并列之于天官，不亦宜乎？故贾谊曰：古之至人，不居朝廷，必隐于医、卜。范文正公曰：儒者不得为宰相，愿为良医。盖济民之功齐尔。予忆假令欲明运气者，当读《书经·舜典》及《礼经·月令》，而识天度流行之数；欲明药品者，当读《诗经》，而识鸟兽草木之名；欲明病论者，当读《易经》，而识阴阳变化之义。如此而后能明，可谓真儒医也。《易经》无妄卦九五辞曰：无妄之疾，勿药有喜。又颐卦象辞曰：节饮食。《书经》曰：若药弗瞑眩[③]，厥疾弗瘳。《礼经》曰：君有疾饮药，臣先尝之；亲有疾饮药，子先尝之；医不三世，不服其药。《论语·乡党篇》第八节曰食不厌精，脍不厌细等言，及第十节曰康子馈药，丘未达不敢尝之言，皆是儒书所谓医道而谨疾者所宜用也。《孟子》曰：养心莫善于寡欲。是虽非谓医道，其理自相默契。心者，一身之主，心安则身亦安，寡欲养心，何病之有？多欲累心身，此生病，或情欲，或淫欲，或饮食之欲，人之生病无不始于多欲也。故医家用此言而得为摄生之要矣。

江西医士黄子厚治富翁病泄泻弥年，浃旬[④]莫效。子厚曰：予未得其说，求归。一日读《易》至乾卦天行健，朱子有曰：天之气运转不息，故搁得地在中间，如人弄碗珠，只运动不住，故在空中不坠，少有息则坠矣。因悟向[⑤]者富翁之病，乃气不能举，为下脱也。又作字，持水滴[⑥]吸水，初以大指按滴上窍则水满筒，

① 践履：行为。
② 端谨：端正谨饬。
③ 瞑眩：服药后出现恶心、头眩、胸闷等反应。
④ 浃（jiā 加）旬：一旬，十天。
⑤ 向：从前。
⑥ 水滴：注水以供磨墨的文具。也称水注。

放其按则水下溜无余，乃豁然悟曰：吾可治翁证矣。即治装往翁家，惊喜至，即为治艾灸百会穴，未三四十壮，泄泻止矣。是读《易经》而悟治病之道，其理自相默契故也。余亦读《易经》而悟治病之道。坤卦初六辞曰：履霜，坚冰至。是小恶，长而大恶，渐至之谓。乃默契于轻病，长而重病，渐至之理也。然则，有恶者，宜戒之于小；有病者，宜治之于轻。长则为大为重，无不至危至死。《内经》曰：上工救其萌芽，下工救其已成。此之谓也。予每遇病人用此言而为诲，其蚤①服药守禁忌者，不日而病无不平复。儒书尚多有如此言，医家取用则道相明矣。古欲明医道者，先读儒书，格物穷理之后，至读《内经》，否则辞简义深而不能读，丹溪所谓非吾儒不能读是也。殷伊挚②以来，不知几明医皆能读儒书，又能读《内经》。故非唯济一时一方，足为天下后世之医，其事载于传记，学者考则当知焉。

今医有能读儒书而用药少功，必是忽读《内经》者皆然，未有兼能读《内经》者少功也。吁乎！《内经》，医之本。书不能读，则医道不明，纵虽有读末书③而施治，岂可无误杀人之害乎？今专读医书者曰：儒者无微便于医道。又读末书者曰：《内经》古书不宜于后世。予观其施治，误而多杀人。是即不明故也，儒书不可无读矣。

医书论第三

《内经》《难经》二经，秦汉以前所作，其辞简古，其义深

---

① 蚤：通“早”。《史记·扁鹊仓公列传》：“能使医得蚤从事，则疾可已，身可活也。”下同。

② 伊挚：即伊尹。商汤大臣，名伊，一名挚，尹是官名。相传生于伊水，故名。

③ 末书：本书作者称除《内经》《难经》外，汉魏以后的书为末书。

邃，且多传写之误，学者苦其难读，故历代名家更互著书。或注解，或论辩，颇得便于学者，后人如予愚亦所以有读也。若二经微名家，寥寥乎千万世矣。予顾著书救世者，皆欲无所误，其事无穷，其理难明，所见有时而失适中。故名家之书，无不有非说。

朱肱潜心二十年而著《活人书》，过洪州闻名医宋道方在焉，因携以就见。宋留肱款语①，坐中指驳数十条，皆有考据。肱惘然自失，即日解舟去。其人潜心尚有如此，其余名家之书，又可由此证之智之上下、学之精粗，唯有以五十步笑百步之多少而已。

晋时才人欲刊正《周易》及诸药方，先与祖讷共论，祖讷曰：辩释经典，纵有异同，不足以伤风教②。至于汤药，小小不达，便致寿夭所由，则后人受弊不少，何可轻以裁断？唯为辩释。其言如此，而况自新著书者乎？予尝无亲炙③之师，专为师名家之书，初未明有是非，每读而为有得，积年累月之后，渐生是非之惑。遂悟学力未足，又知医业难能，反复诸书，思绎诸说，彼此相考，多有所明。其明为非者，自以改之；其明为是者，自以从之。是非共为师，所以解惑也。孔子曰：三人行，必有我师焉。择其善者而从之，其不善者而改之。是以交当时之人言之，予交前人之迹，亦一般也，其未能解惑者，便置而无为师矣。

今世为医者，不明有是非，妄施之于治疗，不知其能杀人。

---

① 款语：亲切交谈，恳谈。

② 风教：《诗大序》："风，风也，教也。风以动之，教以化之。"后以"风教"指风俗教化。

③ 亲炙：谓亲受教育熏陶。

曰得之于李东垣，曰得之于朱丹溪。二公为名家之出类，予亦得贵而师之，虽然为全，无非乃肤谫①之人也。故不敢谀顺②于名家，愚见所及，辩之于后，翼学者之助也乎。凡人所误，自不知之，虽不及其智，傍人能知之。范尧夫曰：人虽至愚，责人则明，虽有聪明，恕己则昏。此之谓也。故前人有所误，后人知而改之；后人所改又有所误，又其后人知而改之。更知更改，其惑渐解；惑解则书，足为师；为师则便于学者。前人愿后人改之，是为此也。若有精灵而知，不敢谀顺之志，必有催欢于无何有之乡，安有为好辨讥人乎？予著书亦必有所误，今日无奈，自不知之，他日后人为能改之，报礼将以结草为菲，唯恨死后无精灵也，请后人勿默而看过矣。

《本草经》论第四

昔者，黄帝之臣仓颉始造文字，《易·系辞》所谓上古结绳以治，后世圣人易之以书契是也。故神农之时，虽曰作方书，未有文字，实以记本草。梁《七录》曰：世谓神农尝药，黄帝以前，文字不传，以识相付，至桐雷③乃载篇册，亦其证也。是以前世口耳所传，后世篇简所写，年月相远，展转相误。有所非神农之言，读者不可妄取之。刘敬叔能知此义，曰：如《神农本草》最为旧书，其间差殊尤多，医不可以不知也。《神农本草》之后，梁武帝之时，陶弘景增汉魏以下名医所用之药，其书总作七卷，谓之《名医别录》。以朱书《神农》，以墨书《别录》，虽多所补，亦有所误，其所谓久服延年不老，轻身通

① 肤谫：肤浅，浅薄。

② 谀顺：奉承阿顺。

③ 桐雷：桐君、雷公的并称，相传皆为黄帝时掌药之臣。

神等言，最不可妄取之矣。

今略举《神农本经》而言之。莨菪子条曰：久服轻身，使人健行走及奔马，强志益力，通神见鬼。反而又曰：多食令人狂走云。实花条曰：多食令人狂走。反而又曰：久服轻身，通神明。其诚如此差殊，神农岂言之乎？又于猪苓条曰：利水道，久服轻身耐老。大抵利水道之药，有损肾亡液之害。故寇宗奭曰：猪苓引水之功多，久服必损肾气，昏人目，久服者宜详审之。张元素曰：猪苓淡渗大燥，亡津液，无湿证者勿服之。二家此言得发明无微补益而有久服之害，既无补益，则不能轻身耐老，知是差殊，而非神农之言也。又于泽泻条曰：久服耳目聪明，不饥，延年，轻身，面生光，能行水上。时珍曰：陶、苏皆以为信然，愚切疑之。泽泻行水泻肾，久服且不可，又安有此神功耶？其谬可知，是即时珍所以知有差殊也。《别录》亦有如此，读者宜以详焉。予顾世有古今，人有仙俗，其所无差殊，又不可妄取之。盖古恬淡之世，人多谙质朴道德以养心，物欲不伤形，脏腑自强，而能胜药毒，是非后世俚俗所企及，其本得庶几乎仙骨[①]，久服而得效，亦宜也。刘河间曰：夫养真气之法，饮食有节，起居有常，不妄作劳，无令损害，阴阳和平，自有益矣。仙经虽有服饵之说，非其人不可也。此谓其人者，庶几乎仙骨之人也。虽然非金石之质，是同血肉之人也，若服大毒之药，不可无能为害。如水银条所谓久服神仙不死，丹砂条所谓久服通神明不老，雄黄条所谓炼食之轻身神仙，石胆条所谓久服增寿神仙等言，亦必不可以取焉。《本草》旧为治病而设，不敢为服食家。故孙真人曰：岂假服饵而祈遐年哉？圣

① 仙骨：道教语。谓成仙的资质。

人所以制药饵者，以救过行①之人也。凡其所谓延年不老，轻身通神等言，是记养命之功，乃治病之余功也。苟欲得其功，非其人不可也。

然则，读《本草》而用药，唯可取其治病之功。上品无毒，养命之药，能补虚弱，能助老衰，自能慎将养而后服之。虚弱老衰者，当得其功。是又有久服而过宜，岂可无偏增气之害乎？今为医者不知之，曰某药延年不老，某药神仙不死，某药轻身通神，某药强志益力，某药黑发驻颜，某药耳目聪明，使人妄久服，必以全为害。世贪生者欢而从之，其服如平生之饮食。殊不知后世道德不行，人多伤于物欲，脏腑既弱，而难胜药毒也。《内经》曰：大毒治病，十去其六；常毒治病，十去其七；小毒治病，十去其八；无毒治病，十去其九；谷肉果菜，食养尽之，无使过之，伤其正也。岐黄治病尚无过如此，何况可使无病者久服乎？故孔子曰：无妄之药，不可试也。张仲景曰：人体平和，唯须好将养，勿妄服药，药势偏有所助，令人脏气不平，易受外患。张洁古曰：无病服药，乃无事生事。虞天民亦引罗氏之说曰：无病服药，如壁里添柱。诚哉，是言也！尝闻用药如用兵，朝廷不得已而行之，以御寇耳。若无寇可平，而无故发兵，不唯空废粮饷，抑且害及于无辜之良民。是皆得经旨者也。噫乎！无病服药，既病愈而过之，自不知其为害，所以不知此旨也。陶氏以后多本草，未曾有辩其为害。时珍出而著《纲目》，初辨诸家之得失，至于有毒无毒气味之不同，与补泻温凉主治之不均，颇得使读者无多岐②之惑，如久服之害

---

① 过行（xíng 形）：错误的行为。

② 岐：同“歧”。不一致。

亦颇得辩之，可谓本草之大成也。世有古今，人有仙俗，未曾有明辨之，岂可无遗憾乎？且欲备参考而不厌多，旁引诸史百家之书，间有不可信之言，是又不可妄取之，读者详焉，读者详焉。

《内经》论第五

程子谓《内经》出于韩诸公子之手，或谓先秦儒者所作，皆是泥于爵号文字而然也，马玄台虽有辩，学者尚有为疑矣。一日弟子曰：《战国策》曰：仪狄，帝女，造酒进之于禹。甘之，遂疏仪狄。《博物志》曰：杜康造酒。《陶潜集·述酒诗·序》曰：仪狄造酒，杜康润色之。今由此观之，黄帝之时，未有酒，其戒酒及论酒病备载于《内经》，是为非岐黄之书，不亦宜也乎？予曰：《礼记》曰，夫礼之初，始诸饮食，其燔黍捭豚①，污尊而抔饮②，是造酒之由也。上古未有尊杯之时，圣人自初行礼而如此。故《神农本草经》曰：葡萄，久食轻身不老延年，可作酒。《黄帝内传》曰：王母会帝于嵩山，饮帝以护神养气、金液流辉之酒，又有延洪寿光之酒。是非神农、黄帝之时已有酒乎？虽然其味未旨③，仪狄所造甚旨，恐人惑其旨而为乱，禹遂疏仪狄。孟子、张子共曰：恶旨酒而不曰恶酒，是其证也。然则，可谓初造旨酒，何可谓初造酒乎？杜康是不知何世之人，今观其谓润色之言，乃知仪狄以后之人也，何况可

---

① 燔黍捭豚：指上古烹饪用具出现前对食物的简单加工情况。孔颖达疏："燔黍者，以水洮释黍米，加于烧石之上而燔之。捭豚者，捭析豚肉，加于烧石之上而熟之。"

② 污（wā 蛙）尊而抔（póu）饮：谓掘地为坑当酒尊，以手捧酒而饮。污，掘地。抔，手捧。

③ 旨：味美。

谓初造酒乎？弟子额而退矣。予尝熟玩《内经》诸篇，出于阴阳五行之妙道，且其辞简古，非后人所企，当为岐黄所作，学者必莫为疑。历代名家之书，无不祖述于此。予今为医，亦赖于此。天下万世大经大法，不赖于此而何？但恨其去古久远而多传写之误也。唐王冰至宋林亿、高保衡等，及孙兆已有校正改误，而尚未复本旨。其后注者及祖述其言者，或不知其有误，牵合以随文，或知其有误以改之，而却不知为曲说，故弥以失本旨，得使读者为惑矣。

凡古书有注解，是诚为读者之便，其以失本旨者，不若其无之愈也。王安道引先哲之言曰：凡读书，不可先看注解，且将经文反复而详味之，待自家有新意，却以注解参校，庶乎经意昭然而不为他说所蔽。若先看注解，则被其说横吾胸中，自家竟无新意矣。善哉，此言也！虽然《内经》非特有误，且圣作而辞简义深，非睿智之人不能有新意，故多随注者而失本旨，其弊所及，有大害医道矣。予忆欲注古书者，先察有误也否。若知有误，则迎取作者之志，其所易改正者，自以任新意，曰某是阙语，某是衍文，某是错简，某是误字。愚按以为之论，辩圣经以为之凭据，缺其所可疑，不可强解之。其后看前人注解，可择取其所可取。学者读古书，亦自此意而读之，无为惑于曲说，又间可有新意。丹溪所谓缺其所可疑，通其所可通是也。予观今医多赖师传而少读书，读书亦多读末书，而少读《内经》，读《内经》亦多随注者，而少有新意，故《内经》不明于世。不明则医道自暗，其误杀人是大害也。予本无睿智，不能有新意，唯有误显而所易知，略将愚见而辩于后，读者于知注者之误，岂不无小补也乎？

《难经》论第六

越人著《难经》，探《内经》之赜。荣卫度数、尺寸部位、阴阳王相、脏腑内外、脉法病能[1]、经络流注、针刺腧穴，其不易晓者，皆以得发明，医家赖此而能其业，病家赖此而除其患，可谓得大便于天下后世也。惜矣哉！华佗煨烬之余，经吕广重编之手，多非越人之本辞，而不合《内经》之旨也！故多见有疑者，予岂可不辩乎？且后世注者，或伤于凿，或伤于巧，或伤于任，或晦而舛，或大醇而小疵[2]，或踵前人之非，其弊使读者为多歧之惑，反而得大殃于天下后世矣。苏东坡云：如医之有《难经》，句句皆理，字字皆法。后世达者，神而明之，如盘走珠，如珠走盘，无不可者。若出新意而弃旧学，以为无用，非愚无知，则狂而已。此所谓无不可者，是尽见《八十一难》，以为越人之本辞，究竟所以未曾有明句句字字也。若有逐一明之，岂不知有疑者乎？今信此言者，即见为全书，夜以继日，强劳心志，有不会通则曰：吾非达者。遂并其无疑者，而不读之东坡，是反而使后人弃旧学者也。

庞安常云：世之医书，唯扁鹊之言为深。所谓《难经》者也，越人寓术于其书，而言之有不详者，使后人自求之欤。今信此言者，又见为全书，每读其有疑者，即以为是安常所谓不详者，欲自求之而强为凿见，否则必以从注者所见。于乎其本注者不缺疑，多是以信东坡、安常之言也。故予非唯憾本文有疑，又憾注文不缺疑矣。七难、九难、十一难、十八难、十九

---

① 能：通“态”，形态。《荀子·天论》：“耳目鼻口形能，各有接而不相能也，夫是之谓天官。”

② 大醇而小疵：谓大体纯正，略有欠缺。醇，纯。疵，病。

难、二十二难、二十五难、二十六难、三十六难、三十八难、三十九难、四十二难，此等所载，本文皆以为有疑者，非短篇所辩，各立论于后，辩注文亦在其中，学者宜就而观焉。然则，《难经》非全书，读者如丹溪之言，缺其所可疑，通其所可通，莫尽为本辞而随注者之误矣。其余无疑者，后辈祖述之间有误而失越人之本旨，如赵继宗以左尺候肝之类是也，其辩备载于后，是亦宜就而观焉。

《仲景全书》论第七

凡外邪为病，不可举计之，其重而急，莫加伤寒。表里传变之证，吐下汗和之法，疑似难明，亦莫加此，故无尽心则不能治，其死在六七日之间。自古人多有患此病，岐黄不可无以尽心，《内经》所论不详，必是后世散失也。汉时张仲景初著《伤寒论》，得尽心而详《内经》不详。惜哉，是又后世散失也！晋时王叔和集而为撰次，杂以自己之言，名曰《仲景全书》，其名如此，而尚未全，旧不可无者多失之。如温病、热病、时行等病，其法其方是其大者也。虽然，《内经》以来立法方，此书也，后世名家凭据，亦此书也，苟欲治伤寒不可无以读焉，若为非全书而无读，足暗仲景至仁之旨。故王宇泰曰：诋《伤寒论》为非全书，聋瞽①来学，盖仲景之罪人也。王安道欲使读者得立法之意，著《伤寒立法考论》曰：呜呼！法也，方也，仲景专为即病之伤寒设，不兼为不即病之温暑设也。予阅《内经》诸篇，《热论》曰：凡病伤寒而成温者，先夏至日者为病温，后夏至日者为病暑。《生气通天论》及《阴阳应象

---

① 聋瞽：比喻欺骗，蒙蔽。

论》曰：冬伤于寒，春必病温。其论如此而无法方，任有后世明哲立之。仲景为立法之祖，不可无，必以立之，书中所以无之，是诚后世散失也。若专为即病，而不为温暑，不可谓济人利物之至仁也。夫为非全书不亦宜乎！予由此思之，仲景立法方之初，不可不兼为温暑设，安道此言未稳当者也。但欲使读者知麻黄、桂枝所以宜用，其旨深切也，《伤寒立法考论》亦不可无以读焉。

予见今医者，少读《伤寒论》，傥见有读者不能得其意，不得意者不能用其方，不用方者是同不读者。故有用麻黄汤、桂枝汤之证，大抵用败毒散、参苏饮、藿香正气散之类，邪气未盛则间得效，邪气既盛则不足解，病势转重而至不救，是不知所以宜用也。安道曰：甚则持为文具，又甚则束之高阁，而谓其法宜于昔而不宜于今，由治乱动静之殊，治静属水，乱动属火，故其温热之药不可用于今属火之时也。安道之时如此，而况今世医者乎？予又见今医者，治伤寒有用汗下而无用吐，瓜蒂、豆豉之类，不蓄之于药囊，胸上诸实者，客气在胸中者，皆不能治而遂至死，是亦不知所以宜用也。

赵继宗《儒医精要·论伤寒不必传经》曰：但疗以《本草经》和解之药，不必拘经。何也？药入于咽即行诸经，融液周通无处不到，且为径捷，决为应病，若拘传经，不免有差误。又《论伤寒吐汗下三法之误》曰：窃谓凡病伤寒，只依《本草经》治疗伤寒之药，不吐不汗不下，以和解之，使之气味相投，自然消散，邪气除而元气复。不幸而死，方归之夭，无咎医也。是吐汗下之法，非徒无益而又害之。今世读此论者，皆不读

《伤寒论》，骎骎①趋轻易之地，始终用和解之药，其邪在半表半里者，正气不甚虚，经尽气复者，幸而无异变，渐以至愈。其可汗者，其可吐者，其可下者，皆不得其法而死，是即继宗所杀也。近见多遇此害，岂可不慨叹乎？《黄帝内经》既有论传经之病证、日数及汗下之治法，仲景《伤寒论》所祖述是也。吁！黄帝何人也，仲景又何人也，古之大圣大贤，安立为害之论乎？继宗以为有自得，妄立不稽之说，非唯无得仲景之法，反而至为治伤寒之害，其弊所及，使今医弥以不读《伤寒论》吐汗下三法，总而不行于世。率患伤寒者不能免其死，是非病家之巨贼也哉！又是非圣贤之罪人也哉！予忆《伤寒论》文辞旧多简略，今又未复全书，读者非久积日月，多所疑而少所得，欲求其意，勿厌熟玩其意，差一毫治法谬千里。故赵嗣真曰：仲景之书，一字不同则治法霄壤。读之者可不于片言只字以求其意欤？然则，读一字不苟熟玩以为务，唯用其所得而缺其所疑，冀是有省治法之谬也乎。

《脉经》论第八

王叔和《脉经》，其所撰不苟，上原以黄帝、岐伯之辞，下翼以扁鹊、仲景之言。惜哉！有脱简误字，皆是后世所丧也。予袭取诸家所言，以略陈其所丧矣。盖自晋室东渡，南北限隔，天下多事于养生之书，实未遑暇②，虽好事之家仅有传者，而承疑习非，将丧道真。王氏此书最得丧真。

宋熙宁元年，林亿等承诏典领校雠，考诸经论，除其重复，

① 骎（qīn 亲）骎：急促，匆忙。
② 遑（huáng 皇）暇：闲空。

补其脱漏篇第，亦颇为改易，使以类相从，仍旧为十卷，总九十七篇。其后《脉诀》出而《脉经》渐隐，医者不读，鬻者不售，板亦遂不存，朱文公所以未见亦是也。其后陈孔硕借医局建本，是书用各本参订互考刻之，广西漕司兵燹①以来，板复不存，知者亦寡。其后谢坚白依先世所藏官本及广西本，又得乡人黄南牖家本，泰定四年，与柳道传承命校雠以刻之儒学。虽然俟②辩于后贤，疑字未敢轻改之。

近世袁表虽有类校，又未为更精于前辈，是即所以有脱简误字而未复真之由也。其余所无脱误，又有无稽之言，如命门出尺部关前一分为人迎气口，止脉死期年月，及载《难经·七难》而易字加言不同，阴阳次第必是非王氏之言，恐后人之附会也。历代名医多未知之，著书论脉便宗其言。宋儒领校雠之时，林亿等尚未知之，反而褒曰，若纲在纲，有条而不紊，使人占外以知内，视死而别生，为至详悉，咸可按用。此言一出而又愈不知之，咸用而为万世不易之法，其能杀人不少，是予所不默也。夫医察病，候脉为要，微忽之，则有为差谬。故能活人在于此，又能杀人在于此。然则，考之于《内经》《难经》及仲景《伤寒论》等书，其所无疑宜用之，其所有疑宜缺之。读者尽信而用之，是诚不如无《脉经》也。呜呼！人迎、气口、命门之说，自晋以下，展转传讹，非短篇所得辩，予别立论于后，若有能读之，当知难尽信矣。

《甲乙经》论第九

《内经》是千古之书，传写不知几回，每每多文字所误，又

---

① 兵燹（xiǎn 显）：因战乱而造成的焚烧破坏等灾害。

② 俟（sì 四）：等待。

多立论所不类，读者皆以为难卒用。医之大法，渐将湮没，故晋时皇甫谧撰为《甲乙经》，以正其误，以类其论，使读者见而易用，大法所以不湮没也。非有感激之志，谁为能如此哉？自晋以后，历代更久，二经共多传写之误，文字义理不相同，读者皆失所适从。宋时林亿、高保衡等有校正，而尚多所误，其后至于今又不无所误矣。《甲乙经》不止多传写之误，初虑厌繁而多所省略，后又多所脱落，又或多所前后。读者不详审，反而有为惑，故所不敢害义理，一齐见以为误。且《内经》比之《甲乙经》不止少其所误，后世多注者，率随文解义，其本所误亦似不误，故读者为少其所误，此为少，则彼弥为多，遂惑其多以无读，唯具为方技而已。今医不好针灸者，一见为针灸之书，便纳于函，不欲再见，是又无读之一端也。

予并读二经，文字所不同，相校其义，唯从其是，共是则从其所长，共非则两不相从，自能尽心如此，而未可无得失矣。夫医书所载，是救命之道，一字得失，必为人之死生，读者当尽心，否则足速罪。予读《甲乙经》而为读《内经》之助，是欲不多其速罪之失也，若无相校，则益多其失，欲与予同志，当并读焉。噫乎！当读之书而无读，亦是足为医道之害矣。

《运气论奥》论第十

宋时刘温舒患《素问》论运气分糅篇章，卒无入法，虽吏役尘劳之暇，亦未尝暂舍笔萃，为一书立论分图，名曰《素问入式运气论奥》，其尽心如此而少学者，是予所叹息也。夫五运六气之诸论，其义蕴奥而难明，学者多厌而舍之，或却曰无微益于医。忽略者闻此言，初书而不学之，故暗致死于运气之病，天下有不可胜计者矣。

王安道曰：运气七篇与《素问》诸篇自是两书，作于二人之手，其立意各有所主，不可混言。王冰以为七篇参入《素问》之中，本非《素问》原文也。缪希雍曰：原夫五运六气之说，其起于汉魏之后乎。何者？张仲景汉末人也，其书不载也。华元化，三国人也，其书亦不载也。前之则越人无共文，后之则叔和鲜其说，予是以知其为后世所撰，无益于治疗而有误乎来学，学者宜深辩之。又曰：其云必先岁气者，譬夫此年忽多淫雨，民病多湿，药宜类用二术，苦温以燥之，佐以风药，如防风、羌活、升麻、葛根之属，风胜湿故也，此必先岁气之谓也。其云无伐天和者，即春夏禁用麻黄、桂枝，秋冬禁用石膏、知母、芩、连、芍药之谓。即春夏养阴，秋冬养阳之义耳，乃所以遵养天和之道也。世见如此之说者，以为非岐黄所论，遂无信运气七篇，又至舍温舒《入式》，是所以弥少学者也。予自蚤岁而熟玩七篇，皆是出于五行之妙道，非精义入神不能论之，非岐黄而谁有能论之。曰作于二人之手，曰本非《素问》原文，是未详者也。

仲景《伤寒论》曰：凡时行者，春时应暖而复大寒，夏时应大热而反大凉，秋时应凉而反大热，冬时应寒而反大温，此非其时而有其气。是以一岁之中，长幼之病多相似者，此则时行之气也。又曰：其冬有非节之暖者，名曰冬温。又曰：从春分以后至秋分节前，天有暴寒者，皆为时行寒疫也。又曰：气候亦有应至而不至，或有未应至而至者，或有至而太过者，皆成病气也。此言皆是谓运气变迁为病者也。《伤寒论》又曰：夫欲候知四时正气为病，及时行疫气之法，皆当按斗历占之。盖四时正气为病，是谓主气为病也，时行疫气是谓客气为病也，客气是即运气也。若欲知主气及客气为病之由，其法当按斗建见历之分而占之，是兼谓正气与运气者也。予观此等之言，明知旧载运气，曰其书不载，岂非大误乎？今无论淫胜郁复之言，又无治疫气之法方，是所以散失而非全书也。

元化恃能厌事不应曹操之召，曹操大怒，付狱而杀之，元化临死索火，竟烧书于狱下，其时并烧运气之论，安可言决而无之乎？然则不可必曰其书亦不载也矣。越人《难经》、叔和《脉经》共非全书，予既辩之，曰无其文，曰鲜其说，是所以见为全书也。先哲评议经书，直指其言得失，有失则曰某篇有几章，某章有几句，此书不可有此失，必以为后世所撰。希雍于七篇之中不指一句之失，唯见四家书中不载而为之凭据，夫不指其失者，何以知无益于治疗耶？又何以知误乎来学耶？

上古伏羲本于十干十二支而作甲历，黄帝又从甲历而立五运六气之诸论，千万世之后迨于今岁，教人每岁预先知运气，运气不至则自任其虚位，运气正至则无不应其论。故学者每岁有能考其论，预先知淫胜郁复之变，是必先岁气之谓。非忽至而初知之，何以曰忽多淫雨，民病多湿耶？此辞谓先知病因，非谓治病之法方，何以曰用二术苦温以燥之，佐以风药耶？凡人有生之初，天赋中和之气，谓之天和，此气因岁气之变，受太过不及之病，医不能先知其变，妄补太过，泻不及，使人失中和之气，是伐天和之谓也。其所谓无者禁止，医之辞也。其变为病，每岁不同，阴阳虚实不同，其时治疗亦各不同。其法阳虚则补阳，阴虚则补阴，阳实则泻阳，阴实则泻阴，四时皆然，唯应其变，曰春夏养阴，秋冬养阳，岂非一偏之见乎？予尽考《内经》诸篇，未见此所引之辞。《四气调神大论》曰：春夏养阳，秋冬养阴。不知误见阴阳二字而引此辞也否？此辞谓调神而治未病之常，非谓用药而治已病之变，其变与常也，岂非天地悬隔乎？呜呼！运气之学，频年向绝，故予不能默也，其诚知如此矣。

《原病式》论第十一

金刘河间祖述《内经·至真要大论》病机一十九条，增补以属于燥之病及其余所属诸病类，而为五运六气之病，名曰《素问玄机原病式》，其立言之趣，有大失经旨。是以楼全善曰：病机一十九条，实察病之要旨，而有者求之，无者求之，盛者责之，虚者责之一十六字，乃答篇首盛者泻之，虚者补之之旨，而总结一十九条之义，又其要旨中之要旨也。河间《原病式》但用病机一十九条立言，而遗此十六字，犹有舟无操舟之工，有兵无将兵之帅。张介宾续曰：特以盛虚有无四字贯一篇之首尾以尽其义，此正先圣心传精妙所在，最为吃紧纲领。奈何刘完素未之详审，略其颠末，独取其中一十九条演为《原病式》，皆偏言盛气实邪。且于十九条中，凡归重于火者十之七八，至于不及虚邪，则全不相顾。又曰其为治者，但当泻其过甚之气以为病本，不可反误治其兼化也。立言若此，虚者何堪？故楼氏指其治法之偏，诚非过也。楼、张二家此辩共得，能知其偏，然尚有所未知，岂可不复辩耶？

予考本篇黄帝问曰：五气交合，盈虚更作，余知之矣。六气分治，司天地者，其至何如？发端之辞，明问六气而不问五运，故篇中所谓司天在泉，左右四间，南政北政，主客标本中气，脉病补泻调治之义，皆是有论六气，无一章论五运。河间改一十九条，新为一十一条，五脏为五运，其余为六气，是大失经旨者也。其所谓诸热瞀瘛，皆属于火，此火字有微意，与下四条所谓火字不同，其实欲指心包络而言之。故与诸脏置于心脾之间，合为六脏而应六气之数，是所以对所谓六气分治，司天地者之间辞也。其谓属于火而不谓属于心包络，是欲与诸条相同而约之于一字也，盖五脏皆名以一字，心包络名以三字，欲约之于一字，非火字而何也。若有知其指心包络，当知无一章论五运，河间不知有如此微意，遂移而与下四条同之，故立五脏而为五运，是其失经旨之本也，二家亦未知之，皆解以五运矣。

其所谓诸厥固泄，皆属于下，又所谓诸痿喘呕，皆属于上，六脏六气之外，岐黄立此二条，必不可无旨，安可削之乎？夫厥为厥逆，病起于足，固为前后固闭，泄为前后泄漏，病皆在二阴而属于肾。足在一身之下，肾在五脏之下，是所以为诸厥固泄者，皆属于下也。《痿论》曰：五脏因肺热叶焦，发为痿躄。故诸痿其本为肺，所主而属于上。气急为喘，肺主气息，故诸喘又为肺所主而属于上。胃口在上焦，主纳而不出，呕出而不纳为上焦之病，故诸呕属于上。是所以为诸痿喘呕，皆属于上也。河间削此二条，减除岐黄之旨，移厥固于寒条，加逆禁二字，曰病寒则四肢逆冷而禁止坚固，舒卷不便利是专为寒，又为一病，不知二病而各有寒有热也。其移痿于肺条，尚可也，其移喘于热条，是又不知喘间有寒而用温热之剂也。

予观诸风掉眩，皆属肝木条，下曰如春分至小满，为二之气，乃君火之位；自大寒至春分七十三日，为初之气，乃风木之位。故春分之后，风火相搏，则多起飘风，俗谓之旋风是也。河间皆是以解六气之辞，七十三日一句唯是以解五运之辞，其立以五运，其解以六气，自相谬妄，孰大于此乎？大抵岁中，五运各主七十三日，自大寒日至春分后十三日为初之运，自春分后十三日至芒种后十一日为二之运。然则，当言至芒种后，安言至小满乎？又当言至春分后十三日，安言至春分七十三日乎？又当言为初之运，为二之运，安言为初之气，为二之气乎？嗟夫！如此谬妄之大，聪敏博学所不言之，必非河间之所著，乃假托名声之书也。虽然推究五行之理，明著病证之因，非聪敏博学，多不能言者。喻嘉言曰：刘河间逐病分注，了明所以，后世宗之，故《原病式》不可不读也，不亦宜乎？予由此思之，河间门人每问病机，逐一记得，口授之言杂之于己言，编次为书者也。读者择而取其所可取，当为便于知病机之书，取其所不可取，不如无此书矣。

《太素脉诀》论第十二

《太素脉诀》之书，王文洁汇为卷帙，与扁鹊《难经》、叔和《脉赋》等书，并类以行是也。序文曰：有青城山神仙张名太素者，会悟叔和脉理之微，贯通岐黄卢扁①之秘，一诊视之间，不特可以知人之虚实寒热、疾病安危，而人之贵贱贫富、死生祸福，莫不于是决焉。人因其言之验，异其术之神，即其人之名，传其世之广，所以称之。当时曰太素脉所诀也，闻之后世，亦曰太素脉所诀也，而太素之说，起于此耳。予观其书所载，大半相命之言，父母兄弟子孙妻妾鬼官等，配之于脉，而断其义。吉凶祸福、死生寿夭、贵贱贫富、穷达荣辱，平生无事之时，诊以为预得知，是涉于怪诞之事，吾医不可取者也。

凡医家得病情，其法非止一端，望而知之谓之神，闻而知之谓之圣，问而知之谓之工，切脉而知之谓之巧。神圣工巧之四知，相兼而后得病情。或以为虚，或以为实，或以为寒，或以为热，或以为易愈，或以为难愈，或以为不死，或以为可死，

① 卢扁：即古代名医扁鹊。因家于卢国，又名卢扁。

岂止诊脉而知之乎?《太素》之法，唯是诊脉，不知何妙以能为然也。若自卜筮而言之，事物无一不占之。自诊脉而言之，假谓父母兄弟子孙气脉相通，故得相知也。其他君臣朋友妻妾，气脉无相通，何以得相知乎？今医亦问诊无病之脉，其言有似得《太素》之法，曰夏当患某病，冬当患某病，针灸汤液宜预用之，甚则曰某年某月当患某病，某重而死，某轻而愈，一得偶中，则饰以炫其事，语人曰某姓某字有此事，人亦闻此而信其余，请诊求治，以为良医。予观其医所由，是盗名袭利者也。

弟子来进曰：张子充能通《太素》之妙，察夫之脉而知妇之死生，察庶官之脉而知当朝宰相之出入，皆是气脉无相通之人，何以其能所知如此也？张季明《医说》第三立一门，举其姓字官职，委曲以记其事。愚每读而为惑，师以为如何也？予曰：彼是季明伯祖，自以私于宗族，记其偶所然，且加之委曲怪迹而惊人之耳目，是所以衒己之家业也。圣贤唯能行常，必无索隐行怪，故黄帝岐伯遂无其术，彼是胜于圣贤之人也欤，抑是欺世盗名之人也欤？其后历代名医，无一人继其术，是所谓小人之道的然①而日亡之证也。黄帝、岐伯唯能行常，天下古今尽受其赐，是所谓君子之道暗然而日章之证也。汝能详焉，汝能详焉。弟子曰：今闻师言而得解惑，《太素》之书，其余小半师以为不可取也，又以为可取也哉？予曰：其所谓左为肾，右为命门者，言其火之用也，乃无形之脉也，诊在右手。又所谓命门相火与心主同诊于右尺中也，又所谓右肾命门为相火心胞主同诊，又所谓左有肝，又所谓大肠当脐右一十六曲，小肠当脐左一十二曲。又所谓凡脉五十不代者，寿高一百；四十四

① 的（dì 第）然：明显貌。

动一代者，其人三十五内必凶；四十三动一代者，十三年内必死等言。又所谓假如心脉诊得一动一止，六动一止，十一、十六、二十一、二十六、三十一、三十六、四十一、四十六动而止者，是水克火也，又遇丙辛、辰戌年月日时必死也等言。又所谓左为人迎，右为气口。又所谓左寸人迎并主血脉之会，荣血也；右寸气口并主气脉之会，卫气也。又所谓人迎脉在鱼际后，大筋背高骨之前虚陷中是也。气口脉亦如然，但以右手仿此，取而求之是也。又将十二支以配十二经之言，及七表八里等言，皆是不可取者也，其误有后论辩焉。又所载五运六气多有缺文误字，宜从《内经》而改之，读者不可妄取之。其余可取者，亦宜能详之，否则不如无《太素》之书矣。

《此事难知》论第十三

元王海藏师事李东垣，得所学而著《此事难知》。其所论也，多以发明医道之要旨，最足详伤寒而羽翼乎张仲景矣。序文曰：先生是书，乃言外不传之秘，诚为人所难知，然方剂虽载其妙理，有不可得而明言者，在乎心领而神会耳。今医惧此言，或初惧书名为人所难知而不敢读之，偶有读者亦不能熟玩之。惜哉！东垣、海藏二公所发明，空为湮没也。虽然欲发前人所未发，却而有闻伤于凿，其说如有理使读者为惑，非尽心者不能知，而况不能熟玩者乎。

王安道能知曰：至王海藏立论，则推求过极，欲异于人，殊不知反穿凿[①]缀缉[②]，乖悖经旨，有不可胜言者，此先儒所谓

① 穿凿：犹牵强附会。

② 缀缉：犹编辑。此为拼凑之义。

如大军游骑出太远而无所归矣。予久熟玩此书，遂信安道之言，故一以忧其为人所难知而不敢读，一以忧读者不能知其间伤于凿。其不能知者，直从乖悖经旨之误，是大害也。其不敢读者，并舍二公所发明，亦是大害也。今撮其略而言之。其将十二支以配十二经，曰山泽通气，故气寄于辛用于寅，平旦始从中焦注，循天之纪，左旋至丑而终，是遗忘经脉长短与每一时十二经数周者也。又论人肖天地之义，曰天左行而西气随之，是不自子位而见之，未知浑沦①之体者也。其将六甲王脉以合天和，六脉四时平脉，曰合而用之则天地人三才之道备矣，是未知《七难》所载六甲王脉理之所无，而非越人之本辞者也。其将散浮大心脉以论大则病进之义，曰此散而浮大者，君王兼臣下之权而不知返，故曰大则病进，是未知独见大为诸病进，与兼见散浮大有病脉平脉之不同者也。其将右手尺脉以配命门，曰右手尺脉为命门、包络同诊，此包络亦有三焦之称，为命门之火。又曰包络一名命门，是混杂命门、包络、三焦之名者也。予尝为疑此数者，不能默而论于后，有能得其详义，当知其伤于凿矣。然则，读此书者，又如丹溪之言，缺其所可疑，通其所可通，冀有免医道之大害也乎。

赵氏《医贯》论第十四

僧有志医者，与予为心友，一日持赵氏《医贯》来曰：此书多所发明，有大便于学者。赵氏自负曰：小子之一论，阐千古之未明，见者慎勿以为迂。此言非微诬人，实见其所以然，子既有读也未。予曰：前日初读一过，则似有所发明，逐日熟

① 浑沦：义同“浑沌”。指宇宙形成前的迷蒙状态。

玩之后，频频见有瑕疵，但能巧言而似有理，学者一读则易为惑，吾子为惑亦宜也哉！僧曰：请闻瑕疵在何处也？予曰：所可驳甚多，今日不暇尽举之，其最所为迂，觌面①辩数章。僧曰：初闻子言而知为惑，可喜何有加于此乎？其余所可驳，必待后会矣。予曰：赵氏遇一浮屠而问佛，因与谈《内经》诸书及《铜人图》，豁然超悟，唯唯而退。今观书中无实之言出于此浮屠，所系缚其害，反而足暗千古岐黄之明，不知豁然超悟何《内经》诸书也？刘河间衣钵传自浮屠一秃，虽能宣明运气，每谓伤寒悉属热病，又谓诸病总归热火，又谓诸血无寒，致令庸流偏宗其说，凉剂杀人祸世不小。世固误于河间，而河间实误于浮屠也。吁嗟！医间误于浮屠如此，岂止赵氏一人也乎？吾子亦是浮屠之流，此书其本出于所好百家者流之志，率至阿②其所好，故以为多所发明，而不知有瑕疵也。若无闻予所辩，岂不终身为惑乎？僧色赧然③曰：吾既堪喜还堪愧。而遂去矣。

予忆此书行于世为惑当多如僧者，故自不得已，尽心费辞，著龙火雷火论、心为君主论、命门论、肾主作强论、脾脏论、八味丸论等之数论，学者反复而读之，当知似有理之非，先一读龙火雷火论，必当知为迂之实也，自负之言足大笑焉。僧亦闻著数论，后日来而读之曰：使吾愈知为惑，可谓明而且尽矣。

末书论第十五

凡历代名家之书，不知几何部，其本无不祖述于《内经》与《难经》，故汉魏以后可谓末书也。二经是圣哲所作，辞简义

---

① 觌（dí 敌）面：当面。

② 阿：曲从迎合。

③ 赧（nǎn 腩）然：形容羞愧的样子。

深而难晓。后世名家，更互著书，发明精微之旨，得使学者易晓。大抵读张仲景书者，易晓外感；读王叔和书者，易晓脉状；读巢元方书者，易晓病源；读孙思邈书者，易晓摄生炼神；读王太仆书者，易晓五运六气；读刘河间书者，易晓病机及亢则害承乃制之变；读李东垣书者，易晓内外二伤及百病多由脾胃衰而生之义；读朱丹溪书者，易晓湿热相火为病及阳有余阴不足之理。其余名家不可举计，皆无非使学者易晓。吁嗟！二经非唯为辞简义深，且去古甚远，而多传写所失，聪明睿智之人，不可无间所误，学者当穷研，否则承其误。予尝穷研而有所得，不敢谀顺以立辩论，然则末书不可不读，又不可尽信焉。

今世大明之医，亦有频频著书达辩者，能巧其言近理，而如有发明，读者非熟玩不知其所误，不知则无不害人，必莫轻易看过焉。又有妄好辩者，每每得逞曲说，予尚知其所误，而况高明之人乎。如赵继宗《儒医精要》、赵献可《医贯》等之书是尤者也，故立论于后，各以辩其害，学者有详见之，当知予言不诬矣。今见伐学者阛市而求书，未及熟玩，曰此多所发明，即授之于弟子，又使众人得求，无眼力者终身信之，是如惠人而却误人。孔子曰：道听而途说，德之弃也。予由此言而思之，纵虽为圣经，不可卒信之。日久熟玩而为己有，其后当授之于弟子。今世所作，最当熟玩，学者慎焉，学者慎焉。

倭书论第十六

予门人曰：《本草》《内经》及历代名家之书，无学之人，不能读之，无读则不可谓之医。倭国自古少好学者，有志医而不能读之，故有学之人择其所可取，尽用假名文字①以训之，编次而为书，雕印而广传，欲便于无学之人，其志所以惠民也。请师训《内经》而广之，无学之人所大欢也欤。予曰：是如惠民而却害民，今略举大者而言之。其书一出而经传少行，人唯欢其易而厌其难，间欲志学者，亦退而读之，故弥少好学而医道不明，不明则不能无误而杀人，是一害也。其书虽无师而易读之，愚者贱者得读而为医，昨日执鞭之士，今日即改衣服，故庸医日多，杀人亦日多，是二害也。其书多文字而载道，不能弘经传之大义，训什一于千百，故其医局量偏狭，不能临机应变，虚实寒热变幻之时，误治疗于一偏之见，是三害也。其书文字繁多，南北流行之间，不能无传写之谬，及读者句读之差，医即死生之所系，有微差谬则杀人，是四害也。其初训者，如详而不能无误，后世读者，茫茫然不知之其弊所及，遂误治疗，是五害也。予由此五者而观之，不若其书无之愈矣。门人曰：后世多病者，医不可厌多，纵虽有其害，亦多其所救，幽崖穷谷无医之地，有病者则坐见其毙，频年其地有医，是以有倭书也。倭国旧少良医，今卒无如之何，强请师训《内经》，冀弥多医也欤。予曰：病者多死于治疗所误，故班固曰，不服药为中医。然则世不可有者，唯是庸医也。其不多良医，诚无如之何。今不能应汝所强请，欲少庸医而多中医也。彼著倭书者，是足多庸医，予又从而著之害民，又从而多病家不可咎其医，皆是著书者罪也。

予尝应求而往山东，其家有医曰：病者初觉心腹无力，动摇身重，自诊脉，惊云迟而时止，虽无所甚苦，后必逮大事。

---

① 假名文字：日语的表音文字。

吾诊其脉，诚如其言，曰是牢脉，主亡血失精，不知前日无有其患也？病者曰，去年大吐血，五六日而愈，吾以为后日补养不足，与补荣汤二十余贴，三日以来心腹甚痛，小腹胀满，二便不利，四肢浮肿。予诊曰：是结脉，积块所致。即见其腹有块上下，吾子何以为牢脉也？医曰：由野庸工仅读倭书训云，加太久无寸保于留[①]是也。予曰：解牢脉非数字所尽，前后无文字也否。医曰：后文云奈女良加仁登于良寸。予曰：王文洁云，固结而不滑达，倭书取此言者也。其所谓结者，非结止之结，乃不滑达之义也。脉书云：牢者，坚牢也，阴也。指下寻之即无，按之却有曰牢。又云，按之则实大而弦，沉而有力，动而不移，而有坚牢之意。又云：沉伏实大，如按鼓皮曰牢。即黄帝所谓革脉也。欲知牢脉者，当参考此言，岂可特取王氏之言乎？凡著倭书者，厌其繁，取其易，取而多所略，读者不得其详，所以有如此误也。医曰：是诚不得其详，请子投药而救病者也。予以为是非一朝一夕之积块，唯其势二日以来诸证蜂起，二便不利非虚闭，四肢浮肿非虚肿，皆是积块所致也。故与大七气汤，加以大黄、槟榔，五贴而二便得利，十余贴而痛减半，后去大黄、槟榔，又与二十余贴，脉病共得平复矣。

又一士人，患伤寒发热，干呕喘咳，小腹满而小便不利，前医曰：《伤寒论》所谓哕而腹满，视其前后，知何部不利，利之则愈是也。吾视小便不利三日，与猪苓汤，反而加病势，子宜施治疗矣。予曰：《内经》云：哕以草刺鼻，嚏嚏而已，无息而疾迎引之立已，大惊之亦已。今由此三法而视之，哕是后世

① 加太久无寸保于留：日语词汇。下文“加良惠豆”“奈倍寸美”“加末登”“比太伊”“寸美”等同。

所谓吃逆，吾子何视为干呕也。医曰：浅学而未至，读《内经》唯视倭书训，以为加良惠豆几耳。予曰：王安道云干呕与哕，东垣视为一，仲景视为二。由为一而观之，固皆声之独出者也。由为二而观之，则干呕乃哕之微，哕乃干呕之甚，干呕者其声轻小而短，哕者其声重大而长，虽有微甚之分，盖一证也。倭书误于此说，其弊及于吾子者也。医曰：吾闻子言而知所误，其加病势，亦宜也哉！予曰：主人所患《伤寒论》所谓表不解心下有水气之证，小青龙汤主之。遂去麻黄而加茯苓，初与二日，诸证微轻，又与十余日，弥轻十之七八，仍与补养之药，一月而得愈矣。

又一商人患夜间阴疟，日久不能出于阳分，药殆至服百贴，三十余日而出，其后补截无效，父兄请予治疗。其脉弦而虚细，多汗而体日羸，病者厌煎汤，切望服丸药，故发日与黄丹丸，顿愈而汗亦少，每日与补养一贴，二十余日而痊愈。兄来谢曰：医祷百计而不得效，遂辱[①]治疗而免弟死。奇哉！丸药是何良方，吾虽不业医术，素有志习药方，子许而传之是大幸也欤。予曰：医皆所知黄丹丸，吾子亦或有知焉。兄曰：向顾与弟有宜用之方，尽心而阅假名医书，疟门有载其方，云不过两服愈，故调剂以与而不得效，未审何以子能得效也？予曰：百草霜如何取焉？兄曰：其书训云奈倍寸美，吾从其训而取焉。予曰：百草霜是灶额及烟炉中墨烟，其质轻虚，故谓之霜。农家之灶多烧草为最妙，其训当谓加末登，乃比太伊，乃寸美。倭书误而以训釜脐墨之言，其不得效，是非吾子之咎也。釜脐墨其质重实，岂可同于百草霜乎？兄曰：虽有轻重虚实，皆木火烟所

① 辱：劳驾。

成，其治病之功岂不相近乎？予曰：顺流逆流本是一水，当归头尾本是一草，其治病不相近，釜脐灶额亦然，其余药性尚多有如此，欲治病者不可无尽知焉。兄曰：吾无学而不能知其误，今初知不可轻从。而去后又来曰：有与弟丸药残于囊中，试与患疟者而不得效，故如子言而与之，顿愈而无微寒热，其后与数人无不得效者，吾最足信子言而去矣。

又一商人患饮食少进，肌肉削瘦，四体倦怠，咳嗽短气，孟冬至明年中春，医更数人而无效。予诊其脉，左右微细。病者曰：医多以为劳咳，子以为如何也？予曰：脉虽微细而不数，无发热、自汗、盗汗，是即积劳虚损，气血两衰之病。补益累日则知得愈，不可性急而求速效，遂与人参养荣汤加阿胶，兼教守禁忌。一月之后，诸证减大半，脉亦似渐有力，忽使人来曰：心腹绞痛，四肢厥冷，闷绝欲死。予往诊脉，左右皆伏，先用吐法而不能吐，理中汤倍加附子以与之得吐，四五次脉尚未出。予见所吐物曰：是何肉块也？医在傍曰：病者愿食波毛①，乃久豆志②，吾以为无毒而与之，恐此物也。予曰：无鳞鱼而有毒，且久豆志黏滑而难化，最能伤脾胃，吾子何以为无毒也？医曰：倭书载鳢鱼训以为波毛，云甘寒无毒，吾见此言故也。予曰：鳢鱼，《本草》载于无鳞鱼部，倭书所以误而为波毛也。《别录》云鳢鱼生九江池泽，时珍云细鳞玄色有斑点花纹。予未见波毛生池泽也，又未见有细鳞点纹也，其生产形状相差岂止千万里之谬也乎？医曰：吾无学而误人，何以谢其罪乎？病者又得吐二三次，诸证渐减，脉亦渐出。五六日之间，

---

① 波毛：日语词汇。鱼名，日本产的一种无鳞鱼。

② 久豆志：日语词汇。由波毛烹制而成的鱼肉块。

与补中之剂，饮食不能进，觉脉无胃气，予忆必死，固辞而去。后频更医，不能得效，饮食共绝，虚羸而死矣。吁乎！其余所误，今不遑尽语之，汝欲能知其却害民之实，脉病药食当有此而推焉。门人曰：愚不知其实，欲陷师于罪，是大过矣。

卷第二　阴阳类

阴阳总论第一

天地事物皆是，无不以阴阳为本。百家者流，非求于本，不能知其道，故欲知医道者，当求之于阴阳。《内经》黄帝曰：阴阳者，天地之道也，万物之纲纪，变化之父母，生杀之本始，神明之府也，治病必求于本是也。予按，太极既生两仪，其一有余，其一不足，有余为之阳，不足为之阴。天大于地，是其有余所化；地小于天，是其不足所成。故凡天地之间，动静寒热，内外方圆，高下升降，左右前后，幽显开阖，出入浮沉，进退迟速，盈亏消长，广狭长短，强弱刚柔，及男女牝牡雌雄等，亦有余为之阳，不足为之阴。伏羲画卦，阳爻实，阴爻虚。黄帝立论，阳道实，阴道虚。是即有余不足之义，所以教天下后世也。若本无有余不足之义，何以有为阳为阴之理乎？又以其征兆而言之，五行之中，水火是也。水同木金土而其数有一，唯火其数有二，曰君火、相火。君火在人身为心、小肠之火，相火在人身为心包络、三焦之火，是火多于水而水少于火，故火有余水不足，皆是天地人身之常也。

其常有余，非为亢而胜不足；其常不足，非为乏而负有余。是即刚健柔顺，乾坤相和之道。天地为位，万物为育，仅失其常，则变起于此。不能得乾坤相和之道，其常有余，或亢而益为有余，或乏而却为不足；其常不足，或乏而益为不足，或亢而却为有余。故有余、不足，互为胜负。不足或时而胜有余，有余或时而负不足，天地为灾，人身为病。人身有人为之私而与天地不同，纵欲以失摄养，自愈为极其变，变极则阴阳偏亡，偏亡则不能偏存。王启玄曰无阳则阴无以生，无阴则阳无以为化，此之谓也。故阳亡则阴亦必亡，阴亡则阳亦必亡，未有如此而不死者也。若蚤窒欲[1]以守摄养，针灸、药剂以救其变，有余、不足皆复其常，无乏无亢，病无不已矣。

天地本是有自然之妙，与人为之私大不相同，其变亦是非人所救，气运循环自复其常，故古往今来，悠久无疆。否则，其亡足计日待之。女娲氏何妙以为补也？医家、病家共欲知养生之道，当先知常变及人为自然之分矣。又至阳中有阴，阴中有阳，是两仪之中有四象，四象之中有八卦，八卦之中有六十四卦。《内经》所谓数之可十，推之可百，数之可千，推之可万，万之大不可胜数者也。其常、其变，有余、不足，皆无不自两仪而推焉。又至人身为病，虚实、寒热、真假，其治补泻、温凉、正反，亦无不自两仪而推焉。伏羲开物成务之后，圣贤代论，余蕴靡遗，虽然后世多误而立论，有使学者失圣贤之旨，故予忘奴才为辨其误。如秦越人《七难》“三阳三阴王脉论”、李东垣《阴阳寿夭论》、朱丹溪《夏月伏阴在内论》、虞天民《气中阴虚血中阴虚论》、李健斋《阴火论》、张介宾《大宝论》等之言，是其尤者也，皆列之于后矣。呜呼！阴阳者，诸道之本也，若有传误于后世，岂止医道之害也乎！

阴阳共为宝论第二

张介宾《大宝论》曰：丹溪引日月之盈亏，以为阳常有余，阴常不足之论，而立补阴、大补等丸，以黄柏、知母为神丹，家传户用，其害孰甚？又曰：形、气者，阳化气，阴成形。是

---

① 窒欲：抑制欲望。

形本属阴，而凡通体之温者，阳气也；一生之活者，阳气也；五宫五脏之神明不测者，阳气也。及其既死，则身冷如冰，灵觉尽灭，形固存而气则去。此以阳脱在前，而阴留在后，是形气阴阳之辩也，非阴多于阳乎？又曰：寒、热者，热为阳，寒为阴。春夏之暖为阳，秋冬之冷为阴。当长夏之暑，万国如炉。其时也，凡草木昆虫，咸苦煎炙，然愈热则繁，不热则不盛。及乎一夕风霜，即僵枯遍野。是热能生物，而过热者唯病。寒无生意，而过寒则伐尽。然则，热无伤而寒可畏，此寒热、阴阳之辩也，非寒强于热乎？又曰：阳主乎外，阴主乎内，此阴阳之定位也。阳中无太阴，阴中无太阳，此阴阳之专主也。日丽乎天，此阳中之阳也，非太阳乎？月之在天，阳中之阴也，非少阴乎？水行于地，阴中之阴也，非太阴乎？火之在地，阴中之阳也，非少阳乎？此等大义，诚丹溪所未知，故引日月盈亏以证阴阳虚实，亦焉知水大于日，独不虑阳之不足、阴之太过乎。又曰：夫阴阳之性，太者气刚，故日不可灭，水不可竭，此日为火之本，水为月之根也。少者气柔，故火有时息，月有时缺，此火是日之余，月是水之余也。又曰：夫阳主生，阴主杀，凡阳气不充，则生意不广，而况于无阳乎？又曰：夫日行南陆，在时为冬，斯时也，非无日也，第[①]稍远耳，便现严寒难御之若此，万物凋零之若此。然则天地之和者，唯此日也，万物之生者，亦唯此日也。设无此日，则天地虽大，一寒质耳，岂非六合尽冰壶，乾坤皆地狱乎？人是小乾坤，得阳则生，失阳则死。阳衰者即亡阳之渐也，恃强者即致衰之兆也，可不畏哉！故伏羲作《易》，首制一爻，此立元阳之祖也。文王衍

① 第：只是。

《易》，凡六十四卦，皆以阳喻君子，阴喻小人，此明阳气之德也。乾之象曰：大哉乾元！万物资始乃统天。此言元贯四德，阳为发育之首也。坤之初六曰：履霜，坚冰至。此虑阴之渐长，防其有妨化育也。大有之象曰：大有元亨，火在天上。此言阳德之亨，无所不照也。《系辞》曰：天地之大德曰生。此切重生生之本也。又曰：可见天之大宝，只此一丸红日；人之大宝，只此一息真阳。孰谓阳常有余，而欲以苦寒之物伐此阳气？欲保生者，可如是乎？

予按，《内经·太阴阳明论》曰：阳者，天气也，主外；阴者，地气也，主内。故阳道实，阴道虚。此欲言变，而先言常之辞也，益常、变并言，其理易晓也。故经中言变则先言常，多如此。丹溪引此辞，得见阳常有余、阴常不足之义矣。《方盛衰论》曰：至阴虚，天气绝；至阳盛，地气不足。此专言变之辞也。夫理数之中，其所为主，谓之至犹尊君，曰至尊之至也。天气总而为阳，阳中之阳为至阳，所为阳主也。又在五行则火是也，又在人身则心是也。地气总而为阴，阴中之阴为至阴，所为阴主也。又在五行则水是也，又在人身则肾是也。天气即阳也，地气即阴也。此言阴阳升降，水火既济，其气互为相养之交。阴水虚，则阳火失养，其气渐衰，遂以为绝，故至阴虚，天气绝。在人身则肾水虚，心火失养，其气为绝。阳火盛则变为邪火，煎熬阴水，犹灯炽而油益衰，灶火烈而釜汤益涸，故至阳盛，地气不足。在人身则心火而妄动，诸火亦随而妄助其动，肾水受煎熬，其气为不足也。王安道曰：平则为正，亢则为邪。阳气则因其和以养人而名之，及其过动而张，亦即阳气亢极而成火耳。阳盛则阴衰，故精绝，水不制火，亦此义也。

予尝观天地事物之变，虽有互为有余不足，其常有余者，易益为有余；其常不足者，易益为不足。今亦历历乎目前，谁有谓不然者也哉？本篇唯言至阴虚与至阳盛，而不言至阴盛与至阳虚，非为无阴有余阳不足之变而不言之，是要教人知多，其易益为有余，易益为不足之变也。丹溪能知其旨而引此辞，又要教人愈以知多此变。《张子和攻击注论》曰：阴易乏，阳易亢。是其证也。《阳有余阴不足论》引此二篇之辞，是为先言其常有余不足，而后言其变有余不足也。其皆引而不发，是为非观者所难晓也。序文及论题不书常字，是为见兼论常变，而非论常也。介宾曰：丹溪引此虚盛二字，以证阳常有余，阴常不足，其说左矣。夫阴阳之变，莫大于天气绝、地气不足。此虚盛二字即绝不足之本，昧者无不以为变，而况明哲之人乎？介宾实为丹溪以证常，自是不思之甚者也。叶秉敬妄贬丹溪而褒介宾，亦是不思之甚者也。

《生气通天论》曰：凡阴阳之要，阳密乃固。又曰：阳强不能密，阴气乃绝。盖密谓秘密而不妄动也，固犹《易》所谓贞固之固，乃谓得常而不变也，强谓阳益为有余也。此言阳不妄动而阴亦随，阴阳相固而共得常，妄动而益为有余则变为邪火，邪火渐炽则阴水受煎熬，阳气非特不得常，又至能使阴气绝。是虽曰二者可调，其要在使阳密也。人身之阳，其属甚多，唯为至阳，心火是也。故人为要在使心火不妄动，其最妄动在女色，当能远之。心火妄动则相火亦随妄动，下至命门，则阳事此起，必动阴精而泄于外，阳火益为有余，阴水益为不足。世人往往无知其旨，纵有知而不能远之，遂以患火动阴虚等病，重则非药剂、针灸所治。丹溪用黄柏、知母以泻火补阴，非泻常有余，补常不足，是欲救此益为有余、益为不足之变也。赵继宗自误以为逆其常，费辞而论补阴之误，遂至使介宾谤丹溪。

今医间以为黄柏、知母伐阳气损脾胃，而不蓄于药囊，皆是致惑于继宗、介宾之辈也。予见良医用古方，无专赖其对证，必察脾胃虚实，暨有他所害也否，用舍加减各适其宜。如王汝言用补阴丸，石泉子用滋阴之剂，脾胃虚弱加白术、陈皮、干姜之类是也。故丹溪立补阴、大补丸方，后不言用舍加减，今医亦能适其宜，岂不无神丹之功乎？

夫形气者，自动静而言之，阳动而运转，主化气，阴静而凝滞，主成形。自征兆而言之，水火为形，寒热为气，水为阴所成，火为阳所成，寒为阴所化，热为阳所化，故阳亦不无以成形，阴亦不无以化气。人之五脏为形，精神营卫为气，心、肝为阳所成，肺、脾、肾为阴所成，神气、卫气为阳所化，精气、营气为阴所化。神气便为阳之根元，内舍心脏，外应事物，介宾所谓灵觉尽灭者是也。卫气便为阳之流行，内行脏腑，外温皮肉，介宾所谓通体之温者是也。精气便为阴之根元，内舍肾精，外应交媾。营气便为阴之流行，内注脏腑，外行经隧。人能为活者，有此阴阳二气也。何止谓一生之活者，阳气也乎？其死而阴阳脱形，譬如焚香炷然也。熏烟者，阳也；融液者，阴也；烬灰者，形也。熏烟既尽则融液亦尽，融液既尽则熏烟亦尽，是即不能偏存之义也。唯有因病为微前后耳，其既死而为身冷，是以外从地之阴气也。若当死而在天者，必知从天之阳气而温也。王海藏曰：九天之上为夏，九天之下为冬，是使人信予言者也。故物之死，形曝之于日，必从阳气所射而为温，移之于阴地，又从而为冷。介宾以为死形阴留在后，是不知有此义者也。又于形气之间，别有津液润身，清者从气而脱，浊者从形而留，是谓之阴留在后尚可也。介宾取死形与脱气而论前后多少，欲以人身大变而视丹溪所论之常，岂止千万里之谬也乎？

夫寒热者，水火气也；水火气者，即阴阳也。予观四时之气令，每年热令多病者，又多死者，寒令不然。是以自古曰：枇杷黄，医者忙；橘子黄，医者藏。天下古今之人，谁有不知之乎？又观四方之气令，东南温热相行，其人多病而夭；西北寒凉相行，其人少病而寿。《内经》曰：阴精所奉其人寿，阳精所降其人夭。又曰：崇高则阴气治之，污下则阳气治之。阳胜者先天，阴胜者后天。又曰：高者其气寿，下者其气夭。此之谓也。《淮南子》曰：暑气多夭，寒气多寿。亦此之谓也。故阳热不可无以伤物，阴寒不可无以生物。寒气闭藏而滋养万物，则有能为来春发生之本，是所以先而生本也。旱得云雨，则草木浡然而兴，及瓶水开花，寒养不败之类，是雨水阴寒之所助，所以后而生末也。冬行热令，则来年草木不育，如菜蔬不长，麰麦①不实之类，是所以先而伤本也。夏暑酷烈，则草木枯槁，及食饐②鱼馁③之类，是所以后而伤末也。何谓寒无生意乎？又何谓热无伤乎？其谓一夕风霜，过热过寒，寒强于热，皆为太过不应时之变，是又非欲以变视常乎？

夫太极既生阴阳两仪，两仪既生而成天地。阳中又有阴阳，阴中又有阴阳，是为之四象。阳中之阳，不降而位乎天，为之太阳；阳中之阴，能降而交乎地，为之少阴；阴中之阴，不升而位乎地，为之太阴；阴中之阳，能升而交乎天，为之少阳。四象如此，而两仪相交；两仪相交，而又生五行。天主其气，地主其形，故在天为寒、热、风、燥、湿，在地为水、火、木、

---

① 麰（móu 谋）麦：大麦。

② 食饐（yì 义）：食物腐败变质。

③ 鱼馁：鱼类腐烂。

金、土。两仪、五行，二五之精，妙合而又能生万物，其精运行天地之间，谓之七曜。日、月、辰星、荧惑、岁星、太白、镇星是也。其既生五行之后，天地又各有四象，日为太阳，月为太阴，星为少阳，辰为少阴，是天之四象也。水为太阴，火为太阳，土为少阴，石为少阳，是地之四象也。介宾未知有如此之大义，反而谤丹溪以为未知大义，唯取日月水火四者，月为少阴，火为少阳，是此悬隔[①]之说，岂非臆见之至乎？日大于地球一百六十五倍，有奇水唯流行地球之间，何谓水大于日乎？若日不如此大，则月不能隔地球而禀其光也。火能烁石沸金，炽则水亦难制，是气刚也，何谓之气柔乎？天地万物，唯火居多，是由五行唯火有二，静则隐于内，动则现于外。虽有外熄，曾无内乏，仅认其外而为少，未知其本者也。月本如银丸，非有些盈缺，清澄而无光，得禀日为明。道有内外，行有迟速，故所禀日，虽有常盈，人之所望为有盈缺，仅认其所望而为少，又未知其本者也。日能生火，月能生水，日月为母为根本，水火为子为余末。故以燧受日而取火，以鉴受月而取水。可见日月为水火之根，水火为日月之余也。月近平地则潮长，月远平地则潮消，是又可见月为水之根，水为月之余也。何谓水为月之根，月是水之余也乎？

夫生杀者，天有阴阳，地亦有阴阳，天之阳气生物，地之阳气杀物，天之阴气长物，地之阴气藏物。故《阴阳应象大论》曰：阳生阴长，阳杀阴藏。《天元纪大论》又曰：天以阳生阴长，地以阳杀阴藏。是即生长收藏，四时造化之道也。又自偏主而言之，阳为先为始，而主生物；阴为后为终，而主杀物。

---

① 悬隔：相隔很远，相差很大。

又自相须而言之，阴阳相和，则气运得平，其年行令为生万物；阴阳相戾，则气运失平，其年行令为杀万物。故《内经》详论阴阳运气，陈五虫、五畜、五谷、五果等物，虽有各异其辞，皆为生杀之义，是阳亦不无以杀物，阴亦不无以生物。且《内经》多论阳年有能杀物，介宾搁①此义唯尊阳主生，频引尊阳卑阴之辞，皆是非为阴无生无用哉？《类经》注亦每论死生专主阳而言之，是诚一偏之见也。朱子曰：圣人作《易》，于其不能相无者，既以健顺仁义之属明之，而无所偏主，至其消长之际、淑慝②之分，则未尝不致其扶阳抑阴之意焉。是能明圣人之旨，所以知阴阳之理也。

予观《易》画卦爻，太极生两仪，至六十四卦，阴阳各自生阴阳，孰不先阳而后阴？如成卦，亦先乾后坤，阳不期尊而自先，阴不期卑而自后，无阴则阳不能独尊，无阳则阴不能独卑，皆是造化自然之尊卑，所以成天地万物之道也。孔子曰：引而伸之，触类而长之，天下之能事毕矣。若为阴爻无用，将为阳爻独毕乎？又观坤卦，文王曰：坤元亨利，牝马之贞，君子有攸往。孔子曰：柔顺利贞，君子攸行。程子曰：君子之道，合坤德也。又观谦卦初六，周公曰：谦谦君子，用涉大川，吉。孔子曰：谦谦君子，卑以自牧③也。程子曰：以柔顺处谦，又居一卦之下，为自处卑下之至，谦而又谦也，故曰谦谦。能如是者，君子也。若皆以阳喻君子，阴喻小人，何以有如此之辞乎？圣经以为阳易亢，亢则有害，有害则有杀，故得能设教戒之辞。如上既所引阴阳之要，阳密乃固，与阳强不能密，阴气

---

① 搁：搁置。
② 淑慝（tè 忒）：犹善恶。
③ 自牧：自我修养。

乃绝之类是也。大有为卦火在天上，其明及远无所不照，便为盛大丰有之义。人居之则易流于骄，故多有设教戒之辞。介宾唯尊其德元亨而引之，是不知阳易亢而有害有杀也。

坤者，阴之性也；地者，阴之形也。若为阴无生物之德，何以有言坤元万物资生乎？又何以有相兼而言天地之大德曰生乎？若一观此辞，昧者尚知阴阳共有生物之德，欲偏尊阳以引之，可谓最是迂阔①也。夫日阳精而运行乎太虚，天地得其光，万物受其惠。介宾所以尊而为大宝也。虽然唯有此日而无此阴，六合如红炉当为火，地狱无冬无夜又无雨。无雨则旱魃②常行，无夜则无湿露润物，无冬则无严寒凋零。为生本何以为天地之和，又为万物之生？其能为大宝，由此阴相和，相和则能为夏冬，能为昼夜，又能为雨晴相调之道。天地斯和，万物斯生，至哉坤元！万物资生之德，是又当为大宝，岂止此阳日乎？故予共为宝，唯贵相和，阴阳相和，何病之有也？又何补泻温凉之有也？若有病起于易乏易亢之变不可无，必治用苦寒之药矣。

予于介宾略辩如此，又于丹溪而有当辩。其既曰：人受天地之气以生，天之阳气为气，地之阴气为血，故气常有余，血常不足。又曰：人身之阴气，其消长视月之盈缺，故人之生也，男子十六岁而精通，女子十四岁而经行，是有形之后，犹有待于乳哺水谷以养。阴气始成而可于阳气为配，是明以气血，而为阴阳之张本③，又明以月之盈缺，而比人身阴气之消长。然《慈幼论》曰：人生十六岁以前，血气俱盛，如日方升，如月将圆，唯阴长不足。是论阳有余，以血与月之阴自下句阴长不足

① 迂阔：不切合实际。

② 旱魃（bá 拔）：传说中引起旱灾的怪物。

③ 张本：依据。

而观之，便以血为阳，为有余。又以月比血之有余，是似为天有二月，人有二血也。其言自戾①，孰甚于此乎？惜哉！古来名家之书，偶不思而有如此误也。故予以其误而不蔽其书，非者非之，是者是之，无容心于毁誉之私，读介宾之书亦然也，学者读书必勿蔽矣。

阴阳可调论第三

《内经·阴阳应象大论》：帝曰：调此二者奈何？岐伯曰：能知七损八益，则二者可调。不知用此，则蚤衰之节也。年四十，而阴气自半也，起居衰矣。年五十，体重，耳目不聪明矣。年六十，阴痿，气大衰，九窍不利，下虚上实，涕泣俱出矣。故曰：知之则强，不知则老。故同出而名异耳。智者察同，愚者察异。愚者不足，智者有余。有余则耳目聪明，身体轻强，老者复壮，壮者益治。是以圣人为无为之事，乐恬淡之能，从欲快志于虚无之守，故寿命无穷，与天地终，此圣人之治身也。

予观诸家注解，皆失圣人之旨，故不得已而注焉。上节谓阴阳更胜为病之变，此节谓调阴阳于不变之道也。盖圣人作《易》，有阴阳之数，九为老阳，六为老阴，七为少阳，八为少阴，老变而少不变，此篇所谓七八是也。又有损益之卦，其象损下益上，剥民奉君为损卦，其象损上益下，丰民俭君为益卦。上为阳，下为阴，阳易亢，阴易乏，故损下益上，则阴阳相失，必亢必乏，是损卦之损益也。损上益下，则阴阳相得，不亢不乏，是益卦之损益，而二者可调之道也。若欲能调之，其要在不变之常，故智者致省察于七八之数，预损其阳易亢，益其阴

---

① 戾：违逆。

易乏，此篇所谓七损八益是也。《内经》以谓治人身，《易经》以谓平天下。治人身用此于近，平天下用此于远，其远与近共是同道，先圣后圣，其揆一也。七八损益四字，其义甚深如此矣。不知用此，谓不知用七损八益也。蚤衰，谓阴气蚤衰也。节，谓时节也。此言能知用七损八益，则阴阳二者可调，不知用此，则益其阳易亢，损其阴易乏，故引起蚤衰之时节来也。强，谓强壮也。老，谓老衰也。同出，谓同出天赋之常也。名，字未详，宜作“各”字，恐是传写之误也。异，谓强老各异也。察，谓省察也。不足、有余，共谓阴气也。“自半”至“大衰”，谓阴气自衰之序，同出天赋之常，故所陈诸证皆是阴气衰而所致也。此言能知用此，则强壮而诸证未见，不知用此，则老衰而诸证蚤见。故人有同出天赋之常，唯有因此，其知与不知，而强老各异耳。智者致省察于同出天赋之常，愚者致省察强老各异之变，既变则虽悔不及，其得失各有所见。愚者见阴气不足，智者见阴气有余。阴气有余则耳目聪明，身体轻强，老者复壮，壮者益治，此智者之治身也。“是以”者，承上起下之辞，乃为谓圣人治身，不外于七损八益也。圣人是生知安行之人也，自中庸而观之，为无为之事，犹言不勉而中也。乐恬淡之能，犹言不思而得也。从欲快志于虚无之守，犹言从容中道也，孔子曰从心所欲不逾矩是也。此言圣人是生知安行，比智者又出一等，不为待思勉，从容中七损八益之道，故寿命无穷，与天地终，此圣人之治身也。然则，虽为教愚者之道，圣智治身不外于此，故愚者能用此，庶几①乎智者。智者能用此，庶几乎圣人。悲哉！不知用此，而蚤衰终于愚者也。

---

① 庶几：近似。

王启玄曰：用，谓房色也。女子以七七为天癸之终，丈夫以八八为天癸之极。然知八可益，知七可损，则各随气分修养天真，终其天年，以度百岁。《上古天真论》曰：女子二七天癸至，月事以时下；丈夫二八天癸至，精气溢泻。然阴七可损，则海满而血自下，阳八宜益，交会而泄精，由此则七损八益可知。滑伯仁曰：七、八谓女子二七而天癸至，七七而天癸绝，男子二八而天癸至，八八而天癸终。损益阴阳，海满而去血，女子之常也。满而不去，则有壅遏之虞。月事以时下，则不失其常，故七欲其损。阳应合而泻精，男子之常也。佚①而无节，则有耗惫之患。持盈守成，不妄作劳，所以益之之道也，故八欲其益。是故知七损八益，则二者可调；不知用此，则蚤衰其节也。此所谓法阴阳也。王逵曰：七损八益之说，始于轩岐，前人辩之，亦已明矣。然所指不离乎易数，且九为老阳，六为老阴，乃数之极则不生，唯变化。而八为少阴，七为少阳，少则生育，生育之道，交媾存乎其间，故八交七，七交八。八交七是以女子之生也，七月而齿，七岁而龀②，二七而天癸至，七七而天癸绝。七交八是以男子之生也，八月而齿，八岁而龀，二八而天癸至，八八而天癸绝。盖男子少阳得七数，其根实在于八；女子少阴得八数，其根实在于七也。马玄台曰：帝问：阴阳偏胜者病，何以调之？伯言：营卫者，即人身之阴阳。营卫不足，当以人身同类之阴阳益之。故能知七损八益，则阴阳偏胜者，可以调和。盖女子以二七为天癸之始，男子以二八为天癸之始，唯于七者损之，八者益之，即《生气通天论》所谓

① 佚：放荡。

② 龀（chèn 趁）：儿童换齿。即脱去乳齿，长出恒齿。

凡阴阳之要，阳密乃固是也。则吾之卫气不至于衰，而彼之阴气有以助吾之营气，二者可调矣。苟不知用此，则是蚤衰之节耳。何也？人年四十以至六十，年以渐而高，则体以渐而病，故曰蚤知七损八益之法者，则身体自强，不知此者，年已徒老。故阴阳之要，人所同然。而或强或老，其名则异。正以智者察同，方其未老而图之。故智者则有余，而耳目聪明，身体轻强，老者复壮，壮者益治矣。彼愚者察异，必待已老而图之，故愚者不足，而不及智者远矣。然此乃调阴阳偏胜之术耳。唯圣人则不然，无为之事则为之，恬淡之能则乐之，守其虚无，而从欲快志于其中，故寿命无穷，与天地终，此乃圣人之治身也。固不至于阴阳偏胜，而亦无假于七损八益之知者矣。

张介宾曰：七为少阳之数，八为少阴之数。七损者，言阳消之渐；八益者，言阴长之由也。夫阴阳者，生杀之本始也。生从乎阳，阳不宜消也；死从乎阴，阴不宜长也。使能知七损八益之道，而得其消长之机，则阴阳之柄把握在我。故二者可调，否则未央而衰矣。又曰：愚按阴阳二气，形莫大乎天地，明莫著乎日月。虽天地为对待之体，而地在天中，顺天之化，日月为对待之象，而月得日光，赖日以明，此阴阳之征兆，阴必以阳为主也。故阳长则阴消，阳退则阴进，阳来则物生，阳去则物死，所以阴阳之进退皆由乎阳气之盛衰耳。故《生气通天》等论皆专重阳气，其义可知。又华元化曰：阳者，生之本；阴者，死之基。阴常宜损，阳常宜盈。顺阳者多长生，顺阴者多消灭。《中和集》曰：大修行人，分阴未尽则不仙；一切常人，分阳未尽则不死。亦皆以阳气为言。可见生死之本全在阳气。故《周易》三百八十四爻，皆卷卷于扶阳抑阴者，盖恐其自消而剥，自剥而尽，而生道不几乎息矣。观圣贤虑始之心，相符若此，则本篇损益大义，又安能外乎是哉？又曰：愚按真阴之义，即天一也，即坎水也。丹家谓之元精。道书曰：涕、唾、精、津、汗、血、液，七般灵物总属阴。又曰：四大一身皆属阴，不知何物是阳精。此“阳精”二字，专指神气为言，谓神必由精而生也。又《钟吕集》曰：真气为阳，真水为阴。阳藏水中，阴藏气中。气主于升，气中有真水；水主于降，水中有真气。真水乃真阴也，真气乃真阳也。凡此之说，皆深得阴阳之精义。说以人之阳事验之。夫施而泄者，阴之精也；坚而热者，阳之气也。精去而阳痿，则阴之为阳尤易见也，此即阴气自半之谓。故《本神》篇曰：五脏主藏精者也，不可伤。伤则失守而阴虚，阴虚则无气，无气则死矣。由此观之，可见真阴者，即真阳之本也。夫水火皆宅于命门，拆之则二，合之则一，造化由此而生，万物由此而出。其在人身，为性命之根柢，为脏腑之化原①。故许叔微云：补脾不若补肾，诚独见之玄谈，医家之宗旨也。后世有以苦寒为补阴者，伐阴者也，害莫甚矣。

予按，启玄、伯仁等以为七八者，天癸始终之数，女之天癸可损，男之天癸可益。如此见之，则女偏用七损，男偏用八益，是未知男女共所用之道也。启玄曰：用，谓房色也。如饮食衣服居处，亦皆人之所用。或损阳益阴，或损阴益阳，其用而可调，岂止房色也乎？又曰阴七可损，又曰阳八宜益，皆与易数相反也。七是奇数，何可谓之阴七乎？八是偶数，何可谓之阳八乎？又曰海满而血自下，是自然而非人为也。此节问答之义，皆是人为也，何可以自然注之乎？又曰交会而泄精，是

① 原：通“源”。《孟子·离骚下》：“资之深，则取之左右逢其原。”

即损之义也，何却可解八益乎？王逵曰：前人辩之亦已明矣。予未曾有见已明之说，是有何所见而言然也？又曰：八为少阴，七为少阳，少则生育，生育之道，交媾存乎其间，即从启玄而唯谓房色，是又未知饮食衣服居处，亦皆所用也。其论天癸虽有据《易》数，强谓七八而不谓损益，遂无一句解可调之义，何以有便于治身也乎？玄台曰：帝问阴阳偏胜者病，何以调之？是见此节而同于上节，以为阴阳偏胜之变，未知可调阴阳于不变之道也。又曰：营卫者，即人身之阴阳。是未知二者主至阴、至阳，而言之自半，等之阴气，皆以为营气而见之。所陈诸证之中，何以有一为营气所致乎？又曰：营卫不足，当以人身同类之阴阳益之。是唯谓不足可益，而不谓有余可损，何却谓阴阳偏胜者，可以调和乎？又曰：女子以二七为天癸之始，男子以二八为天癸之始，唯于七者损之，八者益之。是又从启玄、伯仁等说，而未知为男女共所用之道也。又引《生气通天论》之辞，是唯解阳气可损，何忘阴气可益也？又曰：吾之卫气不至于衰，而彼之阴气有以助吾之营气，二者可调矣。吾、彼二字，予未详之，阴阳营卫共是人身之气也，安可有为吾为彼之理乎？又曰：唯圣人则不然。又曰：无假于七损八益之知者矣。是以为圣人别有治身之道，未知其不外于七损八益矣。介宾所注，尽出于《易经》扶阳抑阴之义也。前论既辩其义，今又不能默焉。《易》皆归“时”一字，教人各从其时，故又不可无抑阳扶阴之辞，岂止扶阳抑阴之辞也乎？予略以乾坤二卦言之。乾卦爻辞曰：初九，潜龙勿用。又曰：上九，亢龙有悔。又卦辞曰：用九，见群龙无首，吉。是即非抑阳之辞哉！坤卦象辞曰：用六，永贞，以大终也。是即非扶阴之辞哉！《易》是理学之宗，乾坤是《易》之宗，欲能学《易》者，当先明乾坤。介宾学《易》，何未明之乎？若有能明之，则不可有如此之言，是非特不知此节，又已不能知《易》矣。

《生气通天论》曰：夫自古通天者，生之本，本于阴阳。此发端之辞，一篇之纲领，是阴阳两重之辞也。又曰：阴者，藏精而起亟也；阳者，卫外而为固也。阴不胜其阳，则脉流薄疾，并乃狂。阳不胜其阴，则五脏气争，九窍不通。是以圣人陈阴阳，筋脉和同，骨髓坚固，气血皆从。如此则内外调和，邪不能害，耳目聪明，气立如故。是又阴阳两重之辞也。又曰：凡阴阳之要，阳密乃固。两者不和，若春无秋，若冬无夏。因而和之，是谓圣度。故阳强不能密，阴气乃绝。阴平阳秘，精神乃治；阴阳离决，精气乃绝。是又阴阳两重及抑阳扶阴之辞也。又曰：阴之所生，本在五味，阴之五宫，伤在五味。是唯重阴之辞也。介宾遗忘如此辞，曰：阳来则物生，阳去则物死。所以阴邪之进退，皆由乎阳气之盛衰耳。故《生气通天》等论皆专重阳气，其义可知。是甚迂阔者也。又引华元化及《中和集》之言曰：皆以阳气为言，可见死生之本，全在阳气。是最一偏之见，大戾发端之辞者也。此节虽曰二者可调，其重在于阴气之衰，所陈诸证是其验也。介宾又引《钟吕集》而巧论真阴之义，欲使人见诸证，而为阴阳共衰所致。故曰：夫施而泄者，阴之精也；坚而热者，阳之气也。精去而阳痿，则阴之为阳，尤易见也。此即阴气自半之谓，是阴阳混杂之说，使后学易为惑者也。前既引《生气通天论》而重阳气，又后引《本神》篇重阴气之辞，曰：由此观之，可见真阴者，即真阳之本也。又引许叔微之言曰：诚独见之玄谈，医家之宗旨也。后世有以苦寒为补阴者，伐阴者也，害莫甚矣。是又重阴气者也。自相矛盾，孰加于此乎？李中梓亦有注解，颇同于介宾之说，故予不赘焉。

阴阳寿夭论第四

《内经·五常政大论》：帝曰：天不足西北，左寒而右凉，地不满东南，右热而左温，其故何也？岐伯曰：阴阳之气，高下之理，大小之异也。东南方，阳也，阳者其精降于下，故右热而左温。西北方，阴也，阴者其精奉于上，故左寒而右凉。是以地有高下，气有温凉。高者气寒，下者气热，故适寒凉者胀，之温热者疮。下之则胀已，汗之则疮已，此腠理开闭之常，大小之异耳。帝曰：其于寿夭何如？岐伯曰：阴精所奉其人寿，阳精所降其人夭。又帝曰：一州之气，生化寿夭不同，其故何也？岐伯曰：崇高则阴气治之，污下则阳气治之。阳胜者先天，阴胜者后天，此地理之常，生化之道也。帝曰：其有寿夭乎？岐伯曰：高者其气寿，下者其气夭，地之小大异也。小者小异，大者大异。故治病者，必明天道地理，阴阳更胜，气之先后，人之寿夭，生化之期，乃可以知人之形气矣。盖本篇多论五运六气之变，此论方位主气之常。予既谓常变，并言其理易晓是也。不足西北，犹言有余东南也，满亦谓足也。不满东南，犹言有余西北也。阴阳之气，谓寒凉温热之气也；高下之理，谓东南西北之理也。大，谓天下一则之大也，下文所谓大者，大异是也。小，谓一邑一宫之小也，下文所谓小者，小异是也。左、右，是向巽背乾而言者也。奉之为言升也。适、之二字共其谓言往也。“凑”当作“腠”，是传写之误也。开，谓之开发也。闭，谓之闭密也。阴精、阳精，下文所谓阴气、阳气是也。此言寒凉、温热之气，东南西北之理，天下一州一邑一宫大小之异，寿夭不同之故也。

夫天为阳而位于上，不足西北而有余东南，有余则东南阳胜，其精降于下而温热行令，故右热而左温也。地为阴而位于下，不足东南而有余西北，有余则西北阴胜，其精升于上而寒凉行令，故左寒而右凉也。其间无容一隙，天地互相依附，天气所不足，地气必有余，地气所不足，天气必有余。故东南下而温热行令，西北高而寒凉行令，是所谓地有高下，气有温凉，高者气寒，下者气热之义，乃自然之势也。《六元正纪大论》曰：至高之地，冬气常在；至下之地，春气常在。亦此义也。凡人移居生病，因地气而不同，往寒凉地者，腠理闭密，正气郁内而多成胀。往温热地者，腠理开发，邪气袭外而多成疮。疮在于外而宜汗之，胀在于内而宜下之，故下之则胀已，汗之则疮已。此寒凉、温热腠理开闭之常，天下一州一邑一宫大小之异耳。苟欲治病者，必可尽明之，其能明之，可以知人之形气矣。大抵人之寿夭，先以方位言之，西北是阴精所升，寒凉行令，腠理闭密，正气难泄，邪气难冒，阳火难盛，阴水难衰，其人多无病而寿也。东南是阳精所降，温热行令，腠理开发，正气易泄，邪气易冒，阳火易盛，阴水易衰，其人多有病而夭也。又以高下言之，崇高则阴气治之，其地寒凉行令，其人无病而寿，犹阴精所升之西北也。污下则阳气治之，其地温热行令，其人有病而夭，犹阳精所降之东南也。张介宾曰：阴精所奉之地，阳气坚固，故人多寿，谓崇高之处也；阳精所降之地，阳气易泄，故人多夭，谓污下之处也。唯是自阳气而言之，乃为一偏之见者也。又以阴阳言之，阳动而速，阴静而迟，迟则生化后天，速则生化先天，故阳胜者先天而夭，阴胜者后天而寿，此地理之常，生化之道也。李东垣《脾胃论》著《阴阳寿夭论》曰：夫阴精所奉者，上奉于阳，谓春夏生长之气也；阳精所降者，下降于阴，谓秋冬收藏之气也。且如地之伏阴，其精遇春而变动升腾于上，即曰生发之气。升极而浮，即曰蕃秀之气，此六气右迁于天，乃天之清阳也，阳主生故寿。天之元阳，其精遇秋而退降坠于下，乃为收敛殒杀之气。降极而沉，是为闭藏之气。此五运左迁入地，乃地之浊阴也，阴主杀故夭。根于外者，名曰气立，气止则化绝；根于内者，名曰神机，神去则机息。皆不升而降也。地气者，人之脾胃也。脾主五脏之气，胃主五脏之精，皆上奉于天。二者俱主生化，以奉升浮，是知春生夏长，皆从胃中出也。故动止饮食各得其所，必清必净，不令损胃之元气下乘肾肝，及行秋冬殒杀之令，则亦合于天数耳。

予按，西北方阴也，左寒而右凉，高者气寒，阴气治之等辞，皆是自阴精所奉而言之，何却谓春夏生长之气乎？东南方阳也，右热而左温，下者气热，阳气治之等辞，皆是自阳精所降而言之，何却谓秋冬收藏之气乎？东垣既于第一论曰，阴精所奉，为脾胃既和，谷气上升，春夏令行，故其人寿。阳精所降，谓脾胃不和，谷气下流，收藏令行，故其人夭。于此所论，咸承其义，是见阴为阳，见阳为阴，且解阳精所降以脾胃不和之变，皆是违《内经》之旨者也。夏阳出地上，阴伏地下，冬阴出地上，阳伏地下，故夏为伏阴，冬为伏阳。伏阳遇春则出地上，是谓之生发之气。东垣亦既知其义，故于上论曰，冬阳气伏藏于水土之下，如非常泄精，阳气已竭，则春令从何而得，万化俱失所矣。然又此曰，地之伏阴，其精遇春而变动，是何自相戾也。《内经》论以方位主气之常，东垣解以气运迁动之变，恐是泥于本篇有论五运六气也。阳胜者先天，阴胜者后天二句，是决为阳主夭、阴主寿之谓也。其反而曰阳主生故寿，阴主杀故夭，是又见阴为阳，见阳为阴者也。唐子西论寿夭，以钝锐动静之分，其言一一得合乎阳胜阴胜之旨。其所谓以钝为体，以静为用，是诚足为有能得养生之道。东垣所以不若子西，乃不能得《内经》之旨也。夫神机气立相为运用，是以有与阴阳得出入升降之道也；机息化绝不为运用，是以有与阴阳失出入升降之道也。其本所升者，不降而升，其本所降者，不升而降，是其常也；若阴阳失道，升降反常，是其变也。东垣曰皆不升而降，便指阴精所升者失道，是未知机息化绝者，阴阳共失道，而不止于阴精也。又未知《内经》所谓寿夭者，不论变而论地理之常也，其余结文春生夏长，秋冬殒杀等言，亦皆违《内经》之旨，所以不论地理而论脾胃也。

或曰：天地万物有气有形，精者言气形中之精粹。天为阳而位于上，阳中之阴降而交地，是即阳中之精粹，为之阳精所降；地为阴而位于下，阴中之阳升而交天，是即阴之精粹，为之阴精所奉。故东垣见阴精而为阴中之阳，见阳精而为阳中之阴；曰阴精所奉者，上奉于阳，谓春夏生长之气也；阳精所降者，下降于阴，谓秋冬收藏之气也。予曰：阳中之阴，阴中之阳，相为升降，共在四方，故东南亦有所升者，西北亦有所降者。一方无所不升降，是为之交泰之道。《内经》东南唯言其所降者，西北唯言其所升者，是即高下之理，大异交泰之道。向谓天气所不足，地气必有余，地气所不足，天气必有余是也。若不从予言而从吾子之言，当为东南天气交地，而地气不交天，西北地气交天，而天气不交地。上文所谓左寒而右凉，右热而左温，亦皆当见寒凉为阳所致，见温热为阴所致。下文所谓阴气阳气，阴胜阳胜，亦皆当见阴为阳，见阳为阴，是其颠倒错乱之至，圣经岂有如此之言乎？若果为阴中之阳，阳中之阴，圣经岂有不明言而惑人乎？

或曰：东垣所谬，详得领教。虞天民亦引《难经》与王冰注，有论寿夭不齐之义，其说所谓王注曰：阴精所奉，高之地也；阳精所降，下之地也。阴方之地，阳不妄泄，寒气外持，邪不数中，而正气坚守，故寿延。阳方之地，阳气耗散，发泄无度，风湿数中，真气倾竭。又所谓西北二方，在人为肾水、肺金所居之地，二脏常恐其不足；东南二方，在人为肝木、心火所居之位，二脏常恐其有余。《难经》曰东方实西方虚、泻南方补北方等语，即此义也。夫肾水即实，则阴精时上奉于心肺，故东方之木气不实，而西方之金气不虚，此子能令母实，使金得以平木也。是故水日以盛，而火日以亏，此阴精所奉于上，而令人寿延也。若夫肾水一虚，则无以制南方之心火，故东方实而西方虚。其命门与包络之相火，皆夹心火之势，而来侮所不胜之水，使水日亏而火日盛，此阳精所降于下，故令人夭折也。大抵王冰主天地之四方言，越人主人身之五脏论，皆不失《内经》之旨，同归于一理也。喻嘉言《医门法律》亦以为格言，载此所引《难经》之说，子将有可以辩也否？予曰：如前日所言，阳多易益为有余，阴多易益为不足，故肾水、肺金属阴，多易益为不足，肝木、心火属阳，多易益为有余。天民所谓常恐其不足，常恐其有余，此二“常”字，何不以“多”字也。先哲所教虽曰勿拘文辞，后世学者间不能如其教，是以拘此二“常”字，遂信肝有泻而无补，肾有补而无泻之说，其误而害人，予素所忧者也。

夫五脏相和，而不为虚实，谓之常；不能相和，而有为虚实，谓之变。有微为变，则是失常；有微失常，则是为病。《难经》所谓东方实西方虚，是即肝实肺虚之变，大异《内经》所谓地理之常。天民由此而论寿夭，是惑其言方位而然。所谓夫肾水既实，至所谓令人寿延也，语意皆以为病因肾虚而阴精不奉者，能用其治则阴精时上，其病得愈而寿延也。又所谓若夫肾水一虚，至所谓令人夭折也，语意皆以为病因肾虚而不制心火者，不用其治则阳精日降，其病不愈而夭折也。然则，其病皆因肾虚，是非违《难经》肝实肺虚之旨乎？又其寿夭因病与治，是非违《内经》地理高下之旨乎？凡病得愈其人寿延，凡病不愈其人夭折，岂止阴精不奉，与阳精降之二病也乎？天民专由二病而论之，可谓是管见之至也。王冰注地理寿夭之常，越人论五脏虚实之变，变是人为，常是自然，岂可谓同归于一理也乎？嘉言以为格言，不知其有误也，故《消渴论》弥从天民之说，曰阴精有余，足以上承心火，则其人寿。阴精不足，心火直下，肾中阳精所降，其人夭矣。吁嗟！二家所误，皆是由混同其常与变。东垣又更为局滞阳主生、阴主杀之义，其弊所及，使人好阳热畏阴寒，如赵继宗、张介宾之辈是也。吾子详焉！吾子详焉！

阴阳顺逆论第五

李东垣《此事难知》，论人肖天地之义，其略曰：血气运行，故始于手太阴，终于足厥阴。又曰：地之西始于寅，终于丑，血之东根于辛，纳于乙，相随往来不息。又曰：无形者包有形，而天总包地也。天左行，而西气随之，百川并进而东血随之。夫天者为阳，尊而为君，顺而左旋；地者为阴，卑而为臣，逆而右行。日月五星，亦对天则为阴而右行，皆因浑沦之体，而本于北方子位，左旋所始，右行始于此，其间不可容毫发者也。是以《运气论》曰：天自西而东转，其日月五星循天从东而西转。故《白虎通》曰：天左旋，日月五星右行，日月五星在天为阴，故右行，犹臣对君也。予由此思之，地右行亦始于子，何以曰始于寅乎？若由三统而见之，地得辟于丑，纵虽曰始于丑，何以曰终于丑乎？且始于寅而至于卯，经历诸支以终于丑，是为之左旋，不为之右行，何以曰地之西乎？又见天左行以为西，是不自子位而见之，未知浑沦之体者也。上文既曰地之西，下文又见天以为西，是天地阴阳同其行，岂非无顺逆之分乎？东垣以为气随阳而行，血随阴而行，对待顺逆之义。气西则血当东，所谓天左行而西气随之，恐是欲对待下文，所谓百川并进而东血随之之言也。然则，西字为起东字而言焉。噫！如此牵强之说，皆是非伤于凿乎。

弟子曰：气血在人身之中，西东在天地之间。所谓血之东，其义不相齐，今改“血”字而作“水”字，天地人身各得其分，上应地之西之言，下应百川并进而东之言。愚以为传写之误，先生以为如何也？予曰：《灵枢·经水》篇论十二经脉合于十二经水，是即天地人身合一之义。经水者，受水而行之；经脉者，受血而营之。东垣此言，默契其义，故初不言水而言血，言血则水在其中，是所以人肖天地一论，微意得寓于此，汝欲改而作“水”字，乃东垣之罪人也。弟子曰：金生水，水生木，金位西方，木位东方，故水根于西纳于东，其流行从西而东，所谓百川并进而东是也。虽然愚按甲为阳木，乙为阴木，庚为阳金，辛为阴金。阳主生，阴主杀，自五行相生而言之，可用阳而不可用阴，所谓根于辛纳于乙，未知是何等义也？予曰：十二经脉，有阳有阴，阳经属腑，阴经属脏，其本始于肺，其末终于肝。是以上文既曰血气运行，故始于手太阴，终于足厥阴，又下承此文曰根于辛纳于乙，是上下相应，所以用阴也，安可用阳乎？弟子曰：先生既非其非，又得能是其是，诚哉平日向人曰，以其误而不蔽其书也。愚今闻非闻是，皆足以为良教矣。

四时阴阳论第六

李健斋《医学入门·阴火论》载丹溪阳有余阴不足论，杂以或问曰：仰观俯察乎天地日月，既若是之不同，何寒暑温凉之现于四时者，又如此之相等而无降杀也？答曰：动极复静，静极复动，犹人之嘘吸也。寒者，吸之极，气之沉也；热者，嘘之极，气之浮也；温者，嘘之微，气之升也；凉者，吸之微，气之降也。一嘘一吸，所秉之机，有以使之，宜其相等而无降杀，此以流行之用而言。前以大小、虚实言者，盖其对待之体也。

予既论阳有余阴不足之义，今又立此论，是欲正李氏之误也。夫天为阳，大而在外，地为阴，小而在内，是诚天地相位对待之体也。寒凉温热现于四时，是诚天地相交流行之用也。或偏自其在外而观之，或偏自其在内而观之，其位相远，其气不等，有余、不足之不同，难准日月之实、缺。自其相交而观之，虽无其象所凭据，温热常为有余，寒凉常为不足，犹日月丽中空而为实、缺之义，是即流行之用所不同，岂止对待之体不同也乎？丹溪所谓有余不足，得默契此用所不同矣。且夫天之阳气为太阳，是以为阳中之阳也；天之阴气为少阴，是以为阳中之阴也。故偏自其在外而观之，温热最为有余，寒凉最为不足。王海藏曰九天之上为夏，所以知此义也。地之阴气为太阴，是以为阴中之阴也；地之阳气为少阳，是以为阴中之阳也。故偏自其在内而观之，温热却为不足，寒凉却为有余。故人于一岁之间，单衣之日得少，重衣之日得多。又于一日之间，昼之温热迟始疾终，夜之寒凉疾始迟终，是皆眼前历历不同，足证地之太阴少阳。王海藏曰九天之下为冬，所以知此义也。李氏妄譬之于嘘吸，以为相等而无降杀，安有知却为不足，却为有余乎？其在外与其所交之远，虽非阶梯所及，以理而推知之，三停不相同，其诚当如此矣。又自浑沦之体而观之，天大而运地外，地小而居天中，是阴阳对待之体，为有余、不足所在，寒凉、温热流行之用，皆从其体。有余不足，天地之间，一物为用，亦皆无不以从其体。李氏不知有此义，立体用不同之说，非特暗丹溪之旨，又得使学者为惑矣。

夏月伏阴在内论第七

张仲景《伤寒论》曰：病人脉微而涩者，此为医所病也。大发其汗，又数大下之，其人亡血，病当恶寒，后乃发热无休止时，夏月盛热，欲著复衣，冬月盛寒，欲裸其身。所以然者，阳微而恶寒，阴弱则发热，此医发其汗令阳气微，又大下之令阴气弱。五月之时，阳气在表，胃中虚冷，以阳气内微，不能胜冷，故欲著复衣。十一月之时，阳气在里，胃中烦热，以阴气内弱，不能胜热，故欲裸其身。又阴脉迟涩，故知血亡也。丹溪又曰：巳月①六阳生，阳尽出于上矣，此气之浮也。人之腹属地，气于此时浮于肌表，散于皮毛，腹中虚矣。经曰：夏月经满，地气溢满，入孙络受血，皮肤充实。长夏气在肌肉，所以表实，表实者里必虚。世言夏月伏阴在内，此阴字有虚之义，若作阴冷看，其误甚矣。又曰春夏养阳，王太仆谓春食凉

---

① 巳月：指农历四月。

夏食寒，所以养阳也，其意可见矣。又曰孙真人制生脉散，令人夏月服之，非虚而何？李象又从丹溪曰：夫暑伤元气，故云夏月伏阴在内，以阳气尽发于外也，其中空虚，故曰此阴字有虚之义。俞子容又曰：王太仆注春食凉，夏食寒，所以抑阳扶阴之义也。

夫唯天地阴阳之道，当自浑沦之体而观之，偏自地上而观之，即知其理不全也。予自浑沦之体而观之，清阳为天，浊阴为地，天大而运地外，地小而居天中，其间相位相行，亦唯阴阳而已。南是阳之正位而为纯阳，其气热而主夏令，在先天则乾卦居焉。北是阴之正位而为纯阴，其气寒而主冬令，在先天则坤卦居焉。东是阳之副位而非纯阳，内含阴而得和合之妙，其气温而主春令，在先天则离卦居焉。西是阴之副位而非纯阴，内含阳而得和合之妙，其气凉而主秋令，在先天则坎卦居焉。东南阳进而西北阴退，温热来而春夏行地上，寒凉去而秋冬行地下。西北阴进则东南阳退，寒凉来而秋冬行地上，温热去而春夏行地下。故不行上则行下，则行上其来不可以为长，其去不可以为消，是即阴阳进退、寒热流行之常也。若有早晏①，过不及之不同，是又气运加临之，应淫胜郁复之变也。又偏自地上而观之，春似阳长而阴消，夏似阳纯而阴尽，秋似阴长而阳消，冬似阴纯而阳尽，唯认其似而为论，不知浑沦之体者也。

文王以卦爻而配十二月，似有消长纯尽之异，是亦见阴阳进退之常。四月配纯阳，非实以为阴尽，十月配纯阴，非实以为阳尽。故古人反而名四月以为阴月，名十月以为阳月，是虑人或视其纯以为尽也。若阴阳偏尽，必不可偏存天地，何以得

① 晏：晚。

如此悠久乎？夫人与天地同道，得能合浑沦之体，故春夏阳进外而阴退内，秋冬阴进外而阳退内，其进不可以为长，其退不可以为消，是即同道之常，而非虚实寒热之病，夏月伏阴在内，乃阴退内之常也。予按经旨，此欲言四时之乱气，而先言其常之辞也。气谓阳气也，满溢充实皆谓阳气进外也。肌肉属脾土而长夏所主也，此言皮肤经络肌肉皆在脏腑筋骨之外。夏阳气进外血亦从之，故经满气溢入孙络，受血而皮肤充实，长夏应其所主，而气溢肌肉也。其诚如此，则言阳进外之常，而非言表实里虚之病。所谓五月之时，阳气在表，胃中虚冷。又所谓十一月之时，阳气在里，胃中烦热。又所谓表实者里必虚，又所谓此阴字有虚之义，又所谓所以抑阳扶阴之义，皆是所以不知阴阳进退之常也。予既辩《伤寒论》非全书，此言最不可信之，是据四时之常，误论伤寒之变。喻嘉言《医门法律》信以载此言，岂不弥误乎？《内经》本文无“地”字，丹溪新加“之”，以为腹属地，气于此时浮于肌表也。夫地气是即阴气也，夏阳进外而阴退内，安有地气浮于肌表乎？是此冰炭[①]之说，予不能默者也。

刘宗序尝治一妇人，六月间劳倦中暑，前医用六和汤、香薷饮之类，反加虚火上升，面赤身热。邀刘宗序诊视，六脉疾数，三部豁大而无力。曰：此病先因中气不足，内伤瓜果生物，致内虚发热，非六和、香薷所能治疗，况夏月伏阴在内，重寒相合，此为阴盛隔阳之证，急用补中益气汤，加附子三钱、煨干姜一钱同煎，置水中，浸冷服之。其夜得熟寐至天明，微汗而愈。后世读此案者，见伏阴以为寒。沈石匏曰：夏令本热而

① 冰炭：冰块和炭火。比喻性质相反，不能相容。

伏阴在内，故多中寒；冬令本寒而伏阳在内，故多内热。医不察此，而唯用寒于夏，用热于冬，则有中寒隔阳，服寒反热，中热隔阴，服热反寒者，恐是读此案者也。嗟夫！不知用附子、干姜而愈，是专因致伤于瓜果生物之寒也。若无其寒致伤，唯为伏阴，用之反而扶时令旺气，岂不生火热之变乎？王安道曰：夏月阳气发散于外，而阴气则在内耳。岂空视阴气为寒气，而用温热之药乎？阴果为寒，何以夏则饮水乎？可谓是能知非寒也。后世医者宜从安道，莫从宗序而杀人矣。

《四气调神大论》曰：夫四时阴阳者，万物之根本也。所以圣人春夏养阳，秋冬养阴，以从其根。即此谓从四时而调神也。四时之气乃阴阳也，阴阳乃万物之根本也。圣人常应四时而养阴阳，动静志气，共从其根，即如本篇上文所谓养生养长之类，此不服药而治未病之道也。本篇结文曰：夫病已成而后药之，乱已成而后治之，譬犹渴而穿井，斗而铸兵，不亦晚乎？盖病始生而早服药，比之于治未病则以为晚，何况病已成而药之乎？然则，此唯谓不知治未病，病已成而服药之晚，必非谓养阴阳，早服寒凉温热之药。王氏所谓春食凉夏食寒，予恐视此结文而所误也。李东垣《脾胃论》，孙思邈云五月常服五味子，是泻丙火，补庚大肠，益五脏之元气。壬膀胱之寒已绝于巳，癸肾水已绝于午，今更逢湿旺，助热为邪，西方、北方之寒清绝矣。圣人立法夏月宜补者，补天元之真气，非补热火也，令人夏食寒是也。夫夏月热火旺而似寒水已绝，是又为阴阳五行进退之常。天地得常则不为灾，人身得常则不为病，间实失常为绝，是由一己之私，夏月人人岂有失常乎？若实有寒水已绝，更逢湿热为邪者，当能揣宜食寒而补天元之真气，其余得常不为病者，岂可有补泻之理乎？若从此说而妄食寒，非有致霍乱吐泻等病，必有寒毒伏内，过时而致疟痢等病矣。凡无病者，不妄服药之义，予既得承经旨而论之，未见《内经》有圣人立法，令人夏常食寒之论也。孙氏令人夏月常服生脉散，是非草创王、李二家之误乎？丹溪视伏阴为虚，李象从其说，亦皆惑于孙氏者也。后世无病者，欲防患于未生，或误暑病而服香薷散，或无疟疾而服草果饮。如此之流弊，尚有不可胜计者，皆是孙氏唱于前，诸家和于后，所以印定人之心目也。予按，生脉散泻火而补元气，清金而滋水源，生肾津而收耗气，故热伤元气亡津液者，最当为必用之方，老衰之人及元气素虚者，虽无热所伤，揣宜而服之。又当益于养气避暑之道，强壮之人及元气不虚者，无热所伤而常服之，不可无偏增气之害。如龚廷贤之辈，所谓煎汤代茶，是诚大误也。后世医者，必勿侮予言而陷乎诸家之误矣。

气中阴虚血中阴虚论第八

虞天民《医学正传》，或问：丹溪先生《格致余论》云：阳常有余，阴常不足，气常有余，血常不足。然先生所著诸方，每云有气虚有血虚，有阳虚有阴虚，其所以自相矛盾有如是者，其义何欤？虞氏答曰：夫阳常有余，阴常不足者，在天地则该乎万物而言，在人身则该乎一体而论，非直指气为阳而血为阴也。经曰阳中有阴，阴中亦有阳，正所谓独阳不生，独阴不长是也。姑以治法兼证论之。曰气虚者，气中之阴虚也，治法用四君子汤以补气中之阴；曰血虚者，血中之阴虚也，治法用四物汤以补血中之阴；曰阳虚者，心经之元阳虚也，其病多恶寒，责其无火，治法以补气药中加乌、附等药。惜哉，李象正其误而有未悉也！喻嘉言以为格言，《医门法律》有载之，是所以无微知其误也。故后世医者多惑此说，甚则用四君子汤加苦寒之药，曰当补气中之阴，非唯损四君子之能，反而得伐阳气之虚，是其流弊至害治法矣。

予既论有余、不足有常变，叮咛得开丹溪之旨，诸方所谓气虚、血虚、阳虚、阴虚，皆是自其变而言病，岂可与其常视之乎？若专自其常而视之，不可有阳虚，又不可有气虚，或间所误是也，虞氏其答以臆见亦是也。夫人于阴阳，孰大于气血，是以丹溪为一论之张本，便冠其首曰：人受天地之气以生，天之阳气为气，地之阴气为血，故气常有余，血常不足，是非决而以气为阳以血为阴乎？虞氏谓非直指气为阳而血为阴，是虽承丹溪之流未能详其言者也。又欲谓气中之阴虚，血中之阴虚，先引阳中有阴，阴中亦有阳等辞，是非本气为阳血为阴而论之乎？若果为气血中之阴虚而阳不虚，是为人全无阳虚之病者也。下文亦合，谓心经中之阴虚，而却谓心经之元阳虚，其言矛盾孰甚于此哉？《内经》曾论医道阴阳，气血为本，苟有如虞氏之说，黄帝不可无以言之。予读《内经》，未见言之，斯知皆出于臆见也。若虞氏所知，黄帝不知，而无以言之，是不可谓之大智之圣也。若知而无以言之，足怀宝而迷天下，后世是又不可谓之至仁之圣也。学者观黄帝以为大智至仁之圣，当知实无此理，而《内经》无以言之矣。

阴血待养论第九

予既著《阴阳共为宝论》，其尾略辩朱丹溪之言，曰阳有余阴不足论，曰人受天地之气以生，天之阳气为气，地之阴气为血，故气常有余，血常不足。又曰人身之阴气，其消长视月之盈缺，故人之生也，男子十六岁而精通，女子十四岁而经行。

是有形之后，犹有待于乳哺水谷以养，阴气始成而可与阳气为配，是明以气血而为阴阳之张本，又明以月之盈缺，而比人身阴气之消长。然《慈幼论》曰，人生十六岁以前，气血俱盛，如日方升，如月将圆，唯阴长不足。是论阳有余以血与月之阴，自下句阴长不足而观之，便以血为阳为有余，又以月比血之有余，是似为天有二月，人有二血也。其言自戾，孰甚于此乎？弟子见此辩曰：愚按人生而血气俱备，从呼吸而脉动，断脐带而血出，是其证也。其易长非如阴精待哺乳水谷而后长也，所谓人生十六岁以前，血气俱盛之血气，此指血与气，故曰俱盛，此“盛”字亦当兼下“方”“将”二字而观之，有渐盛之意也。其如日方升，如月将圆，此血气长之次第，以日月比气血，分而视之，当以日比气，以月比血也，“方”“将”二字有深意存焉。十六岁以后，血气次第长，而至男子三十，女子二十，血气俱盛而如日升，如月圆，是不待乳哺水谷而长，自然之势也。其阴精不然，必有待乳哺水谷，故曰阴长不足，不亦宜哉？盖前以阳有余阴不足论之，故以阴不足比月之盈缺，此以气血渐盛，比如日方升，如月将圆，而兼论阴之难长。所谓唯阴长不足，“唯”字最当味，此对气血而说之，先生何谓以血为阳，为有余乎？何谓天有二月，人有二血乎？前后所论不同，故似自戾，然其实同不可谓戾，是道并行而不相悖者也欤。

予曰：所谓地之阴气为血，自受生而有血之谓，汝曰断脐带而血出，是诚其证也。唯常不足而难长，不能与阳气为配，渐待乳哺水谷之养，阴气始成而后至长。是以又曰男子十六岁而精通，女子十四岁而经行。所谓经行，非血而何乃不盛而待养者也。然《慈幼论》曰，十六岁以前，血气俱盛，是血有盛又有不盛，岂非为人有二血乎？予相对阴长不足而观之，俱盛之血将为阳为有余，且反而比月，以此有余，大异前比月以不足，岂非为天有二月乎？《慈幼论》非特为男子论之，包女子十四岁以前论之，是以阴长不足之阴，非特谓男子阴精，得包谓女子阴血。汝既惑乎血气俱盛之言，忘有此待养经行之阴血，故偏见以为阴精，曰其易长，非如阴精待乳哺水谷而后长也。又曰其阴精不然，又曰所谓唯阴长不足，“唯”字最当味，此对气血而说之，是不思之甚也。若能思有此待养之阴血，必当知无与气俱盛之义矣。汝欲解丹溪之言，曰十六岁以后，血气次第长，而至男子三十，女子二十，血气俱盛而如日升，如月圆，是不待乳哺水谷而长，自然之势也。丹溪又曰：古人必近三十、二十，而后嫁娶，可见阴气之难于成，而古人之善于摄养也。然则十六岁、十四岁，三十、二十之数，丹溪自待养而言之，汝自不待而言之，是亦无他。所以欲专立与气俱盛之血，而忘有待养经行之血也。若二血其本为一，属阴以对阳气，初不能与阳气为配之时，何以谓血气俱盛乎？又自初俱盛，是不及待养，何以谓待于乳哺水谷乎？若本为二血，而见之一血，为阳为有余者也。吁嗟！前后二论，其义大戾，岂谓道并行而不相悖乎？

丹溪又曰：血气俱盛，食物易消，故食无时。由此观之，所谓如日方升，如月将圆之言，先欲形容十六岁以前，食物易消之势也。夫土发生万物，为春升之化，是因其下有水而中有阳。故人脾胃属土，其下有肾水，中有真阳，而主春升，消食得助胃脘之阳。李东垣治中气不足之病，所以有升阳益胃之旨也。是以消食物，因阳气运化，盛则弥易消，非阴血所关矣。今窃以愚言之当，谓十六岁以前，阳气渐盛，如日方升，唯阴长不足，下亦当谓阳气渐盛，食物易消，汝以为如何哉？此所谓血字既如月将圆之言，予遂不能理会者也。宜详审焉！宜详审焉！

卷第三　五行类

五行总论第一

《通书》云：无极而太极，非太之外别有所谓无极也。一太极而生两仪，两仪为清浊为阴阳，阴阳生五行，五行生万象，万象各有一五行，五行一阴阳也，阴阳一天地也，天地一太极也。是以天地谓之大乾坤，人身谓之小乾坤。天地有五行，人身亦有之。欲知人身，当知天地。善知而法之，人身无不明，乃以其理相同而道相同也。夫五行相为其道，谓之相生相克。克者是杀之渐，故又谓之相杀。在天则为气，风热湿燥寒；在地则为形，木火土金水。形气相合而生万物，形气相离而杀万物。是此相生相杀，乃相为始终之道也。又假令风木欲衰，寒水能生之；风木欲亢，燥金能杀之。五行更迭如此，无太过无不及，四时得序，万物得化，是此相生相杀，乃相为其常之道也。张介宾曰：造化之机，不可无生，亦不可无制。无生则发育无由，无制则亢而为害。生克循环，运行不息，而天地之道，期无穷已。此之谓也。又假令风木欲亢，寒水妄生之；风木欲衰，燥金妄杀之。五行更迭如此，为太过为不及，四时失序，万物失化，是此相生相杀，乃相为其变之道也。故自其常而观之，杀亦有能制亢，为生育之道；自其变而观之，生亦有妄助亢，为杀伐之道，皆是五行自然相为妙用者也。

凡人身表里精粗，无非相为此妙用。相为其常，则脏腑相和，气血相调，无虚无实，长不致病；相为其变，则脏腑不和，气血不调，或虚或实，遂以致病。故调治之法，补母泻子，泻南方补北方，气运补泻先取化源，气味宜忌等亦尽立于此，医读书者无不知之。其治误补泻而害人，是以徒知而未能明也。今医不读书者，未曾有知之，不当补而补之，不当泻而泻之，其妄害人，不亦宜乎。予按，初无五行则无事物，无事物则天下无道，天下有道可见所以有五行也。故圣贤由此而论道，儒医由此而知道。儒不明于此，不能以施教；医不明于此，不能以施治。悲哉，今医不明于此而害人甚多也！后世儒医，明焉！明焉！

五行纪四柱论第二

夫天为阳，地为阴，阳中又有阴阳，阴中又有阴阳。故天有十日而立十干，地有十二月而立十二支，甲、丙、戊、庚、壬为阳中之阳，乙、丁、己、辛、癸为阳中之阴；子、寅、辰、午、申、戌为阴中之阳，丑、卯、巳、未、酉、亥为阴中之阴。甲、乙、寅、卯为木之阴阳，丙、丁、巳、午为火之阴阳，戊、己、辰、戌、丑、未为土之阴阳，庚、辛、申、酉为金之阴阳，壬、癸、亥、子为水之阴阳。年月日时四柱皆由此而纪之，是即阴阳五行所以相为运行也。其为运行有吉有凶，当择而助养生之道，年月是远于日时，时是近而在日中，故其所择日为切，而时次之。《内经》曰：手太阴气绝则丙笃丁死。又曰：肺病者，愈在壬癸；壬癸不愈，加于丙丁；丙丁不死，持于戊己，起于庚辛。又曰：肺病者，下晡慧，日中甚，夜半静。其余经脏亦皆如此，是非日为切而时次之乎？

予顾有病而避害，是人所难忽；无病而避害，是人所易忽。其所易忽而不忽，为养生之至要，是治病于未生之前也。凡人不知其至要，因循容身于不谨，有病则避害，岂不甚晚乎？予尝观凶日最能为害，黑日、灭日、没日、八专日是也。此日生病，或重或死，或其不死，亦久不愈。故予于此日安神休形，最忌淫欲，能节饮食，一切为伤之事，欲无微以犯之。又语人以其为害人，忽而不能避之，灭日、没日，其间甚远，人其不知之亦宜也。黑日，一名曰受死日，万事最为当避之日，每月或二日，或三日，其间相近，人多知之。八专其间甚近，在十二日之中，故频以为害人，能知之常有病者增剧，有宿疾者发动，曰吾无历而知八专，世人能知其诚如此，其知而不避之，自侮其身者也。夫甲子六十日之间，五行专一而不相错，为之八专日，其气偏亢而不和，平人气亦从而不和平，故常有病者增剧，有宿疾者发动，无病之人卒而生病，亦是其气不和平也。今不能择如此日，间有生病至死者，予亲见其人，奚不言焉乎！

五行顺行逆行论第三

王逵曰：万物之所为以生者，必由气。气者何？金也。金受气，顺行则为五行之体，逆行则为五行之用。顺行为五行之体者，金生水，水生木，木生火，火生土。冬至起历之元，自冬而春，春而夏，夏而长夏，长夏而归于秋，返本归元而收敛也。逆行为五行之用者，金出矿而从革，于火以成财，成财则为有生之用。然火非木不生，必循木以继之，木必依水而滋荣，水必托土以止畜，故木而水，水而土，是则四行之类，土以定位。故大挠①作甲子分配，五行为纳音，盖金能受声而宜气故也。又引纳音之法及五子归庚之说，曰乃知金者受气之先，顺行则为五行之体，逆行则为五行之用，故六十甲子纳音者，以充万物之用也。

---

① 大挠：亦作“大桡”。传说为黄帝史官，始作甲子。

予按，风热湿燥寒，生长化收藏，近以顺行一日十二时，远以顺行一岁十二月，天地万物造化之间，其能为用莫大乎此，何以可谓之体乎？王氏忘此大用，曰顺行为五行之体，是大误也。又曰逆行则为五行之用，其序以金火木水土，是本欲合纳音之序也，故后文曰，大挠作甲子分配，五行为纳音，盖金能受声而宜气故也。予观王氏之言，五行之中，金以成财，为有生之用，是不出于自然而出于人为，其余皆是不出于人为而出于自然，其义不相均，乃牵合之说也。上古伏羲画八卦，其本生乎四象，四象其本生乎两仪，两仪其本生乎一太极，一分为二，二分为四，四分为八，其数成卦而为序，其卦有五行之象，一乾二兑为金，三离为火，四震五巽为木，六坎为水，七艮八坤为土，自乾至坤，皆得未生之卦，若逆推四时之比也。故《说卦》传曰：天地定位，山泽通气，雷风相薄，水火不相射，八卦相错，数往者顺，知来者逆，是故易逆数也。此所谓逆数，是自然之序，不假智力而为妙用者也。大挠纳音之序，得默契此易数，圣哲归一之旨是也，安有一毫为牵合之说乎？噫乎！王氏此说之病，其根亦是起于见气而直为金。故又终曰乃知金者受气之先，顺行则为五行之体，逆行则为五行之用，故六十甲子纳音者，以充万物之用也。其见气直为金之义，立论于后学者，宜互见焉。

欲知运气当明五行论第四

夫天地之间有运气，是以有木火土金水也。其气有六，是以其火有二也。其立运以十干，立气以十二支，是以五行各自有阴阳也。其阳为太过，其阴为不及，是即阳有余阴不足之道也。故四时所行寒热温凉，有为早晏盛衰之变，其变感人以致伤，必有为流行之病，岐黄问答以立其论，明《内经》者，当知应见矣。张介宾曰：或疫气偏行，而一方皆病风温；或清寒伤脏，则一时皆犯泻痢；或痘疹盛行，而多凶多吉，期各不同；或疔毒偏生，而是阴是阳，每从其类；或气急咳嗽，一乡并兴；或筋骨疼痛，人皆道苦；或时下多有中风；或前此盛行痰火。诸如此者，以众人而患同病，谓非运气之使然欤？予今见民间所患历历如张氏之言，小则止于一家一邑，大则及于天下之广，欲治其病者，当明五行。岐黄所论，无外于五行。五行不明，运气不明，补泻温凉之差，岂可无杀人者乎？

《内经》曰：不知年之所加，气之盛衰，虚实之所起，不可以为工矣。又曰：必先岁气，无伐天和，无盛盛，无虚虚。又曰：无失天信，无逆气宜，无翼其胜，无赞其复。是此叮咛反覆之意，欲使医明知运气而无杀人也。王安道曰：运气七篇与《素问》诸篇自是两书，作于二人之手，其立意各有所主，不可混言。缪希雍曰：后世所撰无益于治疗，而有误乎来学，学者宜深辩之。呜呼！运气之学，后世向绝，王、缪二家，所以有此言也。前日既辩之，今日不赘焉。予见《内经》所论，医可知者甚多，如德化政令灾变，五天、五星、五畜、五果等，不切于人病，亦不可不咸知，否则始终不能相明。其最可知者，为病脉药食。其病有五运太过不及暨六气所主，淫胜郁复之证；其脉有六气所至，四时差应，暨南政北政之诊；其药有补泻调治之味；其食有岁谷间谷之宜是也。今医无明知此四者，知有用以施治者乎？或曰用运气施治者，其功反而迂远，唯非己无知之，又使人无知之。不先岁气而伐天和，失天信又逆气宜，翼其胜又赞其复，见盛为虚，见虚为盛，认寒为热，认热为寒，民陷于夭殃，有不可枚举。故予立格式以书之，付与弟子以记诵之，其于流行之病，不可无小补矣。

亢则害承乃制论第五

《内经·六微旨大论》曰：亢则害，承乃制，制生则化。外列盛衰，害则败乱，生化大病。王太仆、刘河间已祖述此旨，其后王安道、虞天民、马玄台、张介宾立论著注，殆得发明。予详考其说，尚有所未全，故不能无遗憾，遂以撮其略矣。安道曰：制生则化，当作“制则生化”，盖传写之误。而释之读之者不觉，求之不通，遂并遗四句而弗取，殊不知上二句止言亢而害，害而制耳，此四句乃害与制之外之余意也。苟或遗之，则无以见经旨之周悉矣。制则生化，正与下文害则败乱相对，辞理俱顺，不劳曲说而自通。制则生化者，言有所制则六气不至于亢而为平，平则万物生，生而变化无穷矣，化为生之盛，故生先于化也。外列盛衰者，言六气分布主治迭为盛衰，昭然可见，故曰外列害则败乱。生化大病者，言既亢为害而无所制，则败坏乖乱之政行矣，败坏乖乱之政行则其变极矣，其灾甚矣，万物其①有不病者乎？生化指所生所化者，言谓万物也。以变极而灾甚，故曰大病，上生化以造化之用言，下生化以万物言。介宾曰：制生则化，当作“制则生化”，传写之误也。又曰：亢而无制则为害矣，害则败乱失常，不生化正气而为邪气，故为大病也。

夫天地造化，是五行运用，相生相制，相为其道，一亢则害己所胜，无制则弥亢弥害。在天地则造化绝灭，在人身则神机脱失。故不至弥害之时，胜己者，承乃制，复为相生之道，

① 其：犹“岂”，难道。

得生长化收藏，是谓之制生则化。化者五化，乃生长化收藏也。然则无相制，复无相生，有相制，复有相生。故有制生而后五化无穷，是所谓制生则化之义。岐黄要旨在于此，万古不可改者也。夫外列盛衰，有邪有正，当其位则正。木运临卯，火运临午，土运临四季，金运临酉，水运临子，所谓岁会气之平也。故风热湿燥寒，生长化收藏，当盛则盛，当衰则衰，万物皆从其盛衰，是谓之外列盛衰，又非其位则邪岁不与会也。故五气五化，万物皆从其邪盛衰，亦是谓之外列盛衰矣。夫败乱者，谓在天地则五气五化失其常，在人身则五脏六腑失其和也。生化者即指万物，其中主人而言之，此言五行之道，亢则害，害则败乱，天地失其常，人身失其和，失和则大病，万物亦病，不异人也。虽然天地有自然之妙，循环而自复其常，故承乃制，不至弥亢弥害，制生相续，悠久而无穷。人身有人为之私，动作与天地不同，纵欲以助败乱，反而至重其病，医蚤教禁忌以窒欲，针灸、药剂当能治之，否则弥亢弥害，不死而何待也？安道欲相对此，所谓害则败乱，便改上句而作制则生化，费辞以立曲说，至失岐黄之旨，反而曰辞理俱顺，不劳曲说而自通，是大误也。《内经》其辞简义深，非尽心多所难解，说者注者间起疑，改以为传写之误，唯非自失其旨，又使后人为惑，故虞、马、张三家皆从安道之说，今世医家亦皆从之，频频为惑，如此岂可无遗憾乎！

凡圣贤所作，皆是欲援人，自首而至于尾，一句一字不苟，其所难解，莫妄为误，熟玩之后，必得其旨，卒意以改之，万世之罪人也。医是死生所系，一字之差害人，说者注者不可无慎矣。安道曰下生化以万物言，是为有理，予亦从之。介宾不以物言之，以用言之，故曰不生化正气而为邪气，是大不可也，学者莫从焉。

君相二火名实论第六

孔子曰：名不正则言不顺，言不顺则事不成。予按，医家之名，不正其事，不成亦然，病者之害，不可举言也，学者当为急务，不当以为迂矣。《内经》曰：君火以明，相火以位。王太仆尝改“明”字而作“名”字，滑伯仁、朱彦修相续而从之，后世马玄台等亦从之。近年张介宾如正其误，而尚未知火有二之大义，曰：君者，上也；相者，下也。阳在上者，即君火也；阳在下者，即相火也。上者应离，阳在外也，故君火以明；下者应坎，阳在内也，故相火以位。火一也，而上下幽显，其象不同，此其所以有辩也。又曰：天地之道，阴阳而已。阳主生，阴主杀，使阳气不充，则生气终于不广。故阳道实，阴道虚，阳气刚，阴气柔，此天地阴阳当然之道。且六气之分，属阴者三，湿、燥、寒是也，属阳者二，风、热而已。使火无君相之化，则阴胜于阳，而杀甚于生矣，此二火之所以必不可无也。若因唯火有二，便谓阳常有余而专意抑之，则伐火之和，伐生之本，莫此为甚，此等大义，学者最宜详察。

予观介宾著《类经》，其用心甚勤，非后人所及。惜哉！其所误之病根，多起于阳主生，阴主杀之义也。此说所误亦同病根，故予不得已略著愚注矣。盖君者，长民之通称，有天下之君，有一国之君，有一家之君。又尊相而称相君，又尊师友而称。君对相言之，则指天下之大君，孔子曰“欲明明德于天下者”是也。若丧明德则丧其实，虽居位而不可为君。是以孟子曰：闻诛一夫纣矣，未闻弑君也。予由此观之，主德而不主位，五行孰以名君？唯火得有明德，故曰君火以明。人身以心为君火，是以属火而有明德也。天命以为亿兆之君师，亦是以其心有明德，而明之于天下也。古有明德之君，又有明德之相，如舜之相尧，禹之相舜是也。五行既有明德之君，又不可无明德之相，故更有火而名相火。相者，承君将命，助理万物，虽有其德，不居其位，无得其名，人亦无称，非如长民之通称，是主位而不主德。相火之相，便取其义，故曰相火以位。华元化曰：譬如丞相之相是也。人身以心包络为相火，是以在心下膻中而居，承君将命之位也。张氏所谓阳在下者，即相火也。又所谓下者应坎，阳在内也，故相火以位，是所以不知此在心下膻中之义也。然则，相火得名由有君火，君火得名由有明德，是予所解之大义，恐是《内经》之名实也。诸家不知此义而灭除“明”字，岂非暗明德于天下后世乎？若特有君火而无承君将命之相火，不能为广大无穷之运用，在天地则不能为三阴、三阳、主气、客气之节，在人身则不能为六脏、六腑、十二经脉之分，此二火之所以必不可无也。若无明明德于天下之义，为杀甚于生而有之，唯务使阴不胜于阳而已，何以有为广大无穷之运用乎？予既因火有二而论阳常有余之义，又既论其常有余者，易益为有余之变。丹溪用黄柏、知母，唯欲泻其变之火，是抑其益为有余，非抑其常有余。介宾以为伐天之和，伐生之木，所以不知丹溪之旨也。学者详察。予所解之大义，必知介宾所见非真大义矣。

君相二火气质上下论第七

张介宾曰：以凡火观之，则其气质上下，亦自有君相明位之辩。盖明者，光也，火之气也。位者，形也，火之质也。如一寸之灯，光被满室，此气之为然也；盈炉之炭，有热无焰，此质之为然也。夫焰之与炭，皆火也。然焰明而质暗，焰虚而质实，焰动而质静，焰上而质下。以此证之，则其气之与质，固自有上下之分，亦岂非君相之辩乎？是以君火居上，为日之明，以昭天道，故于人也，属心而神明出焉；相火居下，为原泉之温，以生养万物，故于人也，属肾而元阳蓄焉。所以六气之序，君火在前，相火在后，前者肇物之生，后者成物之实。而三百六十日中，前后二火所主者，止四、五、六、七月，共一百二十日，以成一岁化育之功，此君相二火之为用也。

予按，气动而质不动，运用在气而不在质，其理灿然[1]明于目，不待智者而知之。相火为运用广大而无穷，在天地则为游行之火，上下四方，春夏秋冬，无时无处，或来或往，在节令则为三气酷烈，非君火所及。火云蒸于上，寒泉涸于下，在人身则为三焦之火，腔子[2]之间，无处而不行。《内经》曰：风寒在下，燥热在上，湿气在中，火游行其间。学者玩索此“游行“二字，当知相火最能为运用，皆是气之所为也，岂可以质论之乎？凡明与动皆是属火，相火有将命之明德，故代君火而行事，其动无甚于此，岂可谓之暗乎？又岂可谓之静乎？其谓居下为原泉之温，是见相火以为常居下，殊未知其本为温命门真阳所致，而非相火所致也。予详观始终之言，相火大半居无用，其谓暗实静下四者，皆是自质而言之，岂可谓之为用乎？

喻嘉言《医门法律》载此说于先哲格言之部，故今读《医门法律》者，皆以为格言而信之。喻氏误后人，其罪大也哉！夫天地万物，不可以无动，能动则有为用，妄动则有为害，火

---

① 灿然：明白。

② 腔子：躯体。

易动又易壮，壮则必为妄动，虽然不动则不为用，唯贵其少动而不壮，人身相火亦必如此。故《内经》曰：壮火食气，气食少火；壮火散气，少火生气。此所谓壮火，东垣以为元气之贼，便指妄动为害者。此所谓少火，丹溪以为生物，有生便指能动为用者，其本皆是承命于君火。欲不妄动，当求之其本，故智者先能正心以处乎。君火能动则相火亦能动，愚者先不能正心以处乎君火，君火妄动则相火亦妄动。今世有频患火动阴虚等病，是以有民愈愚而火愈妄动也。予常尽思施治，稍重则不能救，未知世医有能救也。若有妙方，不秘而教焉。

水中无火火中无水论第八

夫五行依阴阳而生，阴阳依五行而行，阳中有阴，阴中有阳，独阳不生，独阴不长，五行各无不寓阴阳，阴阳共无不贯五行。水火为阴阳之征兆，木金土亦不离水火。故木中有津，钻则有火；金中有液，击则有火；土中有湿，盛则有热。水火与木金土不同，中有阴阳而无水火。外暗内明，阴中有阳之象；外明内暗，阳中有阴之象。是各寓不测之妙，为变化无穷之本。故变化则生火生水，非其中自初有之。后世名家所见多不知有此义，或以为水中自初有火，或以为火中自初有水。李时珍见江湖河海夜有火光，以为水中之火。未知是水中阳焰，而非实有火也。张介宾见膏油烧酒，火附而燃，以为水中之火。膏油其质润，流而与水同，其性热而属阳，与火相应，故火附则燃，不附则不燃，非其中自初有火，是又可谓水中有阳也。烧酒其本曲米所酿，非水独所造，予所谓变化则生火是也。虽然火不附则不燃，无异膏油者也，苟非火不附而独燃，不可直以为有火矣。张氏又见火之镕物，以为火中之水。凡物当镕者，火得能镕之，不当镕者，无如之何？大抵金石性质相类，火镕金而不能镕石，是镕在物而不在火，何为之火中有水乎？其镕虽如水流，不能润物灭火，反而得能熯①物，又何为之水乎？弟子曰：陈霆《墨谈》所谓衣绢有油，蒸热则出火星，是见为如何也？予曰：油衣曝而禀日光，不凉而韫②之于椟，其热蒸内则有生火，是太阳之火所致也。故凉则无生火，何为之油所生乎？弟子又曰：张华《博物志》所谓积油满百石，则自能生火，是见为如何也？予曰：油家多储之于大器，未曾有闻其生火也。且忆油冰而酒不冰，酒烈于油可知。酒家多储之于大器，未曾有闻其生火也。油不烈于酒，何况有生火乎？陈霆、张华等书间有无实之言，汝必勿尽信焉。

弟子又曰：然则名家所论命门之说，其直见命门以为水中之火，是误也欤？予曰：吁！是未知命门者，肾中真阳，其本非火，心包相火游行于此，便动真阳而化为火也。今世学者皆惑名家之说，无不直见命门以为火矣。赵继宗曰：夫人身不离天地之五行，肺属金，心属火，脾属土，肝属木，肾属水，各一其脏则各一其属，若肾水中有火，则心火中亦有水乎，肺金脾土肝木之中又有何物乎？若命门既总谓之肾，则其属水，不待智者而复明也。赵氏此说唯知水中无火，火中无水，未知五行各无不寓阴阳也。又未知木金土亦不离水火也，何又知变化则水中生火，火中生水乎？予有辩命门于后，宜互见以相明焉。弟子又曰：王逵所谓水火乃阴阳之极，坎离之象著。坎内含一阳，生气也，故水中能容物；离中含一阴，死气也，故火中不

① 熯（hàn 汗）：干燥。
② 韫（yùn 运）：收藏。

容物。是见为如何也？予曰：五行皆是有质，其中不当容物，水火其质虚软，与木金土不同。故如土石，重者容之，其余轻者不容之，水浮而不容，火熯而不容，天下古今人之所知也。岂可偏谓水中能容物乎？又岂可偏谓火中不容物乎？若自阴阳而言之，阳主开发而为出，阴主闭藏而为容，水中有阳当出物，何却谓能容物乎？火中有阴当容物，何却谓不容物乎？王逵忘物有轻重，为如此非说，是无他，泥阳主生阴主死之义也。弟子唯而退矣。

龙火雷火论第九

陆佃《埤雅》[①]曰：龙火得湿则焰，得水则燔，以人火逐之即息，故人之相火似之。赵氏《医贯·相火龙雷论》曰：火有人火，有相火。人火者，所谓燎原之火也。遇草而爇[②]，得木而燔，可以湿伏，可以水灭，可以直折，黄连之属可以制之。相火，龙火也，雷火也。得湿则爇，遇水则燔，不知其性，而以水折之，以湿攻之，适足以光焰烛天，物穷方止矣。识其性者，以火逐之，则焰灼自消，炎光扑灭。古书泻火之法，意盖如此。今人率以黄柏治相火，殊不知此相火者，寄于肝肾之间，此乃水中之火，龙雷之火也。若用黄柏苦寒之药，又是水灭湿伏，龙雷之火愈发矣。龙雷之火，每当浓阴骤雨之时，火焰愈炽，或烧毁房屋，或击碎木石，其势诚不可抗，唯太阳一照，火自消灭，此得水则炽，得火则灭之一验也。

李时珍既论龙雷其说，大同而小异，唯能辩赵氏则其非自

---

① 《埤雅》：是宋代学者陆佃增补《尔雅》有关草木、鸟兽、虫鱼及天文等方面内容的名物训诂著作。

② 爇（ruò 若）：燃烧。

明矣。盖龙者，水中灵物，为鳞虫之长，其性纯阳，具九九之数，其背有八十一鳞，圣人作《易》，所以取之于乾象也。《内经》曰：地气上为云，天气下为雨。天气是天中阴气，地气是地中阳气，云起之时而有龙上，是以阳气阳物相从也。故孔子曰：同声相应，同气相求。水流湿，火就燥，云从龙，风从虎。其时降雨非龙所为，天气下而交地气，阴阳相和而为之，是以未闻每有云雨必有龙上也。王逵不知此义，曰雨阴从地生，夏日阳极在上，阴岂能生而升乎？不升则不降，龙潜湫潭幽阴之处，一动而出，阴气得附之以升，既升必降，散而为雨，故夏日之雨则龙行也。夫夏日阳极在上，阴不升，是阳中之阳，阴中之阴，应其时者也。其常有上为云，下为雨，是阳中之阴，阴中之阳也，否则何以有为地天交泰之道乎？王氏不知之，以为无升降，是为夏日无交泰之道者也。且五月霉雨大而日久，或十日或二十日，何以有龙能行之乎？今世俚俗曰：龙能扬水而降雨。亦是所以闻间有如王氏之言也。古今雷火是人所见，龙火未曾有闻人见。予不知陆氏何依而如亲见，曰得湿则焰，得水则燔，以人火逐之即息也。俚俗又曰：龙口有火光。是非实有火为光，口气阳焰似火者也，岂可认其似而为实乎？《内经》曰：风寒在下，燥热在上，湿气在中，火游行其间。此所谓游行之火，即为之少阳相火，上下四方，春夏秋冬，无时无处，或来或往，是可谓之游行也。

予由此思之，阳气上为云之时，相火亦从而游行，阴气时下为雨，阴阳水火相交薄动则为雷，其势发声光。夏月相火得旺，寒水既以至衰，故恣权而为多声光，亦为甚。韩退之曰：以雷鸣夏，是欲谓其为多为甚也。冬月寒水得旺，相火有受其制，故无恣权而为少声光，亦为不甚也。若运气变迁，助相火声光，有时而为甚也，其余春秋多少，甚不甚，亦当由夏冬而推知焉。先哲曰阴阳薄动，是包水火而言之，相火雨水共在其中，莫特为阴阳而见之。故虽有阴阳相交而为云雨，相火不在其中，遂无为雷，是后世之人所未知也。异端之书所谓龙车石斧、鬼鼓火鞭，是怪诞之言，学者不可信焉。又别有一飞火堕地，则为火殃，先哲谓之星精飞火，后世俚俗谓之天火，实非星精所为，是亦游行之火，与相火一般也。故自五行而言之，天人之火，其本为一；自六气而言之，分为君火、相火，君火是为日用之火，相火是为游行之火矣。夫人身膈上有脏，一体而为二象，其象在内，如未敷莲花，名谓心，为君火之脏；其象在外，裹心细筋膜如丝，名谓心包络，为相火之脏。相火其本常舍于此，近心而承君火之命，将命则游行上下四方，一体则总和内外为心火，其本为一故也。予见雷火既堕于地，或燔草木，或烧宫室，无异日用之火，灌水湿则灭绝，唯当薄动之时不能灭绝之，是以其势猛烈而难顿折也。其未为雷之时，亦无异日用之火，由此可见矣。

凡阴阳五行变动之势，猛烈则难折，岂止火也乎？赵氏所谓得湿则爇，遇水则燔等辞，皆言变而不言常，是即一偏之见也。其势难折，宜从其性，逆则必却而为愈甚，医家用药从其性，便谓之从治之法，《内经》所谓甚者从之是也。故丹溪用黄柏而泻火，酒炒以假火热之性，是即《内经》所谓寒因热用之法也。今人用黄柏泻火，亦率得凭据此法。赵氏自不知之，反而曰：殊不知岂非大误乎？夫太阳自朝至夕，常出而照地上，人在阴雨之下，唯不能见其照，非欲灭雷火而初出地上，又非因阴雨而忽入地下，赵氏所谓浓阴骤雨以下之辞，明以为因雷雨而出入上下，是妄言之至也。纵使太阳一照，火自消灭，夜之雷雨因何而为忽晴，遂未见有太阳夜出而一照也，又未见夜更有得火则灭之验也。予语之于弟子，大笑而至解颐[①]。吁嗟！为迂孰甚于此乎？赵氏又设问曰：龙雷何以五、六月而启发，九、十月而归藏？盖冬时阳气在水土之下，龙雷就其火气而居于下；夏时阴气在下，龙雷不能安其身而出于上。予忆如此，则以为相火冬常居于下，而无游行于上，夏常出于上，而无游行于下，是不知有无时无处，或来或往而为游行之义，何况知有其得旺，恣权与受制无恣权之义乎？

阴火论第十

李东垣曰：心火者，阴火也。起于下焦，其系系于心，心不主令，相火代之。相火，下焦包络之火，元气之贼也。火与元气不能两立，一胜则一负，脾胃气虚则下流于肾肝，阴火得以乘其土位。是《脾胃论》及《辩惑论[②]》所载也。《内经》曰：水火者，阴阳之征兆也。是以水为阴，火为阳。阴中又有阴阳，阳中又有阴阳。故在十干，则丙为阳火，丁为阴火；在十二支，则午为阳火，巳为阴火。五行所以各分刚柔也。又自刚柔而言之，相火刚而旺于盛夏，其气行炎暑而当为阳火；君火柔而旺于春末夏初，其气行和温，当为阴火。对待则当如此，心火当为阴火，单言则皆当为阳，何以有为阴火乎？东垣所谓起于下焦，是似因下起于阴部而为阴火，心火位于膈上，尊而为之君火，未知何依而谓起于下焦也。予考前后文义，混杂而不分明，所谓下焦包络之火，是似相火，亦为阴火，二火皆以

---

① 解颐：谓开颜欢笑。

② 辩惑论：指李杲《内外伤辨惑论》。

为阴火，何火为之阳火乎？《内经》曰：风寒在下，燥热在上，湿气在中，火游行其间。是在天地则为六气，在人身则为六脏。肝属木为风，肾属水为寒，肺属金为燥，心属火为热，脾属土为湿。故肝肾在下，肺心在上，脾在中央，心包络亦属火为热在上。其本与心一体而为二象，其象在内为心，在外为心包络。心火静而守位，为君主之官，名谓之君火。心包络火动而将命，为臣使之官，名谓之相火。上下左右前后无处而不往来，故曰火游行其间。盖游行肺部之间，当为金中之火；火游行心部之间，当为火中之火；游行脾部之间，当为土中之火；游行肝部之间，当为木中之火；游行肾部之间，当为水中之火；不游行则舍心包络，近心而承君火之命。东垣不知此义，以为包络在下焦，又见相火以为下焦阴部之火，是大误也。其后名家见相火，多从东垣之所见，便为下焦阴部之火，遂以至立阴火之说。故丹溪曰：气从脐下起者，阴火也。又制大补阴丸，曰降阴火补肾水。其余名家或曰水中之火，或曰命门之火，或曰右肾之火，皆以为相火是本肾中之火，其弊起于此。所谓阴火之说，所以不知《内经》所谓游行其间之义，与予所谓不游行则舍心包络之义也。夫命门者，肾中真阳，何以见为之相火乎？予论命门，详在于后，今医者皆既惑名家之说，必知其未能信也。悲哉！

水胜火论第十一

客曰：杨升庵《丹铅总录》云：众胜寡，故水胜火也；精胜坚，故火胜金也；刚胜柔，故金胜水也；专胜散，故木胜土也；实胜虚，故土胜水也。此所谓众胜寡故水胜火也之言，相反乎《内经》所谓五行各一，唯火有二之旨。天地之间，有河海池泽雨露，人身之中有五液精血便尿，其象历历乎目前，故频致疑于《内经》，子辩如何也？予曰：日为火本，火为日末；月为水本，水为月末。故以燧受日而取火，以鉴受月而取水。河海池泽皆在于地球之间，雨露雪霜如自天降，是又自太虚见之，皆行于地球之间。日大于地球一百六十五倍有奇，地球大于月二十八倍有奇，地球与月相合，其大不及于日。故此三者，日为至大，地球次之，月为至小。其本大小如此，其末众寡从之，可谓火众于水，水寡于火也，杨氏此言是因不知其本矣。夫于天地之间，春末夏初，温令为之，君火淑和而应仁君之德。盛夏热令为之相火，酷烈而应执法之权，故虽曰动皆属火，相火最动于君火，共是日光下临，所以日为火本，火为日末也。又于人身之中，心脏之火为之君火，心包络之火为之相火，亦最动于君火，故游行乎三焦之间，上中下无处不焦，《内经》所以火有二是也。凡钻木、击石、戛金之火①，皆是在于地球之间。电雷之火，星精飞火，飞扬鼓舞如在于天，是又自太虚见之，皆行于地球之间。静则隐于内，动则现于外。或烧室屋殿楼，或烧山野草木，千万里之远，其势无不达，虽有外熄而无内乏，唯有隐现不常而已。故在于地球之间，皆以为水火之末，其末隐现不常，比之河海池泽有常。目前所行之迹，恰似火寡于水。杨氏是妄认其末，而不知其本者也。《孟子》曰：不揣其本，而齐其末，方寸之木，可使高于岑楼②。此之谓也。

客曰：水寡于火，详得明辩。请问其水胜火之理，子以为如何也？予曰：火浮动而不沉静，水沉静而不浮动，浮动则躁

① 钻木……之火：《本草品汇精要》认为地之阳火有三，即钻木之火、击石之火和戛（jiá 颊）金之火。戛，敲击。

② 岑楼：高楼。

而力弱，沉静则定而力强。故《遵生八笺》曰：静能制动，沉能制浮，是水能胜火之理，可谓静胜动也，又可谓沉胜浮也。客曰：又明得闻水胜火之理，杨氏之言尚有他可辩也欤？予曰：金胜木，木胜土，土胜水，三者其言当然，其火胜金之言，未稳当也。夫火其气精而势烈，金其质坚而势钝，烈必胜钝，故火胜金也，然则可谓烈胜钝矣。客曰：又明得闻火胜金之理，幸闻木火土金，各见本色，水是白，而雪霰最白，圣经贤传何以言黑也？予曰：雪霰应时变化，所为其常无不必见本色，故青黄赤白四者，浸水则皆见黑，本色益以见黑，今认雪霰不可也。圣贤论五行之色，是自其常而言之，至变化无穷之妙，有时而不见本色，安可致疑于圣贤乎？客欢而曰：吾明闻五行之理，遂得信《内经》之旨矣。

见气直为金论第十二

王逵曰：五行之序，有以木火土金水为言者，有以水火木金土为言者。一则取其相生之序，一则取其天地始生之序，世皆以金木水火土为序而言者众矣。盖金为气之母，天体乾金也。人肺管摄诸脏，亦金也。大言天地，小言人身，莫不先受乎气，故为五行之先，不亦宜乎？万物未尝无对待，故木次金。水火，阴阳之正也，故又次木。土为万物之基，故又以为终。古人示人之意亦已深切矣。盖物得气方生，故木次金既生，然后有阴阳，故水火次木，阴阳已备，形质纯全，故土居其终矣。又曰：或问五行相生，唯金生水难明。盖金者，气也，水生于气聚，故金生水也。又天者，金之体；星者，金之精。气降于天则为雨，气出于地则为泉。天为阳，变化，故或雨旸；地为阴，守常，故泉流不息。又曰：夫金生水者，金为气母，在天为星，在地为石。天垂象，地赋形。故石上云而星降雨，天地气交。星者，气之精；石者，气之形。精气合而水生焉。

予按，太极动而生阳，静而生阴。一动一静，两仪既立，阳便为天气，阴便为地气。天一生水，地六成之；地二生火，天七成之；天三生木，地八成之；地四生金，天九成之；天五生土，地十成之。是阳变阴合，而生成者也。又有形之后，不可无相生。五者其生，何以先之？不可无天一水先之。水当生者，非木而何？木当生者，非火而何？火当生者，非土而何？土当生者，非金而何？金当生者，是无他，乃水也。是以水生木，木生火，火生土，土生金，金生水，生生相次，五行循环。在时则冬、春、夏、长夏、秋，在人则肾、肝、心、脾、肺。故冬为起历之始，肾为一身之元，是诚其水先之，五行自然之理也。自初天一生水之气，昼夜运行太虚之间，远亘万世而无少息，必非刚健，安有能乎？《易经》乾卦曰：天行健，君子以自强不息。又曰：大哉乾乎！刚健中正，纯粹精也。五行之中，何以应之？金之刚健而生水是也。故《易经》又曰：乾为天，为金。人之五脏，何以应之？肺之属金，而主气是也。故《内经》曰：一者，天也。天者，阳也。五脏之应天者肺。肺者，五脏六腑之盖也。皮者，肺之合也，人之阳也。又曰人皮应天，又曰天气通于肺，皆是谓金应天气者也。丹溪“天气属金论”亦取此义。虽然天气与地气变合，以互生五行，岂有直为金而特生水乎？若直为金而见之，是归天气于一偏者也。圣经取象于金，唯取其刚健而已。

王氏曰：金为气之母，是气为金子，分而为二者也。又曰金者，气也，是不分子母，混而为一者也。其言展转而不相同，何如出乎二人之口也哉？夫天地之气，太极所生，太极当为气之母，王氏是见太极而为金也欤？其有形之金，生成于无形之气，何却可谓金为气之母乎？若混而为一，见气为金，亦尚为五行以前，别有一金者也。其无形以前，唯是气而已，何以可别有有形之金乎？又曰万物未尝无对待，故木次金，此言未详其据。假以对待言之，万物既先有阴阳，何以金木言之乎？又假以方位言之，既先有北方天一、地六之水，对于南方地二、天七之火，何以东方天三、地八之木，对于西方地四、天九之金言之乎？又曰水火阴阳之正也，故又次木。是初言对待不以阴阳，乃欲言此水火次木也，其最当先而后之，何有阴阳次金木乎？又曰盖物得气方生，故木次金既生，然后有阴阳，故水火次木，阴阳已备，形质纯全，故土居其终矣。夫两仪五行，二五之精，妙合而后能生万物，非今日得阴阳，而明日得五行，今日得水火，而明日得木金又得土。万物既生之时，阴阳五行既备，唯立其本，自有先后。阴阳为先，五行为后。水火木金土，又各顺其序。如王氏之言，金木在既生之先，阴阳水火土在既生之后，非唯不知二五妙合之义，反而至为颠倒错乱之说矣。

予解金生水，既以自然之理，不诬而易明，谁以为不然乎？又由十目所视①而言之，冬令严寒所行，秋令清凉所生，又欲雨之时，金石先生液，又金自生液，结则为衣。铜所生为绿衣，铁所生为赤衣，又酿铁为浆，其色染皂，皆是金生水，其理易明者也。王氏设或问而曰难明，是又究竟所以欲见气为金也。故曰盖金者，气也，水生于气聚，故金生水也。又曰天者金之

① 十目所视："十目所视，十手所指"的省略。谓人的言行总是处在众人的监察之下，如有不善，无法掩盖。

体，星者金之精，气降于天则为雨，气出于地则为泉，此气皆全为金而见之，未知其本自初天一生水之气，而有形之后，金亦助其气也。故又曰在天为星，在地为石。又曰石上云而星降雨。又曰星者气之精，石者气之形。此等之言，尽以从《天文志》之说，皆是金亦助天一生水之气者也。王氏不知其本领，妄费辞而为凿说，遂至惑后学，岂可不辩乎？

地本非土论第十三

张介宾《五行生成数解》，引《易经·系辞》所谓天一生水，地六成之等言曰：如草木未实，胎卵未生，莫不先由于水而后成形，是水为万物之先。故水数一，化生已兆，必分阴阳。既有天一之阳水，必有地二之阴火，故火次之，其数则二。阴阳既合，必有发生，水气生木，故木次之，其数则三。既有发生，必有收杀，燥气生金，故金次之，其数则四。至若天五生土，地十成之，似乎土生最后。而戴迁槐曰：有地即有土矣，若土生在后，则天三之木，地四之金，将何所附？且水、火、木、金，无不赖土，土岂后生者哉？然土之所以言五与十者，盖以五为全数之中，十为成数之极。中者言土之不偏，而总统乎四方；极者言物之归宿，而包藏乎万有。皆非所以言后也。予观张氏解生数之言，决以水为一，火为二，木为三，金为四，然至土则不能决以为五，曰至若天五生土，地十成之，似乎土生最后，是所以信戴氏之言，而疑圣人之言也。故非唯无驳其说，反而作解助其误，学者多为惑，岂可不辩乎？

予按，太极动而生清阳，静而生浊阴。清阳为天气，浊阴为地气，二气相交，互生五行。天一生水，地二生火，天三生木，地四生金，天五生土。此时尚气而未有行，即为之寒、热、风、燥、湿。二气既生此五气，即谓之二五之精，其后地六成水，天七成火，地八成木，天九成金，地十成土，此时有形依附地气，犹地依附天之大气，五形相合，成一大块，即为之地形，实无外五行。土位于中央而寄于四维，水、火、木、金四者皆似赖之，故皆见地以为土，有展转传讹之说。古作“地”字从土，亦恐认其似也欤？戴氏曰有地即有土矣，所以不知此义也。张氏曰：若土生在后，则天三之木，地四之金，将何所附？是所以不知犹地依附天之大气也。又曰：且水、火、木、金无不赖土，土岂后生者哉？即将为土在四者之先，是非大违天五生土，地十成之之言乎？又曰：盖以五为全数之中，十为成数之极。中者言土之不偏而总统乎四方，极者言物之归宿而包藏乎万有。究竟解土在后之义者也，何却谓非所以言后也乎？若果非所以言后，土当在四者之先，《系辞》当谓天一生土，地六成之，安有谓天五生土，地十成之乎？凡物化生之次，亦从天地生成之数。张氏曰：阴阳既合，必有发生，水气生木。又曰：既有发生，必有收杀，燥气生金。一以为母气所生，一以为其气所生，前后之义不能相属，皆是出于牵合之见也。赵氏《医贯》曰：若论肾与脾胃，水土原是一气，人但知土之为地，而不知土亦水也。自天一生水，而水之凝成处始为土，土之坚者为石，此后天卦位坎之后继之艮，艮为山为土。艮土者，先天之土，水中之土也。吁！是虽如知《易》道，大戾此《系辞》之旨，所以不知地本非土也。学者必莫惑三家之言矣！

水火耗速论第十四

王逵曰：天一生水，地二生火，天三生木，地四生金，天五生土。一二水火之生，形具而质未全，故水有干涸，火有灰烬，其耗也速。三四金木之生，形质始具，故木之枯朽，金之剥蚀，其耗也迟。至五土而形质全备，故亘古而无耗也。又曰：火随五行而发见，有阴阳之分焉，阴则有形而无质，阳则形质皆全备。水、土，阴也，巨海夜有火光，旷野夜有磷火，近之则方无，乃有形无质者也。金木，阳也，钻斫竹木而生，戛击金石而出，皆能焚燎，乃有形复有质，形质全备者也。故曰有阴阳之分焉。此说大误也，岂可无论辩乎？予既论五行生成，又承其义而言之。天一生水气，其精为寒，地六成水形，其色为黑，气形相化而备质，其用为能润能浮。地二生火气，其精为热，天七成火形，其色为赤，气形相化而备质，其用谓能熯能发。木金土亦皆如此，各备气、形、质三者。水、火，其质虚软，木、金、土，其质实坚。虚软易耗，实坚难速，故水火之耗，速于木金土，其质虽全，唯是虚软，乃自然之理也。若见虚软，以为质未全，岂非不知此自然之理乎？王氏用“未”字而无用“不”字，是以为后有得全之时也。水、火各既全气、形、质三者，安有相待木金土所全乎？若果为至土而得全，亘古而无耗，当与土同，安有其耗速之水火乎？

予详观“未始全”三字，欲合五行而为一物，五行其本得水、火、木、金、土之名，是有其各一物，而各全气、形、质也。且谓天五以前，而遗地六以后，以前尚是寒、热、风、燥、湿之气也，安可谓一二水火之生形具乎？又安可谓三四金木之生形质始具乎？吁嗟！上既曰形具，下又兼质而曰始具，上既兼谓水火曰形具而质未全，下又反而谓阳火曰阳，则形质皆全备。又曰乃有形复有质，形质全备者也。自相矛盾孰甚于此，王氏复生而虽辩之，安有其各所归著乎？又见巨海有火光以为阴火，张介宾以为水中之火，皆未知是水中阳焰而非实有火也。

又见旷野有磷火，以为随土而发见之火，是兵死及牛马之血化而所致也，其光为赤，是见血色不可实为火矣。学者详焉！学者详焉！

人为水论第十五

夫人得生于五行精之妙合，未有五行少一而人得其生也。故人为五行之身，偏言则各有其分，五德五脏等之所备是也。若专言则人唯为木，四者包而在其中，是即所以初生于寅而属木也。盖木主生发、慈爱之道，在四时为春，在五常为仁，偏言则为爱之理，专言则为心之德。儒家曰：仁，人心也。又曰：仁者，人也。又曰：专言之仁，包义、礼、智、信。皆自心之德而言之，是又所以人为木也。凡人有生之后，继命亦是为木，故所食米谷菜果，所衣布帛絮棉，又有病而服药，皆无不赖草木矣。予今主木而观之，水为之父母，火为之子孙，土为之妻财，三者无害人，金为之鬼贼，动辄有害人。然则，人最当能畏金，又当畏石，是同其类也。今医暗于此义，妄用金石之药，其能害人不知几何也，故予欲举数人而惩①后医矣。

一士人患面目四肢浮肿，小便涩少，大便滑泄，其色青白，其脉沉迟，然未就床褥，饮食亦如常。孟春上旬至中夏，更医而不得效，病者语予曰，向厌煎汤，欲服丸药。医时传授一方，调剂如其所志，每服五十丸，一日二三次，既用半月余，似稍有得效。三日以来又觉不快，故弥厌服药，四五日欲休，后日辱予治疗，呈以传授之方，即见其方所志针砂为之君药，《摘玄方》治脾劳黄病之方也。予曰：吾子所患脉证，必以为阴水之

① 惩：告诫。

病，沉寒重坠之药，莫再服而去焉。其后四日而发变证，目无所见，耳无所闻，善恐如人将捕之，手足挛缩，胁痛胀满。病家大惊，连使人来，予往诊脉，左关虚细，以为《内经》所谓肝虚之证，乃因针砂过剂，而伐肝木之变也。故与以续断汤，兼以珍珠母丸，肝虚之证虽有渐愈，饮食不进，日加滑泄。予时辞药曰：重坠之毒留滞而伤脾胃，其气虚弱而不能消化故也。其后更数医，胀满益甚而死矣。

又一农人，患饮食日少，形容枯槁，四肢倦怠，临事不决，言语如痴，向日而难开目。予往诊脉，两关虚弱。弟曰：壮岁患痫证，一月二发或三发，两年之间频频更医。一医久治而无效，曰：如此诸药无效，有服铁浆而得愈病者。便欢而从其言，每朝空腹温服一盏，而后二月一发或三月一发，病势亦轻，一年而愈，三十余年遂不发。去月又发如壮岁，故又服铁浆而得愈。虽然更发诸证如此，病家畏死，将辱治疗。予曰：铁浆非唯戕贼肝胆，又杀伐脾胃发生之气，右关虚弱，是脾胃所伤，故发饮食日少，形容枯槁，四肢倦怠之证。左关虚弱，是肝胆所伤，故发临事不决，言语如痴，向日而难开目之证。弟曰：往时服铁浆之后，其身自若无异常，今发如此诸证，不知是何义也？予曰：脏腑强弱，气血虚实，壮岁与老年大不同，今有铁浆为伤，老年虚弱难胜其毒也。弟曰：善哉，明辩！切以请药。予忆补脾胃助发生之气，先进饮食而后治肝胆，故投以补中益气汤，五日而不得微效，脉亦弥虚弱，辞而不与药，其后痰涎壅盛，昏愦不觉，如中风而死矣。

又一士人患遗精，请予治疗。曰：或隔八九日，或隔十二三日，或因梦或不因梦，今月殆[1]及二年，诸方不能得效。肌肉瘦削，四体困倦，顷更发微热，逐日觉困倦。医云铁锈细末，冷水每服一钱，能治有热遗精，间见得效如神，是吴球《活人心统》所载也。故如其言，既服六钱，非唯得热退，反而小腹冷，四日以来遗精三次，恐是病势将至重也。予诊其脉，两尺微涩，曰：是肾精不足之脉，铁锈其性沉寒重坠，有热新病，间有得效，久病不足，必有为害。小腹之冷，因其沉寒，遗精久则气多下陷，合用升提肾气之药，反而用重坠，肾气益下陷，故病势将重，皆医所误也。予欲升提肾气与以归元散，二十余日而如得效，其后更发脐腹冷痛，时欲温下元，兼与八味丸，病势日重，饮食无味。予辞曰：可求他医。病家亦以为必死，后屡更医，而遂死矣。

又一小儿患惊痫，涎潮壮热，闷乱发止，二十余日。予应父求，往而视之，前证尽退，四肢厥冷，两目下陷，气息欲绝，脉亦虚微。有客曰：一医用杨倓《家藏方》铁粉朱砂散，四日之间，昼夜七次，每服薄荷汤调下一字，病症殆退，似欲平复，忽自今朝而如此，不知如何为此变也？予曰：生质强者，其病初发之时，用之尚可也。此儿生质本弱，病既二十余日，乳食久不进，正气至虚乏，然沉寒药毒又伤之，弥变而成虚冷之证。肝为木脏，开窍于目，盖两目下陷，因铁粉伐肝，是所以金克木也。予决为死证，唯宜求他医，客强而请药，遂以与一贴，明日至申刻而死，是又恐所以金克木也欤？

又一商人患疟疾，热多寒少，头痛腰疼，发渴有汗，九月至十一月，用药不能得效，初隔日而发，后每日而发。一医用

① 殆：表示时间，将，将要。

黄丹丸，其能得效如神，七日而再发，诸证颇如前，故又用黄丹丸，其日不能得效，明日又用而愈。唯服补养之药。元气日衰，四体日瘦，腰腹冷痛，小便不禁，将至危笃。四年以前，患下元虚冷，其时服予药而得痊愈，故又欲服予药。予时在势州，归来之日，往问其病，语以诸证及所用药方，诊脉沉而两尺濡细，予顾虑久不愈而正气甚衰，不能胜沉寒重坠之毒，然频用黄丹丸，且侵①时令严寒，内外寒毒留滞下元，是以又发前年虚冷，今日脉证皆医所误也。大抵四时用药，寒热温凉逆之，冬月严寒之时过剂而用黄丹，殊不知正气甚虚，不能胜寒毒也。今既至危笃，何以有能治乎？其父苦请药，予不忍其苦，异功散加黄芪，兼而用八味丸，饮食不进，气体渐衰，十日之后更发恶证，遂以辞药，后果而死矣。

又一医请予治疗，曰：吾患目睹空中有黑花，渐昏如雾露中行，故用孙真人《千金方》所载磁朱丸，制法服法如其言，半年余而得平复。时珍曰：佐以神曲消化滞气，生熟并用，温养脾胃发生之气。吾见此言，以为过剂而无害，是以欲益明，又服二月余，其后饮食无味，强食则腹膨胀，食后昏沉，气体羸瘦，自用诸方，不能得效，今子所见以为如何也？予引《内经》曰：大毒治病，十去其六；常毒治病，十去其七；小毒治病，十去其八。磁石、朱砂，重坠之药，且五毒中之二味，由《内经》则难过剂，予间有用如此之药，欲为害则止而无过。神曲一味虽有温养脾胃，重坠二味有伐发生之气，是以其所温养不能偿其所伐，积累之后，岂可无脾胃之伤乎？吾子所患诸证，皆因脾胃之伤，故脉浮而右关濡弱，病势向危，必莫轻忽。医

① 侵：渐近。

以为误，弥请治疗，予与以参芪汤，彼亦慎而服药，二十余日之后，更发呕吐之证，曰：是脾胃最虚而不纳谷故也。又可凭他医而辞焉，后医不能得效，更发呃逆而死矣。

又一僧，久患咳嗽喘满，腹胀多痰，发热，饮食无味，众医不能得效。予往而应其请，诊脉滑数，右关甚虚，曰：是热痰所致，有兼脾胃之伤，故难用寒凉之药，妄用则益伤脾胃，饮食日减，必至不救。僧曰：每值医仔细问药，二十余日以来，白石膏火煅出火毒，为末，醋糊丸梧子大，每服五十丸，白汤送下，虽有发热微退，饮食日日减少，故畏大寒，欲止后服。医曰，如僧所患，多有得效，是丹溪方也。愚僧由子言而思之，得知大寒益伤脾胃，前日所误，无如之何也。今日以后，唯凭子惠耳。予曰：率大寒之药不可必过剂，或气血不足，或脾胃虚弱，虽有其证，难轻用之。故刘完素曰：石膏性寒，能寒胃令人不食，非腹有极热者，不宜轻用。李时珍曰：若衰暮及气虚血虚胃弱者，恐非所宜。今多不知之，病者大害也。予忆饮食无味，是因脾胃本弱，又用大寒而伤之，宜哉右关甚虚也。遂与六君子汤加以缩砂、神曲。七日之后，新发呕吐，又加以藿香、乌梅、炒米，呕吐不止，予辞而去。僧频使人来而请加减，又不忍默，以与枇杷散，语其人曰：此二贴无效，吾子能为予辞焉。其药无效，又求他医，呕吐渐止，饮食既绝，形病共不足而死矣。吁嗟！世间如此而死，不可胜计，其余不死而为废疾，亦不可胜计，其本皆是所以金石害人也。若见予言而为然，冀有省其害也乎。

水土可择论第十六

夫人目无见景色而不死，耳无闻声音而不死，鼻无嗅香臭而不死，体无着衣服而不死，口无味饮食则必死，养命谁有不需饮食？故程子曰：夫物之幼稚必待养而成，养物之所需者饮食也。予按，菜谷是土所生而为人食，酒浆是水所酿而为人饮，饮食以养命，当能择水土。故李时珍曰：昔人分别九州水土，以辩人之美恶寿夭。盖水为万化之源，土为万物之母，饮资于水，食资于土。饮食者，人之命脉也。又曰：人乃地产资禀与山川之气相为流通，而美恶寿夭，亦相关涉金石草木，尚随水土之性，而况万物之灵者乎？其人随水土有美恶寿夭，《孔子家语》及《淮南子》《人子须知》等书载之，欲知者当读其书，今不遑笔于此矣。大抵土厚水深，其人少病而寿；土薄水浅，其人多病而夭。《内经》曰：阴精所奉，其人寿；阳精所降，其人夭。又曰：崇高则阴气治之，污下则阳气治之。阳胜者，先夭；阴胜者，后夭。此地理之常，生化之道也。又曰：高者，其气寿；下者，其气夭。此之谓也。故古知养命者，其所居择水土，如吴王阖闾使子胥相土尝水是也。

予由此观之，水土不可无两以择之。然土所生稀直食之，煮酿皆水所致，又渴则直饮水，是水相关切于土，最不可无以择之。井水有死活，其寿夭不同。水从近处江湖渗来者，城市沟渠污水杂来者，皆当为之死水。其水冬冷夏温，其人多病而夭。远从地脉而来者，唯当为之活水。其水冬温夏冷，其人少病而寿。流水亦是有不同，又不可无以择之。其水源远清冷者，其山有玉石、美草木者，皆有利人。其水源近不清冷者，其山有黑土、毒石、恶草木者，皆有害人。是井水流水之大略也。其性从地变者，如蜀江濯锦则鲜，济源烹楮则晶之类。其质与物迁者，如南阳潭渐于菊，其人多寿，辽东涧通于参，其人多发之类，尚不可举数，谁有尽择乎？凡水灭火濡物，婴儿亦能知之，至其性味不可穷，非妙入神难知之。故如易牙辩淄渑①，蒲元辩涪江②，天下古今未闻多，其人唯辩其大略，可谓养命者也。予医煎药治病，其水有数十种，各为功用，见于方册，今世不能择用，是治疗之害也。其偶治病尚不能择，矧无病易忽之时乎？又移宫室，或为游客，不服水土而生病，其人多有能知之。自襁褓而所居，其人习熟水土，虽有生病而难觉之，故终身无离其乡矣。然则，欲得择水土之道，当在易忽与难觉之间也。若已生病，岂不迟乎？《诗经》云：绵蛮③黄鸟，止于丘隅。孔子曰：于止，知其所止，可以人而不如鸟乎？凡人不择水土止之，虽知而同其不知之，是诚不如小鸟也。吁嗟哀哉！

① 易牙辩淄渑（zīshéng 滋绳）：相传淄水和渑水二水的水味各不同，将它们混合，易牙能辨别出来。《吕氏春秋·精谕》：“孔子曰：‘淄渑之合者，易牙尝而知之。’”易牙，春秋时齐桓公宠臣，长于调味。淄渑，淄水和渑水的并称，皆在今山东省。

② 蒲元辩涪（fú 服）江：据《蒲元传》载，蒲元为诸葛亮造好了三千把军刀，命人去取蜀江水用以淬刀。取回后，蒲元说水中掺进了八升涪水，不适合淬刀。蒲元，相传三国时的造刀技术能手。

③ 缗（mián 棉）蛮……丘隅：鸣叫的黄鸟，栖息在山丘上。语出《诗经·小雅·缗蛮》篇。缗蛮，鸟鸣声。

卷第四　脏腑类

脏腑总论第一

夫人身之脏腑成于五行造化①，其象隐于内，其属现于外。故五情现于外，则为怒、喜、思、忧、恐；五音现于外，则为角、徵、宫、商、羽；五声现于外，则为呼、言、歌、哭、呻；五色现于外，则为青、赤、黄、白、黑；五味现于外，则为酸、苦、甘、辛、咸；五臭现于外，则为臊、焦、香、腥、腐；五部②现于外，则为筋、血、肉、皮、骨；五窍现于外，则为目、舌、口、鼻、耳；五荣现于外，则为爪、色、唇、毛、发；五液现于外，则为泣、汗、涎、涕、唾。如此现于外者，尚有不可胜计。如六脏、六腑、十二官、三阴、三阳、十二经之数，更有相火所加而然，是游行于五行之间。圣人由此而明脏腑、经络，立名表实，而遗教于后世。学者虽有承教而知，唯恨其不能明知耳。

今世医家、奴仆亦或谙而诵之曰：肝木胆腑眼筋爪曰母外厥阴肝。试问其故，无微知之。假如其象为左三叶，右四叶，其位居膈下，为阴中之阳。其官为将军等说，其义仔细问之老医，或有钳口③。宜哉，如包络、三焦、命门之奥义，不能明知其所归着也。又或有凿智者，侮圣人之言，解剖死人而窥其内，妄立私见而为惑人。殊不知圣人唯能以理而推明其象也。

---

① 造化：创造化育。

② 五部：《素问·阴阳应象大论》作“五体”。

③ 钳口：沉默无言。

吁嗟！如陈无择、马玄台之辈，尚有其为惑，而况今世之人乎？

予按，无脏腑、经络，何疾病之有？无疾病，又何治法之有？唯是医之有治法，乃有脏腑、经络也。故《内经》以来，至于名医诸书，其咸所载疾病治法，自脏腑、经络而论之。然则脏腑、经络为本，为始；疾病为次，为中；治法为末，为终。先明脏腑、经络，而后明疾病；明疾病，而后明治法。其序不差，有能得道。孔子曰：物有本末，事有终始，知所先后，则近道矣。此之谓也。予观今为医者，多不知所先后，唯逐其末而忽其本，岂可无误而杀人乎？

脏腑非解剖而可视论第二

《灵枢·经水》篇，岐伯答曰：善哉问也！天至高，不可度，地至广，不可量。此之谓也。且夫人生于天地之间，六合[①]之内，此天之高，地之广也，非人力之所能度量而至也。若夫八尺之士，皮肉在此，外可度量切循[②]而得之，其死可解剖而视之，其脏之坚脆，腑之大小，谷之多少，脉之长短，血之清浊，气之多少，十二经之多血少气，与其少血多气，与其皆多血气，与其皆少血气，皆有大数。其治以针艾，各调其经气，固其常有合乎？

此篇论十二经脉外合于十二经水，是即所以参天地而应阴阳也。善哉问也，言为非帝不能有如此高广之问而叹美也！且夫人生于天地之间，六合之内，言人生于天地六合之间，参而为三才，其理全合天地六合也。人力，谓人力之作为也。大数，

---

① 六合：天地和东、南、西、北四方。泛指天下或宇宙。

② 切循：抚摩。切，摩也。循，顺也。

谓自然之大数也。盖大是天地高广之义也，数是理之所见，理是数之所本。一即太极之数，太极即一之理。二即阴阳之数，阴阳即二之理。三即天地人之数，天地人即三之理。自四德、五行而至万物，有理则有数，有数则有理，故能以理而推知之，天地万物其数自明也。各调其经气，是兼“脉”“血”二字而言之，犹谓调其经脉、血气也。有合，谓有十二经脉合十二经水也。此言天之高，地之广，有自然之大数，非人力之作为所能度量而至，唯能以理而推知之，高广之大数自明也。

若夫八尺之士，皮肉在此，外可度量切循而得之，其死可解剖而视之，是唯人力之作为所至也。其内脏之坚脆，腑之大小，谷之多少，脉之长短，血之清浊，气之多少，十二经之血气多少，亦皆如天之高，地之广，有自然之大数。是诚非人力之作为，所可解剖而视之，圣人唯能以理而推知之。其治以针艾，各调其经脉血气，固其常有十二经脉外合于十二经水乎？张介宾注曰：其生也，可度量其外；其死也，可剖视其内。故如脏之坚脆，则见于《本脏》篇。腑之大小，谷之多少，则见于《平人绝谷》篇。脉之长短，则见于《脉度》篇。血之清浊，则见于《根结》篇。十二经血气多少，各有大数，则见于《血气形志》等篇。予今以“内”“故”二字观之，介宾以为如脏腑、气血、经脉，皆可解剖而视之，是大误也。

夫生者，为常；死者，为变。其理不可混同而论之。人死则气血共从精神而脱，清浊多少，何处解剖而视之？虽有神智圣明，不能微以视之。脏之坚脆，腑之大小，气血能养则无失常。气血共脱，则必为变位之高下，色之黑白亦必无不尽以为变。今以外形而推知之，如茎垂、囊缩、唇青、爪黑之类是也。

又有天禀为二十五变之不同，其脏有小大、高下、坚脆、端正、偏倾，其腑有小大、长短、厚薄、结直、缓急。欲知常平之人，不可无尽知之。《平人绝谷》篇所见大小多少，各因其人而为度量，非能知此变，不能明定之。岂有解剖几人而能知之乎？若欲因通用度量而定之，纵虽无此变，人有大小、长短，脏腑亦从之，岂有能知之乎？又有因病为变，失常平之象。或病成形而乱脏腑，或脏腑伤损而不全，或长大者缩而为短小，或短小者盈而为长大，或高下、左右移其位，或黑白、清浊易其色。傥有解剖，如此之人，岂无真假疑似之惑乎？

予顾天地之间，无理外之物，以理而推知之，何物有不明乎？圣人由近而知远，由现而知隐，天地万物无一不明，是有能以理而推知也。故人之脏腑血气，隐而在内，亦必有不解剖而能知之，否则不可谓之生知①之圣矣。《孟子》曰：所恶于智者，为其凿②也。如智者若禹之行水也，则无恶于智矣。禹之行水也，行其所无事也。如智者亦行其所无事，则智亦大矣。天之高也，星辰之远也，苟求其故，千岁之日至，可坐而致也。张南轩曰：故者，本然之理也。然则，所谓求其故，乃以理而推知也。若非以理而推知，何以可坐而致乎？若非可坐而致，何梯以登天之高，视星辰之远乎？又何寿以认千岁之日至乎？由此观之，则愈知圣人必不解剖也。介宾不知有此义，妄注而为误后学矣。马玄台唯随文解义，如无其可辩。然予前日读《正义》，见凭据徐遁以论三焦，斯知非无解剖之意也。若欲知其意，当见予后论详以辩《正义》，今不及言焉。

弟子时引《华佗传》记曰：疾发结于内，针药所不能及者，

---

① 生知：谓不待学而知之。语本《论语·季氏》：“生而知之者上也。”
② 凿：穿凿附会。

刳破腹背，抽割积聚，湔洗肠胃，除去疾秽。夫有如此之妙术，恐是有可解剖而视之乎？予曰：凡书所记有奇怪而不可信者，此之类也。故庞安常曰：术若是，非人所能为也，其史之妄乎？汝据此而议，圣人是不知庞氏之言也。圣人口尚不语怪，而况有为此术乎？予观今作铜人形者，不知行其所无事，解剖以区别脏腑，煮熟以离决筋骨。疑圣人之言，用凿智之见，误而象脏腑，系经络，岂不致医道之害乎？吁嗟！凿智害诸道，天下古今之通患也。故孟子欲省其患，谆谆然而有此言。予常引以警弟子，唯非今日一称而尔。

心为君主论第三

《内经·灵兰秘典论》曰：心者，君主之官也，神明出焉。肺者，相傅之官，治节出焉。肝者，将军之官，谋虑出焉。胆者，中正之官，决断出焉。膻中者，臣使之官，喜乐出焉。脾胃者，仓廪之官，五味出焉。大肠者，传道之官，变化出焉。小肠者，受盛之官，化物出焉。肾者，作强之官，伎巧出焉。三焦者，决渎之官，水道出焉。膀胱者，州都之官，津液藏焉，气化则能出矣。凡此十二官者，不得相失也。故主明则下安，以此养生则寿，殁世不殆，以为天下则大昌。主不明则十二官危，使道闭塞而不通，形乃大伤，以此养生则殃，以为天下者，其宗大危。戒之！戒之！

赵氏《医贯》设以或问，引儒道佛三家之言，次立以形影图说，曰：玩《内经》注文，即以心为主。愚谓人身别有一主，非心也。谓之君主之官，当与十二官平等，不得独尊心之官为主。若以心之官为主，则下文主不明则十二官危，当云十一官矣。此理甚明，何注《内经》者昧此耶？盖此一主者，气血之根，生死之关，十二经之纲维。医不达此，医云乎哉！又曰：余一日遇一高僧，问之：自心是佛，佛在胸中也？僧曰：非也，在胸中者，是肉团心，有一真如心是佛。又问僧曰：真如心有何形状？僧曰：无形。余又问：在何处安寄？僧曰：想在下边。余曰：此可几于道矣。

夫继天立极，临民出命，明明德于天下，是即君主所职，故曰神明出焉。天下非一人所治，诸官相与而能之，唯官有贵贱，君主为最贵，常位于上，得职要领，是以合而为十二官，曰故主明则下安，又曰主不明则十二官危。圣人之作经，一句一字不苟，此所谓"故"字承上起下之辞也，若不承上而别有一主，岐伯何以有用此辞乎？此所谓主明与不明之"明"，承上所谓神明之明也，的[①]矣。赵氏与欲议经书，宁欲议吾言。欲谓十二官危，当云十一官。吾先可谓当与十一官平等，而却谓当与十二官平等。此言兼君主而在其中，《内经》之辞即与此同意。迂哉！不知先议吾言也，其相矛盾，孰甚于此乎？予见圣经贤传间有如此文法。《内经·六节藏象论》合五脏六腑以为十一脏，其下结文曰：凡十一脏，取决于胆也。若从赵氏之言，是亦当云十脏，否则人身别有一胆。未见《内经》谓胆有二，斯知主必不有二也。

孔子曰：天无二日，民无二王。此所谓君主者王，天下之大主也。若从赵氏之言，岂非民有二王乎？《内经》又曰：心者，五脏六腑之主也。又曰：心者，五脏六腑之大主也，精神之所舍也。又曰：五脏六腑，心为之主。岐黄必以为别有一主，非心何以有如此叮咛反覆之辞乎？且加"大"字欲谓极尊也，

---

① 的（dí迪）：确实。

大主、大君之外，何以别有尊者乎？予按，舜授禹虽曰：人心道心，其本为一，而同在胸中。故朱子曰：二者杂于方寸之间。又曰：只是这一个心，知觉从目耳上去，便是人心；知觉从义理上去，便是道心。岐黄所谓心者，君主之官，是自其本为一而言之。然则儒医共不谓在胸中之外别有心也。僧以为别有一真如心，而在下边，从立虚名曰无形。赵氏妄信此僧，致惑于真如心直指命门，而为真君、真主。曰：可见命门为十二经之主。肾无此，则无以作强，而技巧不出矣；膀胱无此，则三焦之气不化，而水道不行矣；脾胃无此，则不能蒸腐水谷，而五味不出矣；肝胆无此，则将军无决断，而谋虑不出矣；大小肠无此，则变化不行，而二便闭矣；心无此，则神明昏，而万事不能应矣。正所谓主不明则十二官危也。今由此言观之，动作而应上下四方，非如君主静而守位，可谓丞相之官者也。何以谓真君、真主乎？予遍考《内经》曰：太阳根于至阴，结于命门。命门者，目也。又曰：足太阳之本，在跟以上五寸中，标在两络命门。命门者，目也。又曰：手太阳之本，在外踝之后，标在命门之上一寸也。又曰：太阳根起于至阴，结于命门。诸篇之中唯见有此辞，未见有指命门为君主，此所谓君主所职非细，故天下安危系此。

明与不明，果而为别有一主，不可不详以言之。岐黄欲救天下后世，岂有不言而惑人乎？赵氏诬其不言，费辞以立虚说，自负曰：小子之一论，阐千古之未明见者，慎勿以为迂。予见《医贯》一书，所误多起于谓别有一主，其本始于泥只字，所以不知文法也。虽然巧言而如有理，见者以为多所发明，便曰此书后世所希，诚能阐千古之未明，弥外叮咛反覆之辞，反而足暗千古之明。吁！自为惑，又惑人，唯是始于泥只字。予《龙火雷火论》正指其所可笑，学者就而见之，当知为迂之实。形影图说所谓非说，今此不暇一一辩之，包络、三焦、命门各辩之于后论，详为互见，瑕疵自露矣！

心包络论第四

《难经·二十五难》曰：心主与三焦为表里，俱有名而无形。予由《内经》而考之，其本有形甚明也。此虽非越人之本辞，必出于重编之手矣。夫人身膈上有脏，一体而为三象，其象在内如未敷莲花，名谓之心，为君火之脏。其象在外裹心，细筋膜如丝，名谓之心包络，为相火之脏，前当于膻中，后当于七节，心下膈上，左右不倚。心包络之中而精灵，名谓之小心，为相火所舍之本官，其位近心，而承君火之命。《内经》曰"七节之傍，中有小心"是也。盖傍者，左右前后，皆指近处而言之。七节之傍，其前近处也。故伯祥曰：正视脊骨之前便为傍，非两边之傍也。中者，指左右不倚处而言之。小者，犹对尊而称小臣、小子之小，是所以见尊卑不乱，而有君相之分也。

虽然相火代君火而行事，其所为皆是君主所为，故又与心同称而为心主。《内经》曰：膻中者，心主之宫城是也。张介宾曰：心为君主之官，而包络亦心所主，故称为心主亦通也。又自官职而言之，静而出命，名为君主之官；动而将命，名为臣使之官。《内经》曰"心者，君主之官，神明出焉。膻中者，臣使之官，喜乐出焉"是也。此谓膻中者，兼中有小心而言之，乃相火所舍之脏也。若中无相火舍之，何以有务臣使之官乎？予由《内经》而言，名义如此，皆是足证其有形之实。《难经》专难《内经》之义，其旨合同而却不同，斯知非越人之本辞也。予又考《内经》曰：心主手厥阴心包络之脉，起于胸中，出属心包络。又曰：三焦手少阳之脉，布膻中，散络心包。又曰：诸邪之在于心者，皆在于心之包络。此等之言益足证其有形也。若果无形，其脉属络何物乎？其邪又侵何物而为疾病乎？

滑伯仁曰：君火以名，相火以位，手厥阴代君火行事。以用而言，故曰手心主；以经而言，则曰心包络。一经而二名，实相火也。此所谓君火以名之误，予既辩于前论，今日不重复焉。夫手厥阴，经名而非脏名；心包络，脏名而非经名。相火对君火而名之。故华元化曰：譬如丞相之相，然则可谓相火代君火。滑氏谓手厥阴代君火，又不谓以经而言，则曰手厥阴，反而以心包络为经。又谓一经而二名，不谓心包络为脏，皆是大误也。俞子容立说言，心包络之形如有所见，而未知中有小心。且曰：诸兽之内景，大概亦与人相同，观其心形亦略可见矣。予忆物有正通、偏塞之异，诸兽与人大不相同，如马无胆、兔无脾之类是也，故其所有亦不相同。何以可概而见之乎？予尝读诸家之书，多有“包”“胞”通用者，是不能考《内经》，唯从字书之误也。《内经》所谓胞络之“胞”，皆指子宫而言之，遂不见一处有心包络之“包”用“胞”字。圣人作经用字各有其旨，惜乎后人不能详审也矣。

三焦论第五

《难经·二十五难》曰：心主与三焦为表里，俱有名而无形。《三十八难》又曰：三焦，有名而无形，其经属手少阳。予既论心主有形，又至论三焦有形。后世议论纷纷，惑人皆是不详《内经》诸篇也。王太仆注《素问》曰：三焦者，有名无形，上合于手心主，下合于右肾。李东垣、王海藏又论内外手足各有三焦，其说多歧，最以惑人。虞天民、张介宾如解其惑而互有得失，又未明腑与官之名义。故予欲凭据《内经》而言名义，其名明则其实明，而形自可见其形，可见则其误明而不待辩矣。

夫人身中央为水谷之道，出入流行而如渎，是即肠胃传送之道也。故《内经》总谓肠胃而为中渎，与《荀子》所谓“央渎”同其意者也。血肉筋膜合为腔子，容纳中渎而如府库，是即三焦浑体也。故《内经》谓三焦而为中渎之腑，自与肠胃输泻者而言之，又名为传化之腑。其名以三，是以有上、中、下异部而各为运化也。其名以焦而取火用，是以为少阳相火之腑也。相火代君火而行事，游行上下脏腑之间，其能运化水谷，分布中渎之气，犹决渎而通水道之役也。故《内经》曰：三焦者，决渎之官，水道出焉。

相火舍于心包络中之小心，其位近心而承君火之命，上下得道于肾系，其气与命门相通，是以三焦虽非肾腑，其气相属而将肾气。《难经》所以为原气之别使也。予按，肾之直经上入肺中，别使又与其直经入，而将肺气通调水道，下输膀胱。膀胱为肾腑，得表里相合，故三焦其气属肾，又属膀胱，三焦之下输属于膀胱，亦此由也。

人身所具，孤为大形，诸腑皆合而在其中，唯此三焦一腑而已。是以《内经》曰：少阳属肾，肾上连肺，故将两脏。三焦者，中渎之腑也，水道出焉，属膀胱，是孤之腑也。是六腑之所与合者。予见马玄台及张介宾之注，皆主肾而不主少阳三焦，故指膀胱、三焦而为两脏，至空却肾上连肺一句是大误也。

夫少阳三焦与肾、膀胱，其气相属如此，其为运化亦当相合，故三焦出气以温肌肉，充皮毛。膀胱其经为诸阳主气，多行腠理毫毛之间，皆是为运化之外应也。若欲知其内厚薄及缓急、直结，皆当察外应而知之。是以《内经》曰：肾合三焦、膀胱。三焦、膀胱者，腠理毫毛其应。又曰：肾应骨。密理厚皮者，三焦、膀胱厚；粗理薄皮者，三焦、膀胱薄；疏腠理者，三焦、膀胱缓；皮急而无毫毛者，三焦、膀胱急；毫毛美而粗者，三焦、膀胱直；稀毫毛者，三焦、膀胱结也。

自上、中、下异部而言之，其各为运化，三部不同。是以《内经》曰：上焦出于胃上口，并咽以上贯膈而布胸中。又曰：中焦亦并胃中，出上焦之后，此所受气者，泌糟粕，蒸津液，化其精微，上注于肺脉，乃化而为血，以奉生身，莫贵于此，故独得行于经隧，命曰营气。又曰：下焦者，别回肠，注于膀胱而渗入焉。故水谷者，常并居于胃中，成糟粕，而俱下于大肠，而成下焦，渗而俱下，济泌别汁，循下焦而渗入膀胱焉。又曰：上焦如雾，中焦如沤，下焦如渎。又曰：上焦开发，宣五谷味，熏肤充身泽毛，若雾露之溉，是谓气。中焦受气取汁，变化而赤，是谓血。大都为运化如此者，尽出于决渎之官，皆是相火之为也。

夫相火在天地，则游行风、寒、燥、热、湿气之间，六合无处而不至。在人身亦然，三焦无处而不至。《内经》曰：风寒在下，燥热在上，湿气在中，火游行其间。此之谓也。故精神血气津液糟粕，虽有其各所主脏腑，无非相火将而为运化，其中最能将肾肺两脏，是《内经》之大略也。《中藏经》曰：三焦者，人之三元之气也，总领五脏六腑、荣卫经络、内外左右上下之气。三焦通，则内外左右上下皆通。其于周身灌体，和内调外，荣左养右，导上宣下，莫大于此。是足知相火运化可谓能得经旨也。虞天民亦曰：五者之外，又有相火，游行于天地上下气交之中，故合为五运六气。人身之相火，亦游行于腔子之内，上下肓膜之间，命名三焦，亦合五脏六腑。是又可谓能得经旨也。

予由此观之，三焦有形，甚大甚明。《难经》所谓无形最达《内经》之旨，恐是非越人之本辞，而出于重编之手也。弟子曰：马玄台《正义》引陈无择《三因方》云古人谓左为肾脏，其腑膀胱。右为命门，其腑三焦。三焦者，有脂膜如手大，正与膀胱相对，有二白脉自中出，夹脊而上贯于脑。所以《经》曰：男子藏精，女子系胞。以此推之，三焦当如此说，有形可见为是。有一举子徐遁者，少尝医疗病有精思曰：齐尝大饥，群丐相脔割而食，有一人皮肉尽而骨脉全者，视五脏见右肾之下有脂膜如手大者，正与膀胱相对，有二白脉自其中出，夹脊而上贯脑。意此则导引家所谓夹脊双关者，而不悟脂膜如手大者之为三焦也。又云：但越人之病根，全在将上、中、下之三焦与手少阳之三焦混而为一，故以上、中、下无形之三焦，视手少阳有形之三焦耳。今闻子言为疑《正义》，徐遁所见是何物也？予曰：张季明亦妄信徐遁其说，载《医说》第八卷，岂止《三因方》《正义》也乎？俞子容既如辩陈氏之惑，其说未能自名义而明之。故马氏尚信如此，遂惑后世学者。汝退而反覆，予言当知徐遁之私见也。虽然尚欲言其详，而兼觉后学矣。

《内经》曰：手少阳与心主为表里。又曰：心主手厥阴心包络之脉，起于胸中，出属心包络，下膈，历络三焦。此所谓“历”字，诸经不言之，手厥阴独言之。盖历，经历也，谓遍亘于上下始终也。此言其络遍亘于上、中、下，而经历三焦也。然则二篇明以上、中、下三焦为腑，与心包络相为表里，手少阳之所属，手厥阴之所络是也。予考《内经》诸篇，未见有命门、三焦相为表里，及手少阳厥阴属络肾下脂膜之义也。夫经脉属脏而络腑，属腑而络脏，是阴阳表里和合之道，六脏六腑不可阙者也。徐遁唯见三焦而未见其所属络，故遂无言手少阳厥阴从某至某属络，肾下脂膜是仅见一斑，而不认始终全体。骤而先曰“骨脉全者”，虚妄之言，孰甚于此？设有言其所属络，是欲削《内经》者也。大圣之书，岂可削之乎？

予既以为，人之一身有无大小、长短、曲直、厚薄、坚脆、高下、左右、黑白、清浊、因禀、因病、因死，其变甚多而难穷，非人力之作为，所可能视。徐遁所见脂膜如手大者，非禀之变形，必是病之变形也。若欲托誉于奇异，诬其所无而言之，是欺世惑人者也。然陈氏妄信徐遁，马氏又妄信陈氏，是非展转传讹，而益惑人乎？《内经》马氏注曰：手少阳三焦者，属于右肾。又曰：左肾合膀胱，右肾合三焦。又曰：三焦虽与膀胱为类，其实膀胱与肾为表里，而三焦不与肾为表里，乃与手厥阴心包络经为表里，非腑之孤者而何？大率如此之言，皆是展转传讹者也。

《三十六难》所谓男子以[①]藏精，女子以系胞，指命门而言之，《正义》指三焦而言之，其所指大异，未知此所引何经也。《内经》女子胞名曰奇恒之腑，三焦名曰传化之腑，是各为腑名亦大异也，不可同日而语焉。《内经》所谓三焦，指上、中、下三部而言之。《正义》所谓肾下脂膜如手大者，唯指下焦一部而言之，是无实为名者也。故下文虽有曰名义，不能得其实，徒费辞而已。予见《内经》诸篇，“膲”“焦”二字相通而互用之，是所以三焦无二也。《正义》以为有二，一曰有形之三焦，一曰无形之三焦。故又下文有曰：手少阳三焦当从“膲”，上、

① 以：原脱，据《难经·三十六难》补。

中、下三焦当从“焦”。岂非失《内经》之旨乎？吁嗟！徐遁所见其本出于凿智，是即孟子所恶者也，予亦从孟子而得恶焉？弟子曰：久苦三焦难明，今详闻子言而得解惑矣。

命门论第六

《难经·三十六难》曰：脏各有一耳，肾独有两者，何也？然。肾两者，非皆肾也，其左者为肾，右者为命门。命门者，诸神精之所舍，原气之所系也。男子以藏精，女子以系胞，故知肾有一也。《三十九难》又曰：五脏亦有六脏者，谓肾有两脏也，其左为肾，右为命门。命门者，精神之所舍也，男子以藏精，女子以系胞，其气与肾通，故言脏有六也。刘河间曰：所谓肾有两枚，《经》曰：七节之傍，中有小心。杨上善《太素》曰：人之脊骨有二十一节，从下第七节之傍，左者为肾，右者为命门。命门者，小心也。又曰：右肾命门小心，为手厥阴包络之脏，故与①手少阳三焦合为表里，神脉同出，现于右尺也。二经俱是相火，相行君命，故曰命门尔。

予考《内经·阴阳离合论》曰：太阳根起于至阴，结于命门。《根结》篇曰：太阳根于至阴，结于命门。命门者，目也。《卫气》篇又曰：足太阳之本，在跟以上五寸中，标在两络命门。命门者，目也。又曰：手太阳之本，在外踝之后，标在命门之上一寸也。是指太阳经穴睛明而言之，其余诸篇，未见有命门之名矣。《黄帝明堂铜人经》有十四椎下一穴名为命门。其名不□，必有其义。盖阴阳两仪生成，且行其始，天一生水，地六成之。自现外暗内明之象，便得阴中有阳之理。在时为冬，

① 与：原脱，据《素问玄机原病式·火类》补。

在令为寒，其中有少阳所生之月，其支为子，天得开于此，在位为北，在卦为坎，其画卦以阴中有阳。阳动而资始，阴顺而资生，万物得命之始本，此资始之阳，故名曰命门，为之先天命门。此谓“门”字犹“始”字，通义曰入室自门始是也。万物得命，则人既得命；人既得命，则既生肾水。应此而位背后当十四椎之下，其中为真阳而得奇数，便应内明之象；其外为真阴而得偶数，便应外暗之象。谓之肾有两枚，又谓之右肾左肾。交媾之时，受胎之始，阳事兴起，真阳所致，便应动而资始之道；阴精渗泄，真阴所致，便应顺而资生之道。故男女得命之始，亦本此资始之阳，为之后天命门，穴名便因此义。中央一穴名为命门，左右二穴名为肾腧，恐是《明堂铜人经》之义也。其后从此穴而贯髓下，至尾骶，上至髓海，其前通脐，下为肾间动气，是五脏六腑之水，十二经之根，呼吸之门，三焦之原也。其中通直肠、膀胱之间，为阴精渗泄之道。在女子则通子宫，为受胎之道。故子宫其根系于命门，是诚可谓女子以系胞也。又别有一道而并脊里，上心包络而内通心。

其名可谓命门，系而谓肾，系其本不分内外，同为肾故也。呜呼！《难经》不知有此等之义，曰其左者为肾，右者为命门，岂非大误乎！人同为肾而言之，左右命门同以藏精，故《内经》曰：肾藏精，又曰：肾者主水，受五脏六腑之精而藏之。《难经》唯以为右肾藏精，未知左肾以为藏何物也，若无所藏之物，何以为之藏乎？

予由此观之，非越人之本辞，而出于重编之手也明矣。河间不知得命之始本，资始之阳，见命门之命，以为君命之命。其后各家亦未知之，妄立议论而多惑人。李东垣、王海藏共以混杂，其名曰包络，一名命门，又曰包络，亦有三焦之称。为命门之火，是未知包络，又未知三焦，岂止不知命门也乎！杨玄操、丁德用、滑伯仁皆随文解义，未知命门在左右之中也。熊宗立解以坎卦，如有所见，而又未知命门在中也。虞天民凭据命门穴，正象命门中之枨闑①，便总两肾而为命门，是自一水而言之，诚然也。其谓以左为阴，右为阳，阴为水，阳为火，是未知左右皆阴，而应外暗之象也。王文洁如承经旨，而未知右肾非命门，其谓右尺中有手少阳三焦、手厥阴心包络之脉，是大误也。张介宾虽知命门在中，其直见而为子宫，是未知其根唯系于命门也。其谓若分而言之，则左属水，右属火，而命门当附于右尺，是又未知左右皆阴，而命门非火也。萧万舆亦如知命门在中，而未知左右皆阴，故立命门水火图说，曰：精为水而属阴，司于左肾；神为火而属阳，司于右肾。右肾为元阳之根，左肾为真阴之主，则皆统归于命门者也。

赵献可《医贯》曰：三焦者，与命门相为表里。又曰：三焦者，是其臣使之官，禀命而行。又曰：命门在人身之中，对脐附脊骨，自上数下，则为十四椎，自下数上，则为七椎。《内经》曰：七节之傍，中有小心。此处两肾所寄，左边一肾属阴水，右边一肾属阳水，各开一寸五分，中间是命门所居之宫，即太极图中之白圈也。其右傍之一小白窍，即相火也，其左傍之小黑窍，即天一之真水也。此一水一火，俱属无形之气。相火禀命于命门，真水又随相火。此说虽知命门在中，穿凿之至，莫过于此。

《内经》以为三焦者与心包络相为表里，曰：膻中者，臣使

---

① 枨闑（chéngniè 成聂）：亦作“枨臬”。古代门两旁的长木和门中间的竖木。

之官，喜乐出焉。三焦者，决渎之官，水道出焉。献可以为三焦者与命门相为表里，又见三焦以为臣使之官，新立私见，大戾[①]圣经，皆是所以见命门之命而从河间之说也，又新立小白窍、小黑窍之名。此最无实之言，予愚所未信也，仍考《内经》曰：肺俞在三焦之间，心俞在五焦之间，膈俞在七焦之间，肝俞在九焦之间，脾俞在十一焦之间，肾俞在十四焦之间。又曰：侠背[②]以下至尻尾二十一节。又曰：大椎以下至尻尾。又曰：至骶下凡二十一节，脊椎法也。大都如此者算背俞。脊椎皆从上至下，遂未见有从下至上之法也。《内经》又曰：足[③]少阴之正，至腘中，别走太阳而合，上至肾，当十四椎。是谓肾经从下至上，尚不谓当七节，而谓当十四椎，愈足证无从下至上之法矣。上善、河间其见小心，以为从下第七节之傍，是不思之甚也。时珍《本草纲目》胡桃发明，介宾《类经》刺禁论注解皆从此说，献可所从，不亦宜乎？

予按，相火舍于小心而居心下，其位近心，而承君火之命，上下得道于肾，系其气与命门相通，故心感色则君火此动，相火承命，而代君火下至命门而动真阳，阳事兴起而泄阴精。然则命门其本非火，相火至动而化为火，后世直见为火，乃不知其本也。是以欲制淫欲者，其要在心感之初，心居膈上，为阳中之阳，于行为火，易动而难静，能动则有为用，妄动则有为害。

《内经》曰：凡阴阳之要，阳密乃固。又曰：阳强不能密，阴气乃绝。所以教戒其妄动而为害也。若心火能动，则相火亦

① 戾：违逆。
② 背：《太素·卷十一·气府》作“脊”。
③ 足：原脱，据《灵枢经·经别》补。

能动，阳事时起而泄阴精亦无过，人能如此，则无患火动阴虚等病。唯是自肾系一道而言之，又自三焦运化而言之，一身无处而不游行。故《内经》曰：风寒在下，燥热在上，湿气在中，火游行其间。此所谓游行之火，为万殊之用，舍于小心，而近心为一本之位。非有一本，何依以承君火之命？非有万殊，何依以行君火之事？万殊之中，下至命门而动。真阳唯主其用之大，而为得命之始，是即所以为命门、小心各有归著，而大不同也。河间未知其大不同，妄见而为一脏，曰右肾命门，小心为手厥阴包络之脏，且神脉之配合命门之名义，其误居多，谁有如此乎？予既立心包络论，详述小心之名义，观者参考，当思过半矣。

六脏论第七

《难经·三十九难》曰：经言腑有五，脏有六者，何也？然。六腑者，正有五腑也。五脏亦有六脏者，谓肾有两脏也，其左为肾，其右为命门。命门者，精神之所舍也，男子以藏精，女子以系胞，其气与肾通，故言脏有六也。予考名家之说，相续而惑，此难多以为三焦与右肾相为脏腑，神脉同现于右尺。其弊使徐遁见三焦之形，遂为陈无择、马玄台之惑，皆是所以为越人之本辞，而不详《内经》之旨也。其间有辩者，亦未能解后学之惑，故既立心包络、三焦、命门三论，今又得辩于此矣。

《内经·灵兰秘典论》，黄帝问十二脏之相使贵贱，岐伯对以五脏六腑与膻中。曰：膻中者，臣使之官，喜乐出焉。此所谓膻中者，兼中有脏而言之，否则不能相应于十二脏之间。《胀论》曰：膻中者，心主之宫城。是中有脏之证也，若不兼而徒为膻中，何以有与诸脏务官乎？予由此观之，则《内经》加心包络而为六脏，便合六腑而为十二脏，各有所职而为十二官。又见《经脉》篇有心主与三焦相为表里，合十二经脉之数，遂未见有加右肾而为六脏合十二经脉之义也。若必有其义而言之，岂不先言之于十二官乎？

设曰《经》中旧间有所言，而失之于脱简，予今见其必所言而不言之，其余诸篇亦必不言也，明矣。夫心与心包络，一体而为二象。自一体而言之，应五行各有一之数；自二象而言之，应唯火有二之数。故心为君火之脏，心包络为相火之脏，是天地人身自然之理，圣人复起而当不易之。《灵兰秘典论》所谓十二脏便指六脏六腑，自二象而言之是也。《六节藏象论》所谓十一脏便指五脏六腑，自一体而言之是也。故诸邪在于心包络，为在于心，心包络痛，为心痛，皆是岐黄之旨，历历见于经中矣。吁乎！今人不知，名家亦为非说，动辄曰彼本名家，何以为非说？是以惑其名，而不具己眼也，予多值[①]其人，故为忧也尚[②]矣。

五脏主呼吸论第八

一医者作图画，呼吸之道其始从肺系喉咙，直下而贯心，抵膻中，历气海出，合脾系而贯脾，斜行而贯肝，并脊里合肾系，下而抵两肾之中央，前行脐下而终气海之穴。其上膻中气海处，曰有生之后，谷气所养。《内经》所谓宗气积于胸中，出于喉咙，以贯心脉，而行呼吸焉。其下脐下气海处，曰有生之

① 值：遇到。
② 尚：久远。

初，元灵所本，《难经》所谓肾间动气也。此五脏六腑之本，十二经之根，呼吸之门，三焦之原。一名守邪之神是也。

夫天地太虚之间，一大气以行造化。自两仪而观之，分为阴阳，二气升降屈伸得不测；自五行而观之，又分为风热湿燥寒，往来盛衰得无穷，是为天地呼吸。其气无所不至，人在其间而为灵物，便与天地同其造化，故风热湿燥寒为五脏之气，其所本与所养，虽有各自所主，妙合为一大气，呼吸以行造化。三焦腔子之内，脏腑空隙之间，上下左右前后，无所不至，得与天地呼吸同一橐籥①。是以李东垣曰：万物之中，人一也，呼吸升降，效象天地，准绳阴阳。王海藏亦能知其义，袭取张太素之言，曰：昼阳为一呼，夜阴为一吸，以一百刻为一息。上之则六十日周一甲子，前三十日为一呼，阳也；后三十日为一吸，阴也。此两月为一息，上之则一岁一周，春夏二季为一呼，阳也；秋冬二季为一吸，阴也。此十二月为一息。上之则六十年周一甲子。前三十年为一呼，阳也；后三十年为一吸，阴也。此六十年为一息。此人间甲子推之所可知者。一日之呼吸，一月之呼吸，一岁之呼吸，六十载之呼吸，天地之气，出入一大息。天地之内，腹心之中，气也。

此结文二句，言天地人身合一之义。所谓腹心，即是人之腹心也。若人身呼吸分配五脏，应于两仪、五行之造化。心肺位上，属阳，主升而出呼。肾肝位下，属阴，主降而入吸。脾位上下阴阳之间，主升降而出入呼吸。故《难经》曰：呼出心与肺，吸入肾与肝。呼吸之间，脾受谷味也。一说曰：呼出为阳，阴随阳出，天气呼地气而升，故呼出肾与肝，至极之分阴，

① 橐籥（tuóyuè 驮月）：喻指造化，大自然。

经阳而下故吸；吸入为阴，阳随阴入，地气吸天气而降，故吸入心与肺，至极之分阳，驱阴而上故呼。此说似违《难经》，而其实不相违，盖所谓阴随阳出，阳随阴入，其气互随为流行，所以如环无端也。予又自浑沦体而观之，天地万物一其气，人身呼吸之外，天地更无阴阳之升降。天地阴阳之外，人身更无呼吸之出入。故天地之间，阴阳无所不至，人身之内，呼吸无所不至。此等大义，非图所尽，岂妄为画一小道乎！予自当吸时而知觉之，其势满腹而非如小道样，是腔子之内，空隙之间，无所不至故也。凡天下之人知觉当如此，一医者自不知觉之，是为人外之人也欤！予按，无阴阳则天地不立，无呼吸则人身不立，须臾不可有间断，为养切于饮食也。故有数日不饮食而未死者，无一刻不呼吸而未死者矣。

予考《内经》，东风伤人，内舍于肝。南风伤人，内舍于心。西南风伤人，内舍于脾。西风伤人，内舍于肺。北风伤人，内舍于肾。东北风伤人，内舍于大肠。西北风伤人，内舍于小肠。东南风伤人，内舍于胃。犯贼风虚邪者，阳受之，阳受之则入六腑。天之邪气，感则害人五脏，大都如此。

外邪颇从呼吸而入，正气虚则乘虚而为害，正气实则虽入而无害。人唯不知之所以速[①]病也，又不因外邪，人有自为害。或潜水、吹笛，忍而不吸，或亲近贵豪，忍而不呼，或蒙被而碍目鼻，或强而举重走远，饮食起居之间尚多有如此者，当时虽不觉其害，积久则必有为病。张季明《保养说》曰：凡人一日一夜，一万三千五百息，未尝休息，减之一息则寒，加之一息则热，脏腑不和，诸疾生焉。故元气在保养，谷神在守护。

---

① 速：招致。

是即所以能知其害为病也。世有潜水、吹笛为职者，其多有病而夭，此之证也。苟欲善保养者，不可无以知焉。

肾主作强论第九

李中梓曰：阳强者，非真阳之强，乃肝之相火强耳。夫五脏俱有火，唯相火之寄于肝者，善则发生，恶则为害，独甚于他火。其阴器既宗筋之所聚，乃强于作用，皆相火充其力也。若遇接内，得阴气与合，则三焦上下内外之火，翕然而下，从百体玄腑悉开其滋生之精，尽会于阴器以跃出，岂止肾所藏者而已哉？

予观此言，则肝为作强之官，阳事兴起，阴精渗泄，亦皆为肝所致而已。夫肾者主交媾之道，作强，生生无穷之事，泄精而成人形，其技莫巧于此。故《内经·灵兰秘典论》及《刺法论》曰：肾者，作强之官，技巧出焉。予即见二篇上文曰：肝者，将军之官，谋虑出焉。遂不见肝为作强之官矣。若从李氏之言，肾为主何官也，又肝主将军与作强之二官也哉？若果而从李氏，欲削《内经》者也。医之大经大法，何以可削之乎？予既以为心感色，则君火此动，相火承命，而代君火下至命门，而动真阳，阳事兴起而泄阴精。然则务作强之官，虽由相火所动，更无真阳之力，阳事不能兴起。唯是自肾系一道而言之，非相火之寄于肝者所关。李氏以为肝者主筋，阴器宗筋之所聚，故曰阳强者非真阳之强，乃肝之相火强耳，是大误也。又曰：乃强于作用，皆相火充其力也。是非全置真阳于乌有乎？夫真阳者，水中之灵，先天、后天之命门，人皆赖此而得命。有生之后能为下元之温，交媾之时能充作强之力，是诚所关甚大也，岂可置之于乌有乎？

予忆肾生于天一，其本为水脏，又得乳哺水谷之后，受脏腑精水而藏之。故《内经》曰：肾者主水，受五脏六腑之精而藏之。又曰：肾者，精之处也。又曰：肾藏精，精舍志。其当藏精如此，以待渗泄之川。未知交媾之时，卒从百体玄腑悉开，其精尽会于阴器也。且医之为道，以人治人，如《诗经》所谓“伐柯”，“伐柯”其则不远之义是也。故试之于身，其理易晓矣！予泄精之时，知觉为一路，遂无知觉为尽会之多岐。李氏何不试之于身，而为如此妄言也？王宇泰《证治准绳·遗精论》、赵献可《医贯·梦遗并精滑论》亦皆与李氏同其趣，学者能详此，辩二家之非，可见予无更费言矣！

肝脏论第十

《华佗内照》曰：肝之为脏，其治在左，其脏在右胁右肾之前，并胃著脊之第九椎。滑伯仁亦从而用此言。张神仙曰：左有肝，左三叶，右四叶，主藏魂。赵继宗曰：人身如天地，亦背北而面南，肝东方木也，所以在左也。《华佗内照》以肝在右胁，非也。诸家所言如此不相同，至使学者转以为惑矣。夫十二经脉共行左右，并属并络而夹脏腑。故《经脉》篇曰：抵小腹，夹胃属肝络胆。又脏之位所附著左右，有腧而夹脊，故《背腧》篇曰：肝腧在九焦之间，夹脊相去三寸所。如此两篇则不可偏在右，又不可偏在左，其位在中，而张出左右，否则经腧不可夹左右。但肝属木而主东方，在时为春，其气发生自南面而言之，发生在左而已。故《刺禁论》曰肝生于左，是言要害所在，非言其脏在左。后世以为在左，恐多惑此辞也。华佗谓其治在左，乃言此要害者也。然谓其脏在右，岂非大误乎？若为其脏偏倚而不在中，经腧亦当偏倚而在一处。《内经》何以谓夹胃属肝乎？又何以谓夹脊相去三寸所乎？

予见《本脏》篇有以外候脏腑之论，其略曰：广胸反骹者，肝高；合胁兔骹者，肝下。胸胁好者，肝坚；胁骨弱者，肝脆。膺腹好相得者，肝端正；胁骨①偏举者，肝偏倾也。此等辞明兼左右而言之，是愈足证在中，而张出左右之义矣。予顾人以脏腑为本，其余所具尽以为末。岐黄论医道遗之于后，世最能详脏腑是以其为本也。故能考《内经》则能知其详，上下左右前后，皆无不明，或以为在右，或以为在左，是无他不能考《内经》者也。若后世学者有能考《内经》，必知其所误，而信予言矣。

脾脏论第十一

张神仙曰：右有脾，主藏意。予邑一医解此言曰：脾在五行为土，在时序为长夏，在方隅为西南，南面而见之，其位得在右，故曰右有脾。李东垣曰：西南坤土也，在人则为脾胃是也。心有所忆谓之意，脾主藏之。是以《内经》曰：脾者，谏议之官，知周出焉。

予既于前论辩肝无偏倚，学者仿其义而推之，脾无偏倚，亦当知之。然此一医之辈多使人为惑，故又引《内经》而愈述其详矣。夫土位中央，寄王四维，其气所行之分四季，各十八日，在人脏为脾，居四脏之中。是以《内经》曰：脾为孤脏，中央土以灌四傍。又曰：脾者土也，治中央，常以四时长四脏，各十八日寄治，不得独主于时也。予观如此辞，则明知脾无偏倚，张、李二家之言皆是戾《内经》者也。又自五行相生而言

① 骨：原脱，据《灵枢·本脏》补。

之，便为长夏而在西南；自五行本位而言之，便在中央而寄四维。今解以相生之序，是遗忘本位者也。

予近见赵献可《医贯》曰：膈膜之下有胃，盛受饮食而腐熟之。其左有脾，与胃同膜而附其上。是非唯戾《内经》，又得戾二家也。故后世之人，失其所适从，或曰右有脾，或曰左有脾矣。予又考《内经》曰：饮入于胃，游溢精气，上输于脾。脾气散精，上归于肺。又曰：脾者，常著胃土之精也。又曰：脾与胃以膜相连耳。黄帝书又曰：脾与胃，膜相连。而脾处胃之上，皆是为脾直处胃上而无偏倚之谓也，遂不见有为右有脾，与为左有脾之谓矣。凡读医书者，当玩岐黄之辞，妄读后世之书，岂不致惑乎？

肝沉肺浮论第十二

《难经·三十三难》曰：肝青象木，肺白象金。肝得水而沉，木得水而浮。肺得水而浮，金得水而沉，其意何也？然。肝者，非为纯木也，乙角也，庚之柔。大言阴与阳，小言夫与妇。释其微阳，而吸其微阴之气，其意乐金，又行阴道多，故令肝得水而沉也。肺者，非为纯金也，辛商也，丙之柔。大言阴与阳，小言夫与妇。释其微阴，婚而就火，其意乐火，又行阳道多，故令肺得水而浮也。肺熟而复沉，肝熟而复浮者，何也？故知辛当归庚，乙当归甲也。

予尝观诸家注解，多失于牵合之见，后世学者皆从其说，是即所以著愚注也。夫水者，天一之初，有生之源，天下之物，无不得之。人是遍身得之，唯非肝肺得之。故上有髓海，下有肾精，诸脏诸腑，百骸九窍，皮里膜外，咸有津液，本位沉而在下，是从下流之性也。其肝青象木，得水而合[①]浮，反而沉膈下。其肺白象金，得水而合沉，反而浮膈上，此当难者也。

木火属阳，金水属阴，甲丙戊庚壬属阳为刚，乙丁已辛癸属阴为柔。甲乙共属木，为角；庚辛共属金，为商。肝是乙角，而非甲角，为庚之柔。肺是辛商，而非庚商，为丙之柔。故曰：肝者，非为纯木也，乙角也，庚之柔。又曰：肺者，非为纯金也，辛商也，丙之柔。阴阳是天地之刚柔，夫妇是人伦之刚柔。天地是大，人伦是小。故曰：大言阴与阳，小言夫与妇。非为纯木则非为纯阳，非为纯金则非为纯阴。故曰微阳，又曰微阴。虽有婚而受养随夫，而无恣食，故曰吸其微阴之气。上文言此句，而不言婚而就金，下文言婚而就火，而不言吸其微阳之气，是互文之法，当相照而见焉。女子未婚则乐族，既婚则释族乐夫。故曰其意乐金，又曰其意乐火。

肝者，其经起于足而至中焦，中焦以下属阴，其合为筋，属阴在皮肉之内，故曰行阴道多。肺者，其经起于中焦而至手，中焦以上属阳，其合为皮，属阳在筋骨之外，故曰行阳道多。此言肝者，非为纯木，是乙角而非甲角，为庚之柔。大言阴与阳，小言夫与妇，释其已微阳，婚而就金，吸其微阴之气，其意乐金。金本属阴而沉肝，当随夫而沉其经，其合为运用，当行阴道多，故令肝得水而沉膈下也。肺者，非为纯金，是辛商而非庚商，为丙之柔，大言阴与阳，小言夫与妇，释其已微阴，婚而就火，吸其微阳之气，其意乐火。火本属阳而浮肺，当随夫而浮其经，其合为运用，当行阳道多，故令肺得水而浮膈上也。

---

① 合：应该。

予按，此下问答文义，不相连续，“故”字之上，当有阙语。盖熟者，物极之义，物极则必复本，犹果熟而离蒂归根之类。此言物熟则必复本，人身肝肺亦然，肺熟而复沉，肝熟而复浮。故知辛当归庚，乙当归甲也。此所谓浮沉，以理而推知之，不可有解。取而试之于水中，虽然观人游泳，水中膈上易浮，膈下易沉，肝肺所以各在其中也。又自命极神归而观之，魂为肝神，魄为肺神，其魂归于天，其魄归于地。所以熟而复浮，熟而复沉也。《难经》是虽不言之，其理皆自得默契矣。

弟子曰：先生所著《厚衣好浴论》旁引《内经》之辞，陈肺得寒之害，此难得水而浮之辞，是似肺得寒则为宜。其义与《内经》不同，何也？予曰：此难，因有生之源，而言禀受之位，《内经》因有生之后，而言保养之道，其义不同，各有其趣。故《四十九难》曰：形寒饮冷则伤肺。汝今致疑于二经不同之辞，唯见此难，而不见《四十九难》故也。若唯见此难，以为保养之道，岂不致违《内经》而伤肺之害乎？

弟子曰：二经各有其趣，愚今得闻其说。又问：诸家注解，其失在何处也？予曰：诸家大率于有生之后，牵合其既所在而注之，未知本于有生之源，而论其成来浮沉之由也。陈廷芝曰：以其属少阳而位于人身之阴分，故为阴中之阳。以其属太阴而位于人身之阳分，故为阳中之阴。袁淳甫曰：肝位膈下，肺位膈上，上阳下阴，所行之道，性随而分。纪齐卿曰：肝为阴中之阳，阴性尚多，不随于木。肺为阳中之阴，阳性尚多，不随于金。滑伯仁曰：肝为阳，阴中之阳也，阴性尚多，故曰微阳。肺为阴，阳中之阴也，阳性尚多，故曰微阴。皆是牵合之见也。杨玄操、丁德用、熊宗立、王文洁，共解阴道、阳道，以相命十二运，其义自纯木纯金而立之，大戾。此虽非为纯木、非为纯金之谓，殊不知其意乐金，以下为肝沉之后，其意乐火，以下为肺浮之后也。陈氏又解“行”字，妄以“居”字，曰：居阴道，居阳道。行居动静，其义大异！诚不可同口而言之，是此等之注解，岂非失越人之旨乎？

弟子曰：俞琰《席上腐谈》云：肝属木当浮而反沉，肺属金当沉而反浮，何也？肝实而肺虚也。故石入水则沉，而南海有浮水之石。木入水则浮，而南海有沉水之香。虚实之反如此，愚忆此说有理，先生以为如何也？予曰：浮水之石，沉水之香，是区区一方之小物，不能干涉于天下万人之大义。俞氏凭据此小物，所以不知大义也。且此难所谓浮沉，是随夫之阴阳。俞氏所谓浮沉，是随已之虚实，岂非大失越人之旨乎？周仲立曰：肝畜血。血，阴也。多血少气，体凝中窒，虽有脉络内经，非玲珑空虚之比，故得水而沉也。肺主气。气，阳也。多气少血，体四垂而轻泛，孔窍玲珑，脉络旁达，故得水而浮也。周氏此说亦于有生之后，牵合其脏虚实而论之，大都如此者为有理误也。弟子默而退矣。

大肠小肠广肠论第十三

《内经》曰：回肠当脐，左环回周叶积而下，回运环反十六曲。《难经·四十二难》改“左”字而作“右”字，曰：当脐右回叠积十六曲。张神仙又作“右”字，曰：大肠当脐右一十六曲。图中亦右置大肠，左置小肠。故后学者多惑于《难经》及张氏，乃以为《内经》“左”字是传写之误也。或曰：肺是阳中之阴脏，心是阳中之阳脏。阴道为右旋，阳道为左旋。大肠为阴脏之腑，小肠为阳脏之腑。故大肠当脐而为右旋，小肠当脐而为左旋。此谓“环回”二字共是“旋”字之义也。或曰肺脏在右，大肠为肺腑，故从肺而在脐右。《内经·刺禁论》所谓肺脏于右，所以本其义也。或曰大肠为肺金之腑，小肠为心火之腑，金为阴，火为阳，右为阴，左为阳，故大肠在脐右，小肠在脐左。是所以从其脏阴阳而定其腑所在也。

予见《内经》有言肠胃所在及大小、长短，虽然无毫厘言其由奈何。故后世名家，不知所凭据，未能正《难经》及张氏之误，遂又至使后学相率而为如此之非说矣！予顾诸腑生于天气，皆为阳而在外。《内经》曰：天气之所生也，其气象天是也。其象为回周者，当应天之运转，故小肠、回肠、广肠三肠皆当为左环。分言之则回肠、广肠为二象，合言之则广肠为回肠下节，故其会处为界限，非如有幽门、阑门，其象为回周，亦直受回肠左环。《内经》曰：广肠傅脊，以受回肠，左环是也。予由此观之，则知三肠必皆为左旋，妄以为传写之误，所以不详《内经》也。马玄台随文解义不能明，以为左旋，且不知受回肠之象，曰受回肠之物，恐是泥其问受谷之辞也。张介实虽见为左旋，亦随文解义。二家共未能止《难经》及张氏之误。滑伯仁、熊宗立等皆阙此难注解，而况有正其误乎？

予考《内经》曰：五脏六腑者，肺为之盖。又曰：肺者，五脏六腑之盖也。又曰：肺者，脏之盖也。又曰：肺者，脏之长也，为心之盖也。大都如此者，论肺无偏倚，但肺属金而主西方，在时为秋，其气收敛，自南面而言之，收敛在右而已。故《刺禁论》曰肺脏于右，是言要害所在，非言其脏在右。或曰从肺而在脐右，是又所以不详《内经》也。

予又考《内经》诸篇，不见有从其脏阴阳之谓，金火左右阴阳之说，其义出于牵合之见。《内经》纵虽有作“右”字，其说如此皆不当理，究竟旧是“左”字而非“右”字故也。张氏非特作右字，反而又省文字。圣人论道著经一句一字不苟，其妄省之，是大罪也。吁嗟！学者惑于张氏，唯因不知《难经》所误矣。

今世置经脉于不讲论第十四

夫经脉有十二，应律吕之数，在天为十二辰，在地为十二经水，在年为十二月，在日为十二时，得生之道既在于此，治病之法亦在于此。相和，则能合天地；运用不和，则发是动所生病。《内经》曰：夫十二经脉者，人之所以生，病之所以成，人之所以治，病之所以起。此之谓也。予顾经脉属于脏腑，犹枝叶属于根本，脏腑之病与不病现于经脉，犹根本之枯与不枯现于枝叶。故欲能察病情者，不可无明知经脉。《内经》曰：经脉者，所以能决死生，处百病，调虚实，不可不通。此之谓也。古医欲能察是动所生病者，兼知脏腑所在与经脉所行。假如手太阴之病，其脏所在，发缺盆中痛、肩背痛。其经所行，发臑臂内前廉痛，其余或满或肿、或热或寒等之证，亦能知其所在与其所行，而察之脏腑经脉，无遁病情，针灸、药剂有得治法。故针之补泻迎随，灸之多少禁忌，药之补泻温凉，报使引经及痈疽疔疮，分经之治，各得法而无微差谬，其病随手而必为愈。

今医唯知脏腑而不能知经脉，甚则无志学而又不能知脏腑，其妄施治也，岂不杀人乎？古者针刺盛行，灸治次之，不明知经脉难能之。故医勤而读《内经》，寤寐熟讲经脉，宜哉其能施治救人也！今世药剂盛行，针刺、灸治罕行，医弥不能读《内经》，遂置经脉于不讲，故不能察是动所生病。仅见一二证，而为有得药剂，亦唯用古方，且自加减亦失其宜，今不能临时而应病制方，此之由也。若有妄制方者，不可无必以杀人矣！

背部经穴论第十五

《神应经·折量法》刘永怀曰：夫针灸之术，其旨微矣。穴法之讹，其来远矣。如背俞膏肓数穴，皆起死回生之要穴，而折量分寸皆致讹谬。臣获善同陈先生亲授一穴一法，毫厘有据。且如背俞，前贤书中皆云夹脊各寸半，是共折三寸分两傍取之。殊不知言夹脊，其"夹"字是除骨而言，若带脊骨，当以两傍各二寸，共折四寸分两傍。又如膏肓二穴，当除第一椎小骨不算，若连第一椎数下，当在五椎下两傍各三寸半，共折七寸分两傍，按其酸疼处乃是真穴。

予遍考《内经》诸篇，未见有如此之法。《灵枢·背腧》篇，黄帝问于岐伯曰：愿闻五脏之腧，出于背者。岐伯曰：背中大俞在杼骨之端，肺俞在三焦之间，心俞在五焦之间，膈俞在七焦之间，肝俞在九焦之间，脾俞在十一焦之间，肾俞在十四焦之间，皆夹脊相去三寸所。《素问·血气形志》篇亦有一法与此大异，其理不隐，当唯宜从《灵枢》此所谓三寸者，包脊骨而言之。是以张介宾《类经》本篇注曰：此自大腧至肾俞，左右各相去脊中一寸五分，故云夹脊相去三寸所也。此注得合岐黄之旨矣。

予又见《类经图翼》背部折法曰：脊骨内阔一寸。凡云第二行夹脊一寸半，三行夹脊三寸者，皆除脊一寸外，净以寸半三寸论，故在二行当为二寸，在三行当为三寸半。此言违岐黄之旨，便为助刘氏之说。《类经》唯是张氏一人之书，何为如出于二人之口也？

《黄帝明堂灸经》谓：一行诸穴曰两傍各一寸半。皇甫士安《甲乙经》、滑伯仁《十四经发挥》等书皆得从之，遂未见有一穴曰两傍各二寸，是包脊骨而共折三寸之证也。故三行附分、魄户、膏肓以下，诸穴两傍各三寸而共折六寸为的矣。《明堂灸经》又曰：天枢二穴，夹脐两傍各二寸。此夹脐与《灵枢》夹脊同意，所谓各二寸包脐而言之，共折为四寸之谓也。

刘氏又以为除脐而言也欤，又视脐广以为若干分寸也欤者！非包脐而言之，不可共折为四寸，与腹部去中行二寸诸穴不齐，斯知黄帝之意非除脐而言也。高武《针灸聚英》加“中”字，曰夹脐中，所以能知此意也。然则《灵枢》夹脊亦是非除骨而言也，明矣。今见世间医者点灸多用刘、张二家之法，非唯不能治病，又妄为破好肉，故予不得已学者能详焉。

腹部骨度论第十六

门弟子方夜读《十四经发挥》，于时有二客来矣。一客曰：足阳明经，滑氏注曰：天枢在夹脐二寸，外陵在天枢下一寸，大巨在外陵下一寸，水道在大巨下三寸，归来在水道下二寸，气冲一名气街，在归来下鼠鼷上一寸。马玄台注曰：鼠鼷横骨尽处，盖由此穴法，水道在大巨下三寸，则脐下五寸。归来在水道下二寸，则脐下七寸。又《医学入门》云：气冲，天枢下八寸。今以《灵枢·骨度》篇曰：天枢以下①至横骨六寸半。视之则归来穴过骨度五分，而况于谓气冲在鼠鼷上一寸，天枢下八寸乎？是必传写之误也，当改作“水道在天枢下三寸，归来在水道下一寸”。夫归来在水道下一寸，则脐下四寸，气冲在归来下一寸，则脐下五寸气冲至鼠鼷一寸，鼠鼷至横骨下当有五分，如此改之则合于骨度六寸半矣。凡脐下之穴，多以脐旁

---

① 以下：原脱，据《灵枢·骨度》补。

取之。冲门去大横五寸，横骨在大赫下一寸，肓俞下五寸之类，是大横、肓俞在脐旁也。譬如以江水分南北，其易见也。《入门》咸以天枢言之，诚有以哉？一客曰：不然。张景岳曰：按少腹下夹自横骨上行，不可概用腹中分寸，当以太阴之冲门，起自横骨两端，以至阳明之气冲。少阴之横骨至中行之曲骨穴通计折量，始得其准。凡上至腹中，皆当以此类推。是张氏改骨度而不改穴处，必有其理矣。今以愚考之，天枢至横骨六寸半，是任脉与足少阴之骨度也。足太阴之冲门，去大横五寸，在腑舍下横骨端约中动脉。夫大横在脐旁，则冲门脐下五寸，然则以脐下五寸，当为太阴之骨度也。今此阳明之诸穴，天枢至横骨当为九寸，取之不可，必改穴处矣。足太阴经曰：大横在腹哀下三寸五分，直脐旁。腹哀在日月下一寸五分。足厥阴经亦曰：章门在大横外，直脐季肋端，今依日月穴而量之大横，是不当直脐也。所谓腹哀在日月下一寸五分，盖日月，期门下五分，期门，巨阙旁相去四寸五分，脐上六寸。日月，期门下五分，则脐上五寸半。以此量之，腹哀，脐上四寸，大横，脐上一寸，何谓直脐耶？足少阴经曰：肓俞在商曲下一寸，去脐旁五分。商曲在石关下一寸，石关在阴都下一寸，阴都在通谷下一寸，通谷在幽门下一寸，幽门夹巨阙旁五分，是幽门脐上六寸，通谷脐上五寸，阴都脐上四寸，石关脐上三寸，商曲脐上二寸，肓俞脐上一寸，是亦不当直脐也。髃骬至天枢八寸，是任脉与足阳明之骨度，而非足太阴、少阴所关也。唯是巨阙至脐为五寸，配之则大横、肓俞共当直脐矣。张氏曰：凡上至腹中，皆当以此类推。此之谓也。

弟子弗能判断，一日来而问之。予曰：后说见前说以为不然，彼亦不然也。坐，吾语汝焉。今详观彼说，是大惑张氏之言，天枢至横骨六寸半，以为任脉与足少阴之骨度，而非足太阴、阳明所关，故天枢至横骨更量而折九寸，以为足阳明之骨度，相去中行各四寸半，直脐旁至冲门穴量而折五寸，以为足太阴之骨度又在脐上者。髃骬至天枢八寸，以为任脉与足阳明之骨度，而非足太阴少阴所关。长短伸缩相并，而不均脐上、脐下，一经而不同，且脐上八寸之间，两旁相去五分。足少阴所行两旁，相去二寸。足阳明所行其近少阴，以为非所关，其远阳明却以为所关如此，支离破碎，一毫不见为理，曰必有其理，是大误也。若中行之外，各有骨度，黄帝不可无必以论之，否则足惑后世，岂可谓大圣乎？今此所引张氏之言，是诚改骨度而不改穴处，虽然改肓俞在商曲下一寸，曰当作二寸，是明改穴处而不改骨度，其相矛盾莫甚于此。彼不见有如此罅漏[①]，故妄见脐上骨度，以为非少阴所关，吁嗟！展转相误，又将误后人矣！予忆天枢，足阳明之穴，所谓天枢以下至横骨长六寸半，是其骨度有所关故也。苟非阳明所关，可谓脐以下至横骨，何以可谓天枢以下乎？又忆天枢是腹部枢要之穴，不言脐而言此穴，予恐欲兼言腹部上下之骨度也欤！凡上下分寸“一”“二”“三”等字，往往有传写之误，故腧穴所在后世不能明，是所以可改穴处而不可改骨度也。其间所易明，可类推而改之，其余非圣人复生不能改之，是医家之害，予素所患也。汝莫改骨度，二客亦以语焉。

十五络论第十七

《难经·二十六难》曰：经有十二，络有十五，余三络者，

① 罅漏：裂缝和漏穴，比喻事物的漏洞。

是何等络也？然。有阳络，有阴络，有脾之大络。阳络者，阳跻之络也；阴络者，阴跻之络也，故络有十五焉。予考《内经》大异此难。《灵枢·经脉》篇所谓十五络者，明以任脉之别与督脉之别，故王文洁既评其义。张介宾亦曰：本篇以督脉之长强，任脉之屏翳合为十五络。盖督脉统络诸阳，任脉统络诸阴，以为十二经络阴阳之纲领故也。而《二十六难》以阳跻、阴跻合为十五络者，不知阳跻为足太阳之别，阴跻为足少阴之别，不得另以为言也。学者当以本经为正，王、张二家之说，是诚便于学者。

予又不敢默，尚有可辩也。《灵枢·脉度》篇黄帝曰：跻脉有阴阳，何脉当其数？岐伯答曰：男子数其阳，女子数其阴，当数者为经，其不当数者为络也。今由此观之，男子以阳跻为经，以阴跻为络；女子以阴跻为经，以阳跻为络。故《经脉》篇配任督而不配跻脉，此难共以为络，大违岐黄之旨。《难经》难《内经》，不可有微违，斯知必非越人之本辞也。

予见诸家所注，皆是随文解义。滑伯仁曰：谓之络者，盖奇经不拘于十二经，直谓之络亦可也。予按，“可”者仅可而有所未尽之辞。滑氏用此辞，非为之至善，唯是无所发明，其意不决而然，所以随文解义也。滑氏又曰：脾之大络名曰大包，出渊腋三寸，布胸胁，其动应衣，宗气也。此下一句《素问·平人气象论》谓胃之大络之辞，取用而注脾之大络，使学者致混同之惑。吁！谬妄之言，孰甚于此哉！

卷第五　诊脉类

诊脉总论第一

汪省之曰：古人以切居望、闻、问之后，则是望、闻、问之间，已得其病情矣，不过再诊其脉，看病应与不应也。又曰：夫《脉经》一书，拳拳[1]示人以诊法而开卷，入首便言观形察色，彼此参伍以决死生。可见望、闻、问、切，医之不可缺一也。予由此观之，则非相兼四知不能察病。四知有详略，切脉为之详。今举大概而言之，三部九候、六部前后、五部轻重、五邪刚柔、二十四脉、七死七诊、阴阳绝死、阴阳脱、诸病宜忌、病脉应及、平人损至、胃气真脏、邪祟伏匿、关格覆溢、气运南北、四时旺脉、生成缓急、肥瘦浮沉、老少异脉、男女恒及、胎前产后，因脉而察病，因病而诊脉，死生吉凶，尽决于此，错综以得其妙，是诚可谓其详也。故非切之不能知焉。

《内经》曰：持脉有道，虚静为保。又曰：诊有大方，坐起有常，出入有行，以转神明，必清必净。予尝玩此辞，而得知“切”字之义。盖谓虚静而为保心，坐起出入不苟以转神明，必清必净，无一毫昏浊之累也。岂止谓用手指而叮咛反覆也乎？若知此义而得此妙，则奇病怪证无所遁情。昔者诊虢太子之尸厥，视晋景公之膏肓，所以能得此妙也。其余不得妙者，只须相兼四知，否则无不致误于逆顺、真假脉证相反之间矣。

今医不能相兼察病，多专诊脉。予观其诊脉者，心志不静，气息不稳，身体不正，手指不顺。或未放指而与人言，或未终

① 拳拳：诚挚貌。

九候而放指，或未复座而立病名，惶惶而出去病家。非有胜古法之捷法，抑妄杀人之巨贼也？其无学者，不知故也。其伐学者，胡为其然哉？又习于容止①，而内无实，唯人所见，如得其法，是即羊质虎皮②、惑世欺民之徒也。予顾好生恶死，天之仁爱，人之好恶，亦莫大于此。世怀病求医者，欲免死于危急之间。故孙真人曰：见彼苦恼，若已有之，深加恻怆，勿避险巇，一心救难，无存形迹，如此可谓慈悯，济苍生大医，反此则含灵巨贼。吁嗟！不仁也哉！不智也哉！医无切脉，是诚巨贼，乃不畏天人之罪也，岂非病家之大患乎？

脏腑脉部论第二

《素问》曰：尺内两旁则季胁也，尺以候肾，尺里以候腹。中附上，左外以候肝，内以候鬲；右外以候胃，内以候脾。上附上，右外以候肺，内以候胸中；左外以候心，内以候胆；前以候前，后以候后。上竟上者，胸喉中事也。下竟下者，少腹腰股膝胫足中事也。此论脉部之基本，古今不可不宗之。粗辞简而如有阙语，强为凿说则失经旨，予为弟子窃以注焉。尺内者，尺部也，两旁独言左右也。季胁，谓小肋尽而接眇中之处，当脐上二寸之傍也。言尺部左右，则主候季胁以下也。外者，乃在脉部为前，在身部为上也。里者，内也，乃在脉部为后，在身部为下也。腹，谓脐之上下也，言尺部前以候肾，尺部后以候腹中也。附上，谓尺部附上，乃关部也。鬲与膈通也，言自尺部而附其上，关部左关前以候肝，后以候膈。右关前以候

---

① 容止：仪容举止。

② 羊质虎皮：比喻外强内弱，虚有其表。

胃，后以候脾也。上附上，谓上关部又附其上，乃寸部也。言自关部而又附其上。寸部，右寸前以候肺，后以候胸中。左寸前以候心，后以候膻中也。“前”者，指上文“外”字而言之。“前以”之“前”，谓脉部之前也。“候前”之“前”，谓身部之上也。“后”者，指上文“内”字而言之。“后以”之“后”，谓脉部之后也。“候后”之“后”，谓身部之下也。此二句申明上文之义，言脉部之前以候身部之上，脉部之后以候身部之下也。上，谓寸部也。竟，终也。“竟上”之“上”，谓身部之上也，言寸部终身部之上而候之，即胸喉中事也。下，谓尺部也。“竟下”之“下”，谓身部下也，言尺部终身部之下而候之，即少腹腰股膝胫足中事也。

夫人身上下所在，皆无不现于脉，故本经脉部之位，各应其所在而候之。肾附于十四椎，前齐于脐，而当少腹之上，左右齐于季胁，独居下部而为腹中主张，腹虽曰脐之上下，其分大约多在脐下。少腹所以为两尺，前以候肾，后以候腹中也。肝附于九椎，脾附于十一椎，共居中部而在脐上膈下之间。膈在心肺与脾胃之间，虽为上中之界限，前齐于鸠尾，后齐于十一椎，其分入中部而接肝下脉，亦当入中部。脏腑在人相为运用，最以表里相合为切。胃与脾相为表里，当相合而同脉部。脾胃既同其部，膈当与肝同部。肝为阴中之少阳，脾为阴中之至阴，阴主右，阳主左，所以为左关前以候肝，后以候膈也。凡脏舍精神而居上，腑传污浊而居下，脾附于十一椎而居胃上，胃附于十二椎而居脾下，各应其所在而候之，当为右关前以候脾，后以候胃。本经“脾”“胃”二字颠倒而置之，是传写之误，而非岐伯之本辞，当改作“右外以候脾，内以候胃”，否则不能合应其所在之义。《察病指南》所载便如予之所见，是当其时而未误也欤？抑能知其误而改正也欤？肺附于三椎，心附于五椎，共居上部而在膈上。胸中在肺下，膻中在心下。肺为阳中之少阴，心为阳中之太阳。阳主左，阴主右，所以为右寸前以候肺，后以候胸中。左寸前以候心，后以候膻中也。“内”“外”“前”“后”四字，此指上下而言之。《易》断卦爻之义也，此论脉部自下至上，亦《易》书卦爻之序也。马玄台注“见前后而为左右人迎气口”，是大误也。此论寸关尺而无论浮沉。张介宾注曰“有以浮取为外，沉取为内者，于义亦通”，是又大误也。此“喉”字下，当有“头”字，疑是缺语也。

越人曰上部法天，主胸以上至头有疾，是其证也。予自三才而观之，两寸为天部，两关为人部，两尺为地部，故越人曰：上部法天，主胸以上至头之有疾也；中部法人，主膈以下至脐之有疾也；下部法地，主脐以下至足之有疾也。又自五行而观之，两尺兼腹中而为肾水部，左关兼膈而为肝木部，右关兼胃而为脾土部，右寸兼胸中而为肺金部，左寸兼膻中而为心火部。人身部分条目甚多，三才五行是其纲领也。岐黄此本篇唯言候胃腑，余腑欲使后人推而知之，故越人能知之。《十难》发明其义，各候腑于脏部，得察五邪十变。欲仔细候之，各有其部分，腑皆居脏下，当候之于后。张神仙所候是也。王叔和承越人，所谓三才之义便候三焦，配于寸关尺三部，两寸共以候上焦，两关共以候中焦，两尺共以候下焦。吴山甫又定三焦，凭据此说曰虽圣人复起当不易。予考《灵枢》曰：是孤之腑也，是六腑之所与合者。盖三焦孤为大形，诸腑皆合而在其中，故脉亦与诸腑合部，皆当各候之于后矣。

予今见后世脉书之说，多有心包络候之于右尺。戴起宗始曰：经云：手少阴独无腧乎？其外经病而脏不病也。故治痛者治包络之经，无犯其经。则手厥阴同手少阴经部诊也。谢坚曰：又同手厥阴，即手少阴心脉同部。二家之说，是得经旨者也。夫手少阴心，君火之脏；手厥阴心包络，相火之脏。相火代君火而行事，其所为，皆是君主所为，故同心而名。曰心主其脉与心同部不亦宜乎？凡脏腑周身之脉部，其候如此，无一所遗，独决之于肺经，其旨见于经中。今撮其略而言之。曰胃者水谷之海，六腑之大源也，五味入口，藏于胃，以养五脏气，气口亦太阴也，是以五脏六腑之气味皆出于胃，变见于气口。又曰五脏皆禀气于胃。胃者，五脏之本也。脏气者不能自致于手太阴，必因于胃气乃至于手太阴也。又曰脉气流经，经气归于肺，肺朝百脉。又曰气口成寸，以决死生之类是也。越人用此旨而为《难经》第一之义，曰：十二经皆有动脉，独取寸口以决五脏六腑死生吉凶之法，何谓也？然。寸口者，脉之大会，手太阴之脉动也。予由此观之，则十二经脉大会寸口，而得脏腑脉部之位，犹天下诸侯朝于天子，而各就位述职也。其能决死生吉凶之法，犹天下之政决之于天子明堂也。吴山甫曰：取诸经之部候，即儒者求道于散珠。寸口之部候，即儒者本之一贯也。此所谓本之一贯者，乃决之于明堂者也。赵继宗不知有此义，反而谤叔和曰：人身血气，日夜流通，周而复始，如环不息，若专主各脏部位，是有间隔关绝，血脉不相流通，是为胶柱刻舟之论也。予未知大会一贯之处，有间隔关绝之理也。若此继宗之言，《素》《难》足以为虚诞。予又未知岐黄、越人为虚诞而误人也。

吁呼！历代名家，其误甚多，岂止继宗一人也乎？予举尤者而言之。叔和始见肾与命门以为俱出尺部，左属肾，右为子户。高阳生愈见子户以为命门，明配右尺而得继叔和之误。后辈以为高氏始之，是未详《脉经》者也。刘元实以三焦而配右尺，其弊所及，使徐遁于右肾下见三焦之形，遂至为陈无择、马玄台之惑。施桂堂、李东垣、王海藏等又以三焦与心包络而配右尺。徐春甫著《脉诀》辩妄见表里相合之义以为误，曰：大小肠居小腹之下部，今而逆候寸口之上部，恶乎？宜乎？张介宾又著《十二脏脉候部位论》，假五行相生而定脉部，不止以三焦而配右尺，且以小肠而配右尺，以大肠而配左尺。曰：岂有大小肠位居极下，而脉现于两寸至高之地者？李中梓又以小肠而配左尺，以大肠而配右尺，大小肠皆在下焦腹中。伪《诀》越中焦而候之寸上，有是理哉？萧万舆又曰：迨晋王叔和以脉鸣，时撰有《脉经》，可谓周备详切，惜乎以大小肠诊之两寸，部位错乱，瑕瑜莫掩。嘉言又曰：王叔和以相络之故，大小二肠候之于上，心主之脉候之于下，而不知络脉所主者外，所关者小，虽是系络表里相通，未可定其诊象，况水谷变化，浊秽之腑去膈上父母清阳之脏，重重脂膜遮蔽其气，迥不相通，岂可因外络连属皆是？如有得学者多惑焉。

予按，心肺其经下络小肠大肠，小肠大肠其经上络心肺，上下相络，脉气相通，表里相合，阴阳相和，在人相为运用，孰以有切于此？是《黄帝内经》之大义，越人《十难》所以发明也。故其位虽居于极下，其脉无不现于上部。大小肠候之寸口上部，即叔和用大义者也。然诸家之说皆不用大义，或反而以为误，或以为错乱，或以为所关者小，予岂可不伤乎？《内经》所谓下络大肠，还循胃口，上膈属肺，与下入缺盆，络肺，下膈属大肠等辞，是为其气相通而言之。嘉言以为重重脂膜遮蔽其气，迥不相通，足见《内经》而为无实之辞。如四末有旁通之络，是诚可谓之外络，如下络大肠，入缺盆，络肺之类，谓之外络，是未详者也。戴起宗曰：脏腑之脉，实以浮沉之位别之。汪省之又曰：脏属阴主沉，腑属阳主浮。是专候脏以沉，候腑以浮者也。予由《难经》而考之，若有专候脏以沉，何以谓心肺俱浮乎？又何以谓五脏脉已绝于外乎？若有专候腑以浮，何以谓心脉微沉者，膀胱邪于小肠也乎？戴、汪二家之说，得悖越人之旨矣。古今察病施治，唯能候脉为要，其要不明，则察病不明，未有其不误杀人者也。予今立论，虽如能明临病候脉，则不能明误人之罪，曷有所逃哉？医者慎焉！医者慎焉！

左尺候肝论第三

赵继宗《脉部相生图说》引《难经·十八难》曰：手太阴、阳明，金也。生足少阴、太阳水，金生水，水流下而不能上，故在下部也。足厥阴、少阳，木也。生手太阳、少阴火，火炎上而不能下，故在上部也。手心主、少阳火，生足太阴阳明土，土主中宫，故在中部也。此五行之相生养者也。勿听子①注，谓始于右寸，金生左尺水，水生左关木，木生左寸君火，君火与右尺相火相应，生右关土，土又生右寸金，皆与本经相生相养顺序不合。又设或问曰：叔和云左心小肠肝胆肾，右肺大肠脾胃命。然果如是之分配耶？夫脉有寸关尺之三部，经曰：关之前者，阳之动也。脉当九分而浮。所谓浮者，心与肺也。关之后者，阴之动也。脉当一寸而沉。所谓沉者，肾与肝也。其以左寸为心，右寸为肺是矣。若以左关为肝，与经不合，何耶？经言：呼出心与肺，吸入肾与肝，呼吸之间，脾受

① 勿听子：即熊宗立，一名均，字道轩，自号勿听子，福建建阳人。明代医家。撰有《勿听子俗解八十一难经》等。

谷味也，其脉在中。又曰：脾者中州，故其脉在中。又言：土主中宫，故在中部也。所谓中者，脾之部位，即两关也。谓之关者，前有心肺为阳，后有肝肾为阴，而关为阴阳之界限，故曰关。古人诊脉，于两关之前取阳三分，两关之后取阴三分，以为关部。所以两关之脉，俱是半阴半阳、半浮半沉，皆当以脾部有之，即所谓土居金木水火之中，又所谓土寄旺于四时者，不特右关为脾部而已。肝既属阴而沉，岂在于半阴半阳、半浮半沉之左关耶？或曰：心肺脾之脉，各有部分明矣。其肝肾二经之脉在于何许？经言：不特沉者肾与肝。又曰：心肺居上，肝肾居下，则肝与肾皆阴沉而在下部矣。何以别之？肾者，水也。肺者，金也。金生水，水流下而不能上，则肾当在右尺也。肝者，木也。心者，火也。木生火，火炎上而不能下，况木在东方，位居在左，则肝当在左尺也。

予观《十八难》之始终，从注者既以为有错简，此赵氏所引之辞，亦不应其问之辞。盖手太阴、阳明，手心主、少阳，足厥阴、少阳，不明言其部，今由其辞连续而考之，手太阴、阳明，手心主、少阳与手太阳、少阴当在上部，足厥阴、少阳与足少阴、太阳当在下部。然则为下部，特应其问之辞。上中二部何以谓部有四经乎？且自五行相生而言之，手太阴、阳明为金，为上部，其金生下部之水，是即越中部之土，足厥阴、少阳为木，为下部，其木生上部之火，是又越中部之土。如此上下相越，即失顺行之道，何以谓五行子母更相生养乎？《内经》所论脉部各应其所在而候之，遂未见有如此，《难》之义是必出于重编之手，而非越人之本辞。后世依相生而论脉部，所以不详《内经》而惑于此《难》也。故赵氏亦惑而作图说，胡为鲁莽灭裂[1]也哉！

凡人身之阴阳，皆无不现于脉，阴阳之法非止一端。身半以上法天，浮上而属阳；身半以下法地，沉下而属阴。故《三难》以现九分而浮为阳之动，以现一寸而沉为阴之动，是言两仪之动而非言脏之脉部也。赵氏设或问曰：所谓浮者，心与肺也。又曰：所谓沉者，肾与肝也。又次以左寸、右寸、左关等言，皆是非言脏之脉部乎？夫心肺浮而在上，俱属阳而主出。肾肝沉而在下，俱属阴而主入。脾在中州而寄四维，受谷味而养周身，通贯阴阳而无所倚，其脉亦在每脏脉中。故《四难》曰：呼出心与肺，吸入肾与肝。呼吸之间，脾受谷味也，其脉在中。又曰：心肺俱浮，肾肝俱沉。唯如此则四脏难别，又能别之，各有其脉。故又以浮而大散者为心，以浮而短涩者为肺，以牢而长者为肝，以按之濡、举指来实者为肾，是别脏以脉形，而非以左右寸尺之脉部。此《难》问辞曰：脉有阴阳之法，是二分四脏而配两仪，非言寸关尺之三部。然则脾者中州之中，虽为中央之中，其脉在中之中，独言仁义礼智而信在中之中也。故唯言四脏脉形，而不言脾脏脉形。《内经》曰：脾脉者，土也，孤脏以灌四傍者也。善者不可得见，恶者可见。《十五难》曰：脾者，中州也，其平各不可得见，衰乃见耳。此之谓也。赵氏妄以为上中下之中，频费半阴半阳、半浮半沉等之言，遂以两关而为脾部，以左尺而为肝部，是非大失越人之旨乎？

予既于上论而著，愚注释《素问》所见脉部之义，今义又略而言之。肾附于十四椎，前齐于脐，左右齐于季胁，独居下部，而为腹中主张，故配两尺而候之。肝附于九椎，其位远于

---

① 灭裂：谓言行粗疏草率。

肾与脾，居中部，在脐上膈下之间，故肝配左关而候之，脾配右关而候之，是万世不易之义也。越人著《难经》，唯是问难《内经》，其论脉部当如岐黄，岂如赵氏之言也乎？赵氏以为得其旨，曰：乃若医道不本之岐黄、扁鹊之圣人，方脉不祖之《素问》《难经》之立法，窃恐其脉理不精，误世无限，是措我误而恐人误，可谓不能知我者也。予忆如候左尺而得病脉，从岐黄者为肾病治之，从赵氏者为肝病治之。又如候左关而得病脉，从岐黄者为肝病治之，从赵氏者为脾病治之。诊候治疗大有迳庭，孰以为是，孰以为非，其非以能害人，其是以能利人。若是赵氏，则岐黄当为嘉靖以前之罪人；若是岐黄，则赵氏当为嘉靖以后之罪人。予唯欲与岐黄同罪，今医如何以为是非也？噫乎！脉者，死生之所系，微失之则以害人，后世学脉书者，勿惑赵氏之辈矣！

人迎气口论第四

尝考《内经》，人迎在结喉两旁，为足阳明脉之所动。气口在两手掌后，谓之寸口，又谓之脉口，为手太阴脉之所动。太阴行气于三阴，阳明行气于三阳，故人迎候阳、候表、候腑，气口候阴、候里、候脏，是古圣人之所论也。王叔和始有立关前一分，人命之主，左为人迎，右为气口，左手寸口人迎以前，右手寸口气口以前等言。晋以下名医，无不尽宗之，故后世医者益以宗之，其诊候之谬，未知害几人，是予所不敢默也。

《禁服》篇曰：寸口主中，人迎主外，两者相应，俱往俱来，若引绳大小齐等。春夏人迎微大，秋冬寸口微大，如此者名曰平人。人迎大一倍于寸口，病在足少阳；一倍而躁，在手少阳。人迎二倍，病在足太阳；二倍而躁，病在手太阳。人迎三倍，病在足阳明；三倍而躁，病在手阳明。又曰：寸口大于人迎一倍，病在足厥阴；一倍而躁，在手心主。寸口二倍，病在足少阴；二倍而躁，在手少阴。寸口三倍，病在足太阴；三倍而躁，在手太阴。《终始》篇曰：持其脉口人迎，以知阴阳有余不足，平与不平，天道毕矣。《经脉》篇手太阴曰：盛者，寸口大三倍于人迎；虚者，寸口反小于人迎也。足阳明曰：盛者，人迎大三倍于寸口，虚者，人迎反小于寸口也。经中所言率如此，今举其略而解之。

盖所谓大小，是谓虚盛之病脉也。所谓有余、不足，是即虚盛之谓也。所谓三倍等数，是谓盛者准平脉而有多少之异也。所谓反小，是似无多少之异，盛者既有多少，虚者亦必不可无之，其不言之，欲使人据盛者而推知也。予今不拘其病，唯依脉而言之，假令两手寸口大三倍于结喉人迎，从经旨则为太阴有余而治之，从王氏则孰为有余而治之，将为太阴、阳明共有余而治之乎？假令结喉人迎大三倍于两手寸口，从经旨则为阳明有余而治之，从王氏则无有余不足可见，何以知为阳明有余乎？假令两手寸口反小于结喉人迎，从经旨则为阴不足而治之，从王氏则孰为不足而治之，将为阴阳共不足而治之乎？假令结喉人迎反小于两手寸口，从经旨则为阳不足而治之，从王氏则又无有余不足可见，何以知为阳不足乎？若脉有时世之变，当有各从其变，否则经旨、王氏必有所是非，是经旨则当非王氏。天下之人自古至今，人迎在结喉而不可在左手寸口，气口在两手而不可偏在右手，晋以后医家、病家，王氏足为之殃。又是王氏则当非经旨，天下之人自古至今，人迎在左手寸口而不可在结喉，气口偏在右手而不可在两手，晋以前医家、病家，黄帝足为之殃，岂谓之大圣乎？又岂谓之惠民乎？学者由此思之，当知王氏立无稽之言矣！

陈无择曰：切脉动静者，以脉之朝会必归于寸口三部，诊之左关前一分为人迎，以候六淫为外所因；右关前一分为气口，以候七情为内所因。东垣亦立《辩脉》[1]论，曰：古人以脉上辩内外伤于人迎气口。人迎脉大于气口为外伤，气口脉大于人迎为内伤。此辩固是，但其说有所未书耳。外感风寒皆有余之证，是从前客邪来也，其病必现于左手，左手主表，乃行阳二十五度；内伤饮食及饮食不节、劳役所伤，皆不足之病也，必现于右手，右手主里，乃行阴二十五度。如二家此言，则以为人迎唯候外感有余，气口唯候内伤不足，三阴无有余之病，三阳无不足之病也。《经脉》篇所谓气盛有余则背痛，风汗出，中风，小便数而欠，是即言手太阴之有余，岂可为三阴无有余之病乎？又所谓气不足则身以前皆寒栗，胃中寒则胀满，是即言足阳明之不足，岂可为三阳无不足之病乎？故其下文及《禁服》篇等所谓盛则泻之，虚则补之，是即所以共有有余、不足之病也。凡如此之类，措而不言之，非特暗经旨，又能助王氏，弥使后人不知其非矣。

朱肱《活人书》、虞天民《医学正传》、马玄台《注证发微》，皆从王氏之说。张介宾辩之于《类经》注文，其略曰谬宗叔和，仍以左为人迎，右为气口，竟置阳明胃脉于乌有，而仍失本经表里、阳阳根本对待之义。又曰：自晋及今，以讹传讹，莫可解救，甚至以左候表，以右候里，无稽之言，其谬为甚。夫肝心居左，岂不可以为里，肠胃在右，岂不可以言表。是颇得正王氏及诸家之非。赵氏《医贯·后天要论》尚从王氏

---

① 辩脉：指李杲《内外伤辨惑论》中的《辨脉》篇。

而论人迎气口，且张氏有未尽，予不能无遗憾，遂今立一论而云尔。

脉有胃气论第五

丹溪立“人迎气口论”曰：六阳六阴脉分属左右手。心小肠肝胆肾膀胱在左，主血；肺大肠脾胃命门三焦在右，主气。男以气成胎，故气为之主；女以血成胎，故血为之主。若男子久病，气口充于人迎者，有胃气也，病虽重，可治；女子久病，人迎充于气口者，有胃气也，病虽重，可治。反此者逆。又立左大顺男，右大顺女论。其论胃气亦无异此义，是非特不知叔和之非，又愈不知自为非说，其害加害，孰大于此哉？

《五脏别①论》曰：胃者，水谷之海，六腑之大源也。五味入口，藏于胃，以养五脏气，气口亦太阴也。是以五脏六腑之气味，皆出于胃，变见于气口。《平人气象论》曰：人以水谷为本，故人绝水谷则死，脉无胃气亦死。所谓无胃气者，但得真脏脉，不得胃气也。《玉机真脏论》曰：五脏者，皆禀气于胃。胃者，五脏之本也。脏气者不能自致于手太阴，必因于胃气，乃至于手太阴也。《经脉别论》曰：食气入胃，浊气归心，淫精于脉，脉气流经，经气归于肺，肺朝百脉。予由此思之，脏腑诸脉之气，虽存于有生之初，非胃气不能续而养之，又不能续而致于手太阴，故脏腑十二经脉，其动皆有胃气。未知止于后世所谓人迎气口有气也，又未知胃气有男子女子之异也。

夫胃属土而位中央，其气寄旺于四时，兼养脏腑，周荣四体，无所偏倚，无过不及，唯得能行中和之道，是以诸脉得和

① 别：原脱，据《素问》补。

为有胃气。《玉机真脏论》又曰：脉弱以滑，是有胃气。此所谓弱、滑二脉，足形容和脉。盖往来流利，应指圆滑，谓之滑。有病见之则带力，故上加“弱”字而为无带力之滑，是谓其形不甚，犹圣人中和，不为已甚之义也。《终始》篇曰：谷气来也，徐而和。盖谷气谓胃气也，“和”字形容胃气更无可加之义，上加“徐”字，唯欲谓和之至，是虽谓针下之气，脉气之应亦然。诸脉得之则为有胃气，不得之则为无胃气矣。予又考《脉要精微论》有于右手关部而候胃，是即为胃腑之脉部，无病则当见弱滑和脉，有病则当见病脉如胃脉。实则胀，虚则泄之类是也。然则《内经》以弱滑为胃气之脉，以实为胃之病脉，又凡以大为病进之脉。丹溪所谓“充”者，充实、充人之“充”，本出于《脉法赞》所谓“左大右大”之“大”字。是以病脉为胃气，其义相远于《内经》何啻千万里哉？

或曰：丹溪能读《内经》，不无知诸脉有胃气。疑是患学者厌其多，而论候要于人迎气口也欤。予曰：多闻多见为之学者，厌其多者是忽略之人也。丹溪当恶之，何有患之乎？虽然其贻非说之弊，遂至使人流于忽略。故今世之医者，相率以从丹溪书，拾诸脉胃气，唯候人迎气口，辄见充实以为有胃气，专治病而不知保胃气，是即病家之殃，予发大息者也。今皆从丹溪者，其本因先不知叔和之非，予既谓晋以后医家、病家，王氏足为之殃，不亦宜乎！或又曰：蔡氏云：凡脉不大不细、不长不短、不浮不沉、不滑不涩，应手而中和，意思欣欣，难以名状者为气，是即不滑者为胃气，大反《内经》脉弱以滑之言，愚素致惑于此，子以见如何也？予曰：滑有平脉，又有病脉，不可一概而见之。《内经》以平脉言之，戴氏所谓其动不涩、不急、不缓、和滑之脉，为不病是也。蔡氏以病脉言之。戴氏所谓当带数及小实言之是也。今由此言观之，当知各有其旨，是所谓道并行而不相悖者也。吁嗟！微妙在脉，是非医所易，一谬则杀人在手下，请吾子必以反覆焉！

虚里动脉论第六

《内经》曰：胃之大络，名曰虚里，贯膈络肺，出于左乳下，其动应衣，脉宗气也。盛喘数绝者，则动应衣，宗气泄也。此承上文而言，诊胃气别有虚里之脉也。盖胃气积于膻中，在肺下膈上，谓之宗气，又谓之大气。此气贯膈络肺，出于两傍乳下，便为胃之大络，犹脾之大络，注于两傍大包也，岂止出于左乳下乎？虽然左属阳，右属阴，阳动而为大应，阴静而为微应，今试诊右乳下，其动为微应乎？微应则不足诊，大应则能足诊，故本经置右乳下而取左乳下，后世名家皆不知有此义而已。予见张氏《络穴图》中所载与脾之大络相对而解义，其言始终似有知之。此注反而曰胃气之出，必由左乳之下，又曰凡患癥者，多在左肋之下，遂使医以为积多在左肋之下，究竟如此偏见，是不知而然也。

此谓其动应衣，前后二句，各由下辞而观之，其义大不相同。前句“衣”字恐传写之误也。《甲乙经》改作“手”字，学者宜从焉。盛者，谓动脉急促如喘也。数者，屡也。数绝者，谓动脉屡绝也。盛喘，是病气与胃气相并之脉也。数绝，是病气数遏胃气之脉也。中者，谓胃脘是以其位在人身之中也。此言盛喘数绝者，则病气在胃脘，非唯与胃气相并，又有数遏胃气也。其因有二，不可混同。一因胃气未虚而病气独剧，一因胃气先虚而病气乘虚。治法、药剂当从其宜矣。结，郁结也。横者，谓横于胃脘也。积者，不止谓积聚之积，率谓积滞郁结而碍胃气，如痰饮宿食、瘀血疝气之类是也。此一句申明在中之病，言病在中，乃郁结而横于胃脘，有碍胃气之积滞也。绝不至，谓脉绝不动也。其因亦有二，不可混同。一因虚极而无胃气，是诚非治疗所救。一因病迫而塞胃气，能尽治疗则有得救，不可委之于其曰死矣。

其动应衣者，谓其动之甚，是以见宗气泄于外之势也。予按，其动应衣，非止一端，阴虚则阳失其所交，飞越鼓舞而动于上，宗气亦从其势，相动而泄于外，是因阴虚者也。今见失血者，多有之，是以血属阴故也。或胃气素虚者，宗气必从而虚，热邪以乘其虚，相动而泄于外，是因胃气虚者也。或患心火、胃火、肝火、痰火、奔豚气逆等病，不因阴虚与胃气虚，唯从病势进、退而发、止，是非宗气泄而所致。或因过饮酒，或因对色而炽欲火，或因失志而动心火，或因强力而躁动肢体，或因被惊，或因发怒，其素无病者，有时而动，是又非宗气泄而所致。故病退时，过则自若，不敢为害人之动。本经不谓如此者，唯谓害人者而已。马氏泥于下文言脉形间有用“横”字，见“结”“横”二字，以为脉形与数绝之脉相同，曰此脉之太过也。张氏专见盛喘数绝，以为中气不守之脉也。马氏又专见绝不至，以为胃气既绝，曰此脉之不及也。张氏又专见以为宗气绝，皆所以不知其因有二也。张氏又虽知跳动因阴虚，至陈其义则伤于凿，二家之注，其失如此。今世医者有蹈其失，故予举数人，欲惩后医矣。

一匠人年三十余，患疟，禀赋本厚，脾胃亦强，故顿截而愈之。十日而后再发，医尚恃其厚强，又截而又愈之。明日，发痰咳喘满，饮食则益加病势，更求医而不得效。予亦往而应其求，前医在旁曰：虚里动，脉数绝，是因盛痰在于胃脘。马氏所谓脉之太过，乃病之太过也，愚以为非瓜蒌枳实汤不能化如此盛痰，故与，七日不审，其无得效也。予诊曰：两手沉小，右关见滑。沉小，因虚损所致。滑，诚因痰在于胃脘。向频截而损胃气，是乘虚损之痰也。吾子专用化痰，何以有得效乎？予用补药而兼化痰，便与六君子汤去半夏加瓜蒌、枳实、紫苏子、桑白皮，二十余日而安矣。

又一士人素患奔豚，有时而逆上，一日伤食，大为吐泻，之后奔豚逆上，而在胃口痞闷，胸痛不能转侧。予应请而至病家，一医先至，诊脉处方，曰：虚里动，脉数绝，马氏以为脉之太过，是积逆上而在胃口，故与开怀散，治其病太过。予亦诊其脉，不敢言而还，明日从弟[①]来问病脉治法，予曰：两手沉急，右关濡弱，是积乘脾胃虚而逆，不可骤攻其病太过，要专补其虚而积自退，否则脾胃益虚，饮食日减而至危。从弟便唯[②]以去，苦语而不信之。二十余日之后，遂请用予治疗。其积既退，诸证亦愈，饮食不进，神衰肉削，两手共微，右关最微，予以为形病不足，固辞，而不与药，二日之后果而死矣。

又一士人，患胃脘痰喘痞闷，恶心不食，肢体羸瘦，数医不能得效，予亦往而应请，一医在坐次，曰：虚里脉绝，马氏以为胃气绝，是因不食而所致，欲用四君子汤，子以为如何也？予诊脉六部共涩，右关带沉，仍而问素无嗜酒也否？病者曰：嗜酒十余年，唯好气味辛烈，今年时时得饮烧酒，病来并诸酒而禁焉。予语以马氏不知其因有二，曰是烧酒热毒破血，其血瘀郁而塞胃气，故虚里脉绝，非胃气绝。六部共涩，为血液不

---

① 从弟：堂弟。

② 唯（wěi伟）：应答声。

足；右关带沉，为瘀血在胃。欲平治此病，宜吐而后补。病家未信予言，便用四君子汤，其痛反而增剧，遂为用予治疗。乃与韭汁三盏，欲吐而不能吐，半时而又与一盏，频吐瘀血一升许，病者失色，气息将绝，举家大惊，以为近死，时与安神散，诊脉曰：六部不变。予心无惊，颜色气息暂而如故，痛亦大退，自以为快，尚有痰杂血，与补荣汤，饮食渐进，诸证渐退，六十余日而愈矣。

又一富人伤食，腹痛闷绝，四肢厥冷，服药而吐十余次，诸证渐退，腹尚微痛。数日之后，未欲饮食，妻甚忧之，强与温饨①，其反又大发，腹痛闷绝而不省人事，病家旁延众医，予亦往而就坐，一医语予曰：两手脉未绝，而虚里既绝，故欲挽回胃气，而与人参膏。予诊曰：两手脉沉，是非胃气之绝，宿食未尽，新食又滞其在胃口而塞胃气，先行吐法以去其塞，宿滞殆尽而宜补益。医又曰：虚里脉绝不至，马氏以为胃气绝，张氏以为宗气绝，非补益之药，何以挽回乎？予时言其因有二，病家皆不能信之。其夜遂请予治，又往而诊其脉，两手既绝，气息未绝，转行吐法而不吐，予以为技穷而还。半时而使人来曰：吐十余次，脉亦稍出。予往曰：是向所行吐法之功，尚待自吐。而不与医。又吐二次，能知人事，病家频求药而未与，翌日虚里脉出，明知宿滞所尽，便与补益之药，半月而得痊愈矣。

又一僧患脾积，初无甚所苦，曾读医书，百知治法，故先用吾药五十余日，其积渐大，心腹胀，满坐卧不宁，上气喘促，二便涩滞，遂请医治之。医诊曰：虚里动，脉数绝，是积在左

---

① 温饨：日本面条。

胁之下，不可特赖药剂之功，兼使针家者刺章门。僧曰：自知积在胃口，宜刺上脘、中脘等穴。医又曰：末在胃口，本在左胁，张氏所谓胃气之出必由左乳之下，若停阻则结横为积，故凡患癥者，多在左胁之下，因胃气积滞而然是也。遂从其言而用其治，偏刺左章门，十数日，非唯无益，反而重病，是以请予治疗，吐露前医所言。予语以其所谓在左胁之下，张氏偏见，曰：其末所动在左乳下，其本胃气而在胃脘，故病在胃口，必遏胃气，数遏其本，则数绝其末，所谓病在中是也。前医惑张氏之说，懵然不知所适从，治其所不治，不治其所治，曰末在胃口，本在左胁，反而重病，不亦宜乎？今又欲使针家者用针，宜刺上脘、中脘、通谷、关门等穴，僧遂信以如予言，时与广术溃坚汤，七八日而觉有效，滋信以守，予治三十余日之后，诸证又减大半，故止针，换药剂补助脾胃而愈矣。

今蹈二家之失，其能害人如此，世未读《内经》者，不知依此而诊胃气，每见其动之甚，直以为病所动，或以为积聚，或以为疝瘕，或以为痰饮，或以为食癖，故不知补阴益胃气，一切以与攻病之药，宗气泄者无免死，因病者必以生变，其能害人不少，是皆非可悲者乎？

脉移于手阳明经穴论第七

予门人曰：虞天民《医学正传》或问：有人寸关尺三部之脉，按之绝无形迹，而移于手阳明经，阳溪与合谷之地动者，何欤？曰：手太阴经肺与手阳明大肠，一脏一腑相为表里，其列缺穴乃二经之络脉，故脉从络而出于阳明之经，此为妻乘夫位，地天交泰，生成无病之脉耳，学者可不晓欤！愚考字书，

"乘"字有"加陵[1]"之意，妻陵夫位，是失坤顺之德，天民反而为地天交泰之义，未知子今如何以为是非也？

予曰：语汝以其大者，是非其字不为屑也。夫脏腑有十二经脉，是得合于十二经水之数。其各有动脉，是得见死生吉凶之应。其各有络穴，是得成诸经贯通之道。其脏经脉络其腑，其腑经脉络其脏，是即一脏一腑相为表里，地天交泰，夫妻和乐之道。《内经》所谓肺手太阴之脉，起于中焦，下络大肠，大肠手阳明之脉，下入缺盆，络肺是也。其列缺穴乃二经之络脉，是即成诸经贯通之道，何以有更为地天交泰之义乎？凡人一身，表里精粗，其本可有者而无之，是生质之所缺，无全生成之数，且脉气流经，经气归于肺，肺朝百脉，气口成寸，以决死生，是即脉之大会，非他之动脉所比，故十二经之动脉独取寸口以为要决。然出于阳明之经而寸口无之，何以谓之生成无病之脉乎？予当历试众人，多见有病与不寿，个以汝所闻见而言之。安藤氏患伤寒而死，原田氏患痢病而死，木村氏、小森氏患劳咳而死，关氏患下疳疮而死，冈本氏患肿胀而死，稻生氏女产后患痰喘而死，小笠原氏家室患眩晕而久不愈，岩仓氏长子患狂疾而成废人，山田氏患脚气而足膝枯细，饭岛氏患风毒，其肿溃烂出骨，脓水难止，数年而愈，皆是不满四十岁之人，汝未闻见者，置而不言之，斯知天民为无稽之说也。

门人曰：诚如子所言，虽然未知其害所在也。

予曰：今世医者皆信此说，云是生成无病之脉，得之于天民之言，使人恃其脉以忽养生之道，是害所在大者也，不无必

---

① 陵：通"凌"。五代王定保《唐摭言·无名子谤议》："在陵室而须开，阙夷盘而不可。"

以致病矣。呜呼！汝独知其字之非，而未知其说之非。其字之非，其害甚小，唯愿知其害大者也。

门人喜曰：问小得大矣！

三阳三阴王[①]脉论第八

《难经·七难》曰：经言少阳之至，乍大乍小，乍短乍长；阳明之至，浮大而短；太阳之至，洪大而长；太阴之至，紧大而长；少阴之至，紧细而微；厥阴之至，沉短而敦。此六者，是平脉也，将病脉耶？然。皆王脉也。其气以何月？各王几日？然。冬至之后得甲子少阳王，复得甲子阳明王，复得甲子太阳王，复得甲子太阴王，复得甲子少阴王，复得甲子厥阴王，王各六十日，六六三百六十日以成一岁，此三阳三阴之旺时日大要也。《内经·平人气象论》唯有言三阳之脉，此难补三阴之脉，言各王时日如此。王叔和《脉经》亦有载此脉，前后错乱，改字加言，其误之甚不足以辩焉。此所谓乍大乍小，《内经》作"乍数乍疏"。本篇前文及《根结》篇、《三部九候论》有言此脉而皆为死脉，遂不见有为王脉之谓也。死脉也，王脉也，其义冰炭相反，予何不致疑乎？盖阴阳五行之道，当时者为之王，四时代王者，寒凉温热也。温热是即阳气也，寒凉是即阴气也，弦、钩、毛、石者，四时之脉也。故温王则脉见弦，热王则脉见钩，凉王则脉见毛，寒王则脉见石，是人一岁之间阴阳代王之脉也。又有三阳三阴客气之王，其王每岁不同其位，《内经》曰厥阴之至其脉弦，少阴之至其脉钩，太阴之至其脉沉，少阳之至大而浮，阳明之至短而涩，太阳之至大而长是也。然又有

① 王：通"旺"。《庄子·养生主》："神虽王，不善也。"

此得甲子之王，其王多岐而使人为惑，岐黄、越人何有惑人乎？

凡无病平和之人，当其时而见其脉，便为之王脉，又为之平脉，其实非有二，莫各别见之。《脉经》所谓春肝木王，其脉弦细而长，名曰平脉等言，是谓其实者也。此难问辞，疑以平脉，答辞决以王脉，是似各别见之，岂不使人为惑乎？评林曰：此非平脉，亦非病脉，乃当令而王之脉也。平脉者，春弦、夏钩、秋毛、冬石是也。病脉者，浮数为热，迟沉为寒是也。王脉，如此篇之所言是也。王文洁此注见为各别，即所以为惑也。此所谓乍大乍小，乍短乍长，素不业医者，亦易知脉也。故予每岁冬至之后，要认此易知脉，托言于诊常脉，历试无病之人，未曾有遇独见此脉者。问之于四方老医，或曰轻易见而未致疑，或曰要认而未曾有遇，是以一日反覆，文义豁然，知为理之所无。

又知《平人气象论》所谓三阳之脉，当为衍文矣。夫假如冬至之后得甲子，在一、二、三日六甲既终而得，第七甲子在次岁冬至之前二、三、四日。今自本文所谓冬至之后而观之，次岁少阳所王当第八甲子，在冬至之后五十七、八、九日，然则第七甲子六十日何气为王于此也？若为从次而厥阴直王终气，所王一百二十日，何独得日数过多也？又自历元冬至而观之，后第十二冬至，其岁甲子为差一气，少阳所王而阳明王，阳明所王而太阳王，太阳所王而太阴王，太阴所王而少阴王，少阴所王而厥阴王，厥阴所王而少阳王，二气进而为初气，初气退而为终气。后第二十三冬至，其岁甲子为差二气，少阳所王而太阳王，阳明所王而太阴王，太阳所王而少阴王，太阴所王而厥阴王，少阴所王而少阳王，厥阴所王而阳明王，三气进而为初气，二气退而为终气。后第三十五冬至，其岁甲子为差三气，三阳所王而三阴王，三阴所王而三阳王，四气进而为初气，三气退而为终气，皆是由冬至甲子有过不及，何以有一概而定时日大要乎？

张仲景《金匮要略》亦有同趣之言，曰：冬至之后，甲子夜半少阳起，少阳之时阳始生，天得温和。以未得甲子，天因温和，此为未至而至也；以得甲子，而天未温和，为至而不至也。予按，仲景祖述岐黄、越人之言，虽然此书散失而不见世，后人得之于蠹简中，且杂己言而为附会，是尚未复全书者也。若自全书之时而著此言，使《难经》重编之手袭取之，仲景唯非下误吕广，又足上欺岐黄、越人，何以有得亚圣之称乎？若为因《难经》旧有此言，当归咎于越人本辞之误，又为后人取《难经》而附会，当归咎于吕广重编之误。仲景得能精经方，不可有如此妄言，而况岐黄、越人乎？王冰曰：扁鹊《阴阳脉法》，亦后世假托之言耳。是虽有略，所知未能直指罅漏，故后世诸家尚未致疑。刘温舒《运气论奥》，施桂堂《察病指南》，李东垣《此事难知》，赵继宗《儒医精要》等书，用以引此难。又如丁德用、纪齐卿、袁淳甫、滑伯仁、熊宗立之辈，随文为注解，不知若干言，皆是所以不亲诊脉而认其有无也。予观张介宾注《内经》曰：此论但言三阳而不及三阴，诸家疑为古文脱简者是也。及阅《七难》所载，则阴阳俱全。又曰：此三阴三阳之辩，乃气令必然之理。盖阴阳有更变，脉必随乎时也。吁嗟！介宾如此费言，以为必然之理与。予今为理之所无，何啻如霄壤相隔也乎？

男女尺寸盛弱论第九

《难经·十九难》曰：男子生于寅，寅为木阳也；女子生于申，申为金阴也。故男脉在关上，女脉在关下，是以男子尺脉恒弱，女子尺脉恒盛，是其常也。又曰：男得女脉为不足，病在内，左得之病在左，右得之病在右，随脉言之也。女得男脉为太过，病在四肢，左得之病在左，右得之病在右，随脉言之。此之谓也。龙丘叶氏曰：脉者，天地之元性。故男女尺寸盛弱，肖乎天地。越人以男生于寅，女生于申，三阳从天生，三阴从地长，谬之甚也。独丹溪推本律法，混合天人而辟之，使千载之误，一旦昭然，岂不韪①哉！叶氏为褒贬如此，虽似解学者之惑，丹溪唯言其自所发明，而无微论其谬，故后世学者未能以为谬，尚无不从注者而讲此难矣。

夫太极动而生阳，天得开于此；静而生阴，地得关于此。天地之间，其气细缊，人得生于此。人生于此，则既有男女，男女又得构精，而生天下之人。故邵子曰：到子上方有天未有地，到丑上方有地未有人，到寅上方有人。朱子曰：天开于子，地辟于丑，人生于寅。是即言天地人之始，其时有先后也。夏殷周三代，建以为正月，夏以寅月为人正，殷以丑月为地正，周以子月为天正。孔子曰：行夏之时，是为寅月，人可施功也。此谓人者，皆兼女子而言之，岂止言男子也乎？若无夫唱妻随之道，何以有人可施功乎？予忆乾道成男，坤道成女，凝体于造化之初。二气交感，化生万物，流形于造化之后。灵于万物者为人，散于动植者为物，故未生男女之先，其道既寓乾坤。乾为天，坤为地，既生男女之后，天地为之父母，是同继天地而生于寅之由，所以有阴阳对偶之理也。若为不生于寅而生于申，是隔数支而生于人物之后，初无阴阳对偶之理，何有成男成女之道乎？且阴阳五行之精，妙合而为生人，故男女虽异其

① 韪（wěi 伟）：是，对。

形，得同备血气脏腑。设自此而观之，五行不可少一，何止言生于寅，寅为木阳也乎？又何止言生于申，申为金阴也乎？

吁嗟！胡言乱语，学者未能知之，必是由于重编之手，非出于越人之口矣。纪齐卿、熊宗立、王文洁等，注以男女逆顺之道，与嫁娶怀娠之数，是遗继天地而生之人，妄论构精而生之人。予见世人不别男女，无支而不怀娠，又无月而不生。其所谓自巳而怀娠，男左旋十月而生于寅，又所谓女右旋十月而生于申，是诚不思之甚，当一握为笑者也。予又忆大抵关上为阳部，关下为阴部。脉盛为太过，脉弱为不足。男得女脉，当为阳不足而阴太过；女得男脉，当为阳太过而阴不足。然男偏为不足，女偏为太过，阴阳脏腑血气邪正，未知何指而为太过为不足也？若未知其所指，何以有能为补泻乎？赵继宗妄曰：主病在内，是血气之虚也。又曰：病在四肢，是邪气之实也。夫血气非唯在内，又能流行于外，何以有其虚偏在内乎？又如邪气为病，转变不一，浅则在外，深则在内，何以有其实偏在四肢乎？古来注者不致疑，若由此难而治病，岂不致大害也乎！

浮沉迟数诸脉纲领论第十

夫医察病有四知，切脉而知为之详。故古医欲切脉者，必致务于记忆，多借韵语以便记诵，得谙之于诊候之间，其能察病而奏奇效，是所以能致此务也。今医不能致务，忽略诊候之道，甚则反而谤他医曰：浮沉迟数尚未知之，是见四脉而为知，其实不能自知者也。予顾自其难知者而言之，古医不能尽知之；自其易知者而言之，今医亦有能知之。假如浮为病在表，为风虚运动之候，为风，为不食，为表热，为喘，是单言而易知者也。假如浮而缓为风，浮而紧为寒，浮而虚为暑，浮而涩为雾露，浮而滑为风痰，浮而有力为表实，浮而无力为表虚，浮而数为表热有疮痒，浮而迟为表寒喜近衣，浮而促为表有痈疽，浮而大散为心，浮而短涩为肺，浮而无力为芤，浮而有力为洪，是兼言而难知者也。

又有以三部言者，又有以六部言者。假如寸部见浮，主头面眼目浮肿，风寒齿痛，口眼㖞斜，虚浮体痛。左寸见浮，主风邪上攻，伤风鼻塞，发热头痛，目眩及风痰，是细言而难知者也。其诚如此，则不能尽知之，古医致务于记忆，不亦宜乎！予略举浮之一脉，沉迟数亦皆如此，四脉为之脉中纲领，率兼见于诸脉故也。今医为易知而轻之，所以不知为之纲领也。苟不能知此四脉，必不能知诸脉，未有不能知脉而能察病者也，未有不能察病而能救人者也。呜呼！医道所关，孰大于此？后世医者不可无务矣。

数迟别知脏腑论第十一

《难经·九难》曰：何以别知脏腑之病也？然。数者，腑也；迟者，脏也。数则为热，迟则为寒。诸阳为热，诸阴为寒，故以别知脏腑之病也。若此难则以为脏唯有寒病而无热病，腑唯有热病而无寒病也。予考《内经·刺热》篇载五脏热病，如肝热病者，小便先黄，腹痛多卧身热，热争则狂言及惊，胁满痛，手足躁，不得安卧之类是也。《气厥论》载五脏移热之病，如脾移热于肝，则为惊衄之类是也。《师传》篇载肠胃寒病，如胃中寒，则腹胀；肠中寒，则肠鸣飧泄之类是也。《阴阳应象大论》曰：天之邪气，感则害人五脏；水谷之寒热，感则害于六腑。此所谓邪气者，指六淫而言之。寒热二淫，即在其中。由此观之，脏又有热病，腑又有寒病，有热病则无不见数脉，有寒病则无不见迟脉，何偏谓数者腑也，迟者脏也乎？凡病无外于虚实寒热，脉无要于数迟也。若从此难诊脉察病，脏热见数必以为腑热，腑寒见迟必以为脏寒，是大违于《内经》之旨，岂为越人之本辞也乎？

丁德用曰：脉者计于漏刻，其春秋二分[1]，昼夜五十刻，则阴阳俱等，故得平和。冬夏二至[2]，昼夜不等。夏至之前，昼六十刻，故六十为数，故数则为热。冬至之前，夜加六十刻，故阴多阳少是为寒。夫阴阳漏刻，可定人自有损益，故迟数有加，所以经云：诸阳为热，诸阴为寒。熊宗立引《伤寒论》曰：太阳、阳明、少阳，三阳受病属腑，腑为阳，阳主热；太阴、少阴、厥阴，三阴受病属脏，脏为阴，阴主寒。是知诸阳为热，诸阴为寒，寒则脉迟，热则脉数，故可别知脏腑之病。予按，春秋二分，昼夜俱等，夏冬二至，昼夜不等，是即四时之常，千万世皆然，未曾有得平和与不得之理。其问寒热不等，运气变迁所致，是唯有得平和与不得之不常。得平和，则寒热不为病；不得平和，则寒热为病。故夏亦有为寒病而见迟脉，冬亦有为热病而见数脉。春秋亦皆有从运气，岂有从四时之常乎？丁氏不知有此理，因漏刻而定数迟，以为夏有热病而无寒病，冬有寒病而无热病，春秋得平和而无寒热之病，妄注之甚不可无辩矣。

予又按，伤寒之邪入阴经，不可一概而定之。初入太阳而为郁热，次第相传而入阴经；或不得次第，过而入阴经，是皆郁热为病，其脉当见数。或直入阴经，不及郁热，是即寒邪为

---

① 春秋二分：指春分、秋分。

② 冬夏二至：指冬至、夏至。

病，其脉当见迟。熊氏以为三阴受病，皆为寒而见迟，是此一偏之见，非益误后学乎？若从熊氏而治，伤寒郁热入阴经，其脉见数者，必以为在阳经，而未入阴经，不治其所治，而治其所不治，颠倒错乱之至，可谓能害人也。滑伯仁、王文洁皆随文解义，虽无如二家之失，其共见以为本辞，是又不无误后学。呜呼！不阙疑①之弊，多以及于此矣。

止脉无脏气论第十二

《难经·十一难》曰：经言脉不满五十动而一止，一脏无气者，何脏也？然。人吸者随阴入，呼者因阳出。今吸不能至肾，至肝而还，故知一脏无气者，肾气先尽也。王文洁注曰：人之生也，肺最居上，心次之，脾居中，肝居下，肾又下之。故其吸也，肝肾司之，阳随阴入；其呼也，肺心司之，阴随阳出。一呼再动，一动肺，二动心也；脾居上下之中，三动脾也；一吸再动，四动肝，五动肾也。今脉不满五十动，而四十动而代者，是太气不能营于下，未得至于肾经，仅至肝经而还，故知一脏无气者，乃肾气先尽也。设使三十动而止，是二脏无气，肾与肝是也。二十动而止，是三脏无气，肾肝与脾是也。十动而止，是四脏无气，肾肝脾心是也。又注《脉诀》曰：人之五脏所生，先生乎肾水，肾水生肝木，肝木生心火，命门火生脾土，脾土生肺金。所以先绝肾脏，期应四十而死。三十动而见止者，两脏欠动脉之极数，是知肾与肝二经无气，期应三年而死。二十动而止者，三脏欠动脉之极数，是肾肝心三脏无气，期应二年而死。十五动而一止者，知肾肝心脾四脏皆无气，期

① 阙疑：遇有疑惑，暂时空着，不作主观推测。

一年而绝也。张介宾注《灵枢》曰：五脏和者气脉长，五脏病者气脉短。观此一脏无气，必先乎肾，如下文所谓二脏、三脏、四脏、五脏者，当自远而近，以次而短，则由肾及肝，由肝及脾，由脾及心，由心及肺。故凡病将死者，必气促似喘，仅呼吸于胸中数寸之间。盖其真阴绝于下，孤阳浮于上，此气短之极也。

予忆由呼吸出入而立言，最近理而如有发明，故注者皆随文解义，遂无一人为疑，得使后人愈无为疑也。王氏注此难，以脾无气而先于心，无气是从五脏上下，呼吸出入之序。又注《脉诀》以心无气而先于脾，无气是从五脏相生之序，其自相戾孰甚于此乎？此难唯言脏之无气，而不言经之无气，王氏于肾肝二脏而言经是何义也？其余三脏不言经，亦是何义也？《脉诀》所谓死期之数，戴起宗刊以为之误，王氏随文而注如此，是不信戴氏之言也。夫诚如一二脏气绝者，安有能待三四岁之久乎？予又忆五脏气尽，有多少先后，不可必有一定之序，又不可必有呼吸与脉相须之义，《灵枢》所以不言脏名与呼吸是也。先圣遗经于后世，欲使人知其道也，苟有如此难之言，岂有不言而惑人乎？《平人气象论》唯言以平人呼吸调病人脉动之法，其余诸篇亦遂未见有呼吸与脉相须之义也。予今见伤食霍乱等病，其脉有未吐泻而绝，或有吐泻而后绝，或有吐泻前后共绝，虽然有呼吸自若不死者，又见暴死呼吸绝者，其脉有经时而未绝，或有未绝而后苏生，若有相须之义，安有如此者乎？

夫胞胎满月之后，催生而出产门，肾中真阳通丹田者，自化而为元灵之气，其气通于天地之气，呼吸妙用得始于此，谓之肾间动气，越人即曰五脏六腑之本，十二经脉之根，呼吸之门，三焦之原是也。《内经》曰：五谷入于胃也，其糟粕津液宗气分为三隧，故宗气积于胸中，出于喉咙，以贯心脉而行呼吸焉。又曰：宗气留于海，其下者注于气街，其上者走于息道。盖息道是即喉咙，为肺系而下贯心。故宗气上者为肺气，能养气息而行呼吸，然则其始繇[①]于肾中真阳，其后所养繇于肺气，肺气虚则不能得其养，真阳虚则不能立其始。真阳不虚而呼吸短少，乃以肺气虚而不能得其养也。《内经》曰：气虚则肩背痛寒，少气不足以息。又曰：肺气虚，则鼻塞不利，少气。又曰：虚则少气不能报息。又曰：不足则息利少气。是皆肺气虚之类也。若肺气不虚而呼吸短少，乃以真阳虚而不能立其始也。其病将死者，发上热下冷，呼吸短少之证，是又因孤阳迫于上，而真阳绝于下，岂止因真阴绝于下也乎？张氏必非不知此义，其专谓真阴绝于下，所以欲证肾气先尽之义也。

予间见气短者有止脉，或因病碍脉道，或因阳脏气绝，或因阴脏气绝。今医不知有他所因，专以为真阴绝于下，其偏用滋阴之药，所以惑于张氏之言也。予又以呼吸言之，真阳所化而立其始，是即真阴中真阳，孤阳不生，独阴不长，真阴绝则真阳又绝，元灵之绝既在其中，故肾间失其动，呼吸闭其门，安有不死而能为止脉之序乎？若果由呼吸为序，则肾气必当后尽，谓之先书是大误也。赵继宗未曾尝知之，著肾气先书之图，最以信此难得酿其误矣。

大则病进论第十三

《内经·脉要精微论》曰：大则病进。李东垣解此句曰：散

---

① 繇：通“由”。明宋濂《蒋季高哀辞》：“求其致夭之繇，无有也。”

而浮大者，心也。心主无为，相火用事，是为相应。以五服[①]言之，王畿[②]，中也；以王畿言之，九重[③]，中也。君主无为，当静以养血，若浮大而出于外，非其所宜也。以王道言之，《书》云：外作禽荒……未或不亡。经云：主不明，则十二官危矣。此散而浮大者，君主兼臣下之权而不知返，故曰大则病进。

予观本篇言，病证见脉不同。或有见一脉，如此句之类是也。或有见二脉，或有见三脉，或有见四脉，如所谓沉细数者，少阴厥也，沉细数散者，寒热也，浮而散者，为眴仆[④]之类是也。大抵《内经》虽曰辞简，其所不简，详言无遗，岐黄必以见心脉而为病进，何有独言大而遗散浮之脉乎？《邪客》篇曰：心者，五脏六腑之大主也，精神之所舍也。其脏坚固，邪弗能容也，容之则心伤，心伤则神去，神去则死矣。由此思之，神为心灵，心为神舍，如此则心不出于外，而神当出生时而出，为应用全体未曾有出，死时而出，为神去心伤而全体失舍。东垣以为心出于外，乃不知有此义者也。若见神去，以为心出于外，是当为既死病进，不亦迟乎？夫心属火而主炎上，散浮大是象，其势应时而兼胃气为平脉，何有专为病脉之理乎？此所谓大者，象病张之势而言之，不可与心脉同日而言之。此所谓病者，类主邪而言之，邪能为诸脏之病，又能为诸腑之病，何止为心病也乎？本篇此句上有所谓数则烦心之句，予疑泥拘此"心"字，欲相连续而所误也。是以李中梓曰：心为丙丁之原，

① 五服：古代王畿外围，以五百里为一区划，由近及远分为侯服、甸服、绥服、要服、荒服，合称五服。服，服事天子之意。

② 王畿（jī机）：古指王城周围千里的地域。

③ 九重：指宫禁。

④ 眴（xuàn炫）仆：因头目眩晕而跌扑。

故数则烦心。邪盛则脉满，故大则病进矣。东垣此说一出，后学多以为惑，惜哉，丹溪立论不敢明为驳也！

予见今医间从此说，不兼散浮则不为病进，尚守前方而不更致虑，遂至使病者呻吟，是诚非为惑之害乎？或曰：传所谓心不在焉及求其放心等言，子以见如何也？是非出于外之谓乎？予曰：单言心，则神在其中，传本指神而言之。人为气禀所拘，又为人欲所蔽，其神昏而不应用，独放而不在焉也。若有全体实出，是不死而何待？故予未知有心直出于外之理也。吾子再思焉！吾子再思焉！

无病则脉无知死生论第十四

《内经》曰：阴阳有时，与脉为期，期而相失，如脉所分，分之有期，故知死时。微妙在脉，不可不察，察之有纪，从阴阳始，始之有经，从五行生，生之有度，四时为宜，补泻勿失，与天地如一，得一之精，以知死生。盖天地之道，无外于阴阳五行，人为万物之灵，全与天地如一。故人身之脉道，亦是无外于阴阳五行。无病则脉得天地之道，所谓“阴阳有时，与脉为期”是也。若有病则脉失天地之道，所谓“期而相失，如脉所分”是也。医能如脉所分而分之，其失所极，明见有期，故能知后之死时，所谓“分之有期，故知死时”是也。其诚如此，与天地相为得失，其理微妙，而不能轻易知之用语，微妙在脉，不可不察，察之有纲纪，从阴阳始而始之，又察之有常经，从五行生而生之，又察之有法度，四时为见所宜之脉。本篇所谓春应中规，春曰浮如鱼之游在波之类，及《平人气象论》《玉机真脏论》等篇，所谓四时平脉是也。又其所宜为法度，当能察有病之脉，太过其所宜，是为实病之脉，不及其所宜，是为虚病之脉。各从其脉，补泻勿失，其察总而无外于阴阳五行，是以人身与天地如一也。故得一之精微，以能知死生矣。

予考《内经》诸篇，皆如本篇，便诊有病之脉，以知死生。《难经》《脉经》等亦皆然，遂未见诊无病之脉，以知死生也。予按，王安道《四气所伤论》曰：夫风暑湿寒者，天地之四气也。其伤于人，人岂能于未发病之前，预知其客于何经络、何脏腑、何部分而成病乎？及其既发病，然后可以诊候，始知其客于某经络、某脏腑、某部分，成某病耳。注释者苟悟因病始知其原之理，则于此四伤不劳余力自迎刃而解矣。夫洞泄也，痎虐也，咳与痿厥也，温病也，皆是因其发动之时，形诊昭著乃逆推之，而知其昔日致病之原，为伤风、伤暑、伤湿、伤寒耳。非是初受伤之时，能预定其今日必为此病也。王氏此言论，无知病原于未发之时，而况有能知死生于无病之时乎？

予间见今医诊无病之脉，曰夏当患某病，冬当患某病，针灸汤液宜预用之，甚则曰某年某月当患某病，或重而死，或轻而愈，是非别有微妙，不能如此知之。然则《内经》微妙在有病之脉，今医微妙在无病之脉，故言常人所不言，又为常人所不为，一得偶中，则饰以衒其事，语人曰某姓某字有此事，人亦由此而信其余，请诊求治以为良医，昧者惊以服药，无病反而生病，其能杀人不少也，天谴胡为不畏哉！

使医知常脉论第十五

予业诊脉，越有岁月，间值无病者现病脉，或无虚病而现虚脉，或无实病而现实脉，或无寒病而现寒脉，或无热病而现热脉，是生质常脉而非病脉，有病则兼现之于病脉，医不知其兼现，多认而为病脉，不治其所治，治其所不治，补泻温凉之差，有为病者之害。然则当使医预知常脉，医亦对病者当先问常脉，今略举其惩害者，欲为后人之规戒矣。

一商人患怔忡不寐，烦躁不宁，求医服药二十余日，忽发心慌神乱，病家请予治之。便往诊其脉，数而左寸甚虚，以为心血不足，虚火最炽之病，乃与养血清火汤月余，而诸证悉退，左寸既实而数未减，病者厌药，予强与之。十日之后，往诊其脉，数尚未减，时为甚讶。一医在傍曰：数是常脉，子勿敢讶。仍便令止药，曰予不知而过剂。三日之后，频发呕吐。予又往而诊其脉，反而沉迟，右关甚虚，问其所饮食，曰：尚守禁忌。遂忆是无他，苦寒过剂之变。自知无所逃罪，乃与六君子汤加丁香、藿香、缩砂、莲肉、乌梅、炒米，呕吐不止，精神渐衰，肢体虚冷，脉愈沉微，更不知计所出，固辞而不与药，五日之后终至于死矣。

又一士人患憎寒壮热，头痛腰背拘急，予诊其脉浮大而弦，乃以为感邪气而与十神汤。明日病者曰：热退十之七八。予诊曰：脉尚浮大，不应子言。病者曰：浮大素是生质之脉，吾年七十，自幼如此。予未信而强与前方，明日又曰：频年患疝气，今患亦然，睾丸肿痛，是其证也。予见睾丸诚如其言，乃更与乌苓通气散，六七日而肿痛共愈，弦脉退而浮大如初，遂信病者之言，自以知其所误。后诊平常之脉，浮大而如有病然，尚得长寿，近九十而死矣。

又一士人患泄泻腹痛，后去如汤，后重如滞，泄下赤色，小便频数，烦渴饱闷，日久服药而不得效。一月之后请用予药，时往而诊，其脉沉迟，因证则为火泻，因脉则为冷泻，先因脉而治之，与温脾散二日，反而得大益病势，予以为脉不应病而辞。其弟有学医者曰：迟是常脉，吾素所知，请子为尽虑必有得效也。予又因证与四冷散去薯蓣加厚朴、缩砂，三日之后，泄泻微减，病者亦强而服予药，十余日之后诸证减大半时，止前方补益而愈矣。

又久为交游之人伤食，腹痛呕吐。予家有病人不能应其请，故请他医而治之，十日之后，往问其病。病者曰：腹痛呕吐，其日即愈，唯不欲食，肢体渐瘦，若微食则心下痞闷，医以为积塞胃脘。予诊曰：结是生质常脉，右关虚濡是脾胃虚损之脉，子语医以常脉也否？病者曰：未也。予曰：医来必语之，恐是视结脉而为积也。明日病者语之，医曰：宜哉，不得效也！吾不知而为积所见，即止前方以与补剂，其夜泄泻十余次，遂频请用予药。便往曰：专用化积之药，令脾胃益为虚损，乃与卫生汤加缩砂、莲肉，泄泻渐止，食亦渐侑①，二十余日而得愈矣。

又一匠人患头痛发热，鼻塞声重，予往于远方淹留而未归，故延弟子而治之，其药不能得效，归来之日便请予药。往诊其脉浮涩而数，以为风邪上攻之痛，乃与川芎茶调散，六七贴而痛减太半，十余贴而得痊愈。弟子曰：因证则如子所治，愚因涩脉而为血虚头痛，乃与加味四物汤，未知风邪亦是见涩也。予曰：涩是生质常脉，唯因浮数而治之，汝不知常脉，其误不亦宜乎！弟子曰：是诚子素所惩，愚今得遇其害矣。大都如此者，世间多有之，又有瘀血、痰块、瘿瘤碍脉道，内无所苦，而见结促涩沉伏等形，得病则兼见此脉，是又不可无以知焉！

脉图惑昧者论第十六

凡理见于形，其易状者，古人作图为后学所便。脉隐于皮

① 侑（yòu 又）：助，佐助。

肉筋骨之间，不可轻易作图而状之，唯自历试之于病者，心手相得以晓其理。至微妙所在，非传受所及，轮扁所云父不能以传之于子，子不能以受之于父，此之谓也。何以得状之乎？《古今医统·脉诀辩妄》曰：以脉状图之以示人，而弦脉固可图也，而数脉、迟脉、促脉、结脉皆以至数为状，而可以图之乎？此其为妄者二也，此辩既知其为妄，而未言惑人之害。且所谓如新张弓弦可以图之，所谓耎弱[①]招招，如揭长竿末梢，妙手不可以图之，然则一概曰弦脉，固可图也，不稳当矣。予见王叔和《脉经》及张神仙、施柱堂等书，作图以弁于每脉之首，今世昧者诊脉，多用施氏之图，非特不能得指南，反而为索骥之惑矣。

一商人患头痛寒热喘咳，弟子以为邪实在外，乃与十神汤加桑白皮、桔梗、半夏，数日而不得效，更益项侧生结核，故遂请予治之。弟子时曰：自初至今脉见实数。予诊其脉浮滑而数，为风痰之病，不可为邪实在外，乃与二陈汤加天南星、桔梗、防风、枳实、天麻，二十余日而愈。其后召弟子曰：汝何诊浮滑而为实脉也？弟子曰：施氏实脉图为凸起之形，商人所见恰似其形。予曰：浮中沉三候皆有力谓之实脉，非谓外有凸起之形，故实脉主伏阳在内。滑脉图，滑而带力是似有凸起之形，汝唯按图而不按其理，所以有此惑而不得效也。弟子曰：实脉之义既得领教，今子言滑脉，问其图如何？予曰：往来流利，应指圆滑，如盘走珠，当为滑脉，谓如珠动是也。今见施氏之图为七珠连续，三部相配，则一部动二三珠，每部各有为粒粒之形，未知往来流利之义，是在何处也？《脉诀》谓如珠

---

① 耎（ruǎn）弱：软弱。

动，改作替替然，与数珠相似，亦恐惑此图也。夫究心于脉，如起宗尚然，而况今世昧者乎？弟子曰：今由子言而始知脉图为妄作矣。

又一士人患头疼脊强，发热恶风自汗，予往诊之，其脉浮缓，是足太阳伤风表虚之证，与以桂枝汤三贴。明日使弟子往而视之，还来曰：热甚鼻干，目疼，不得睡，两手脉皆紧盛。予以为是传足阳明，其脉不相应，辄往而诊，两手皆长，是诚传阳明之脉，更与柴葛解肌汤。其夕，召弟子曰：汝何诊长脉而为紧盛也？弟子曰：施氏紧脉图为三部直度之形，今朝实而三部直度，故以为紧盛。予曰：长脉见有余之形，其以为实脉亦宜也，其以为紧盛是惑其图相同也。弟子曰：施氏之图尚有可辩也否？予曰：洪、短、弱、虚、濡、细，其形不同，而图相同；促、结唯有迟数之分，而图大不同；动脉其形如豆，而图不如豆；代脉其形缓动中止，而图不缓动。汝考此等之图，当知其为妄作，弟子默而退矣。嗟！是于二弟子亲见为惑，世间岂可无如此者也乎！

卷第六　摄生类

摄生总论第一

凡物有损益，唯由有利害。其害损物为易，其利益物为难，其易不能偿其损，是以有易、难之异也。世人不知此义，就利而不去害，仅有一益，既有十损，何以有能保其生乎？《孟子》曰：一日暴之，十日寒之。虽有易生之物，岂有能生者也乎？此之谓也。夫人未病之时，去害就利，无损有益而能保其生，是谓之摄生，乃治夫病之道也。昔在孔子，能尽其道，门人略记以教后世。假如①其所谓“唯酒无量，不及乱”，“不撤姜食，不多食”之类是也。其无量、姜不撤，岂非就利乎？其不及乱与不多食，岂非去害乎？故《内经》曰：圣人不治已病治未病，不治已乱治未乱。又曰：夫病已成而后药之，乱已成而后治之，譬犹渴而穿井，斗而铸兵，不亦晚乎！世又有妄欲就利者，或服长生不老之药，非唯无益，反而有损，如晋哀帝、唐宣宗之辈是也。今时昧者不问毒与无毒，妄服药而贪生，不亦宜乎？

予顾其害大者，人多畏之；其害小者，人多不畏之。不畏则必不为去，无不至积而成大，故灾殃疾病多于小者。孔子曰：以小恶为无伤而弗去也。故恶积而不可掩，是所以教人畏其害小者也。予见门人之所记，孔子自能畏小者，假如其所谓食不语、寝不言之类是也，小者尚如此，而况大者乎？然则摄生之道，其要在戒小者。今医为教，唯戒大者。人见小者，愈不畏之，积而成大，遂以致病。故今世病者之多，大半是医所致。

① 假如：譬如，例如。

纵虽有奇药妙方，治病不若早教摄生之要矣。孔子曰：听讼①，吾犹人也，必也使无讼乎！予亦曰：治病，吾犹人也，必也使无病乎！孔子欲立教于儒道，予亦欲立教于医道。使无讼，是非治未乱而何？使无病，是非治未病而何？先哲曰：儒医同道，其言弥足以信之。故予所论摄生之道，率本于儒家之言，圣人安而行之，众人勉而行之。世谓吾身不能，即自弃者也。若有善教之医，岂可无勉者乎！

儒医同道论第二

俞子容引戴叔能之言，以立儒、医同道之说，然未及本于心德，而论修身与摄生同道也。夫人生以脏腑为本，其余百体尽以为末，脏腑百体又以心为本，十二官之中莫贵于心。故《内经》曰：心者，君主之官也，神明出焉。又曰：心者，五脏六腑之主也。又曰：心者，五脏六腑之大主也，精神之所舍也。又曰：五脏六腑，心为之主。如此叮咛反复之辞，欲教人知其为本也。盖心为火，属阳，虚灵而有明德，近以照脏腑百体，远以照天下万物，故曰神明出焉。其德有时而不明，是以气禀所拘，人欲所蔽也。若变化气禀，拂除人欲，其德明则能照脏腑百体，其人有不生病而得寿考。不明则不能照脏腑百体，其人有必生病而得夭殃，是唯言一身之安危，大则及于天下国家。故《内经》又曰：主明则下安，以此养生寿，殁世不殆，以为天下则大昌。主不明则十二官危，使道闭塞而不通，形乃大伤，以此养生则殃，以为天下者，其宗大危。是医家之摄生，即儒家之修身。大儒扩充以平天下，大医扩充以济万民，故儒医虽

---

① 听讼：审理诉讼案件。讼，诉讼，打官司。

异业，其实得同道，炎帝、黄帝所以为君而善医也。

贾谊曰：古之至人不居朝廷，必隐于医卜。范文正公曰：儒者不得为宰相，愿为良医。盖济民之功齐而亦皆为此也。苟欲能摄生，当能正心，其能正心，便为明明德，是非无学而所至，又非不日而所至，格物致知之功，久积而后渐至。否则只须寡欲而养心，其养亦久有渐至正心。《孟子》曰：养心莫善于寡欲。是为教人渐至正心之地也。凡人寡欲必寡脏腑百体之伤，究竟是其养心便为养身之义，故王昭素改“心”字而作“身”字，曰：养身莫若寡欲。宋太祖爱其言书于几，可谓能好摄生之道也。予按，心易动而难静，是以为火属阳也；其能动而为用，是以无人欲所蔽也；其妄动而为害，是以有人欲所蔽也。故周子曰：圣人定之以中正仁义而主静。朱子曰：必使道心常为一身之主，而人心每听命焉。其所谓定之以中正仁义，是谓能动而不妄动，非谓定之以不动，其所谓主静，是谓立能动之本，其所谓人心每听命，是又谓能动而不妄动。二儒之言，虽如不同，皆解圣人正心之旨，学者欲正心当尽思于此。

今见愚昧之人，暗于摄生之道，口之于味，目之于色，耳之于声，鼻之于臭，四肢之于安佚①，每触而纵其欲，遂致伤以生病，反而怨天尤②医，未曾有知养心之教，何况有知正心之教乎！又今见志学者，多知而不用之，虽有圣人无如之何。未志学者，尚是可教，故予语无学之人以孟、王二家之言，后见其人便于摄生，是愈足知儒医同道矣！

---

① 安佚：安乐舒适。佚，同“逸”。

② 尤：怨恨，归咎。

孔子乡党论第三

昔在孔子，常尽摄生之道，非唯卫身，又欲教人。惜哉，门人记其略，而不记其详，注者解其略，亦不能得圣旨也！今之学者，欲知其略，当见《论语·乡党篇》第八节。其曰：割不正不食，不得其酱不食。又曰：唯酒无量，不及乱。又曰：食不语，寝不言。此等注解不可无辩矣！朱子曰：割肉不方正者，不食，造次不离于正也。汉陆续之母，切肉未尝不方，断葱以寸为度，盖其质美，与此暗合也。吕泾野曰：割，乃宰割之割。而正者，大夫无故不杀牛，士无故不杀犬豕，非所割而割之，即不正也。如以为切肉不方正，陋[①]矣。袁了凡曰：割，宰割之割。若春不宰牝之类，不应割而割，便是不正，恐非指切肉也。

予忆凡物不新鲜，割痕败坏而不正，色臭未恶亦为伤人，孔子不食之，是畏其为伤也。朱子见割不正，以为切断失法度，其所见如此，不敢为伤人，每食必以不失法度，是穷口腹奉养者也。孔子曰，君子食无求饱，且士志于道，而耻恶食者，以为未足与议，独在乡党，平日所食，何以有如陆续之母乎？此引其事而曰暗合，是最不能得圣旨者也。吕、袁二家见割以为宰割之割，故共见不正，以为非其道而割之，遂无解以摄生之义，是又不能得圣旨者也。夫调食物用酱，是为制其毒也，故刘熙《释名》云：酱者，将也。能制食物之毒，如将之平暴恶也。所谓不得其酱不食，是畏其毒为伤也。此句与割不正不食并言，便以为二者有害于人矣。朱子曰：食肉用酱，各有所宜，

① 陋：浅陋。

不得则不食，恶其不备也。又曰：此二者无害于人，但不以嗜味而苟食耳，是又不能得圣旨，皆以不自摄生而解也。

夫饮酒为醉，自初无量，因人因时，得分[①]为宜，得分则壮神行气，和血御寒，消愁遣兴。过分则伤神亡精，耗血损胃，动火生痰。孔子以其得分为节，以其过分为乱。程子能得其旨曰：不及乱者，非唯不使乱志，虽血气亦不可使乱，但浃洽[②]而已，可也。朱子承《乐记》曰：酒以为人合欢，故不为量，但以醉为节，而不及乱耳。予又忆饮酒合欢，人各不同，或有得分合欢者，或有过分合欢者。古今好沉醉者，无太过则不合欢。朱子之意如能得圣旨，辞弊当使人以欢为节。然则虽不及沉醉，岂可无过分之乱乎！是以陈新安曰：学者当以有量，学圣人之无量，否则恐致乱矣。

夫人身之中，有路，有门，呼吸、声音、言语、饮食、糟粕、便溺，皆得由此而为运用。或俱主出入，或单主入，或单主出，最主冲要出入，唯是在于咽喉。其喉在前而属肺脏，其咽在后而属胃腑。其路共窄，其间亦近，故出入同时相迫为碍。或伤胃气，或伤肺气，当时虽不觉其为伤，积累之后必以致病。有患停痰瘀血、膈噎胸痛、喉痹肿闭、梅核等证。圣人知其为伤，常能慎其出入，饮食则无言语，言语则无饮食，故周公三吐哺[③]，孔子食不语。先圣、后圣，其揆一也。予恨人唯知周公尽礼于士，而未知其中有摄生之道也。若能知而勉行之，非

① 分（fèn 奋）：合适的界限。

② 浃洽：融洽。

③ 周公三吐哺：指周公在一顿饭之间，多次停食，以接待宾客。《史记·鲁周公世家》："周公戒伯禽曰：'我文王之子，武王之弟，成王之叔父，我于天下亦不贱矣。然我一沐三捉发，一饭三吐哺，起以待士，犹恐失天下之贤人。'"后用为在位者礼贤下士之典实。

特免其后致病，当时为患亦有免之，如食哽、骨鲠是也。

夫人之生成于阴阳，苟欲摄生，当从阴阳。微逆之则精神不调，气血不和，渐以致病，又遂至死。是以《内经》曰：从阴阳则生，逆之则死，从之则治，逆之则乱。寝者，静而属阴；言者，动而属阳。寝时为言，当静而动，故有逆阴气，逆则有为伤。孔子寝不言，是畏其为伤也。或曰：此事小而不敢有损益，纵虽有言，亦是无为伤。殊不知摄生之要，在戒小者也。其积而久之后，岂可无致病者乎！范淳夫曰：圣人存心不他，当食而食，当寝而寝，言语非其时也。杨中立曰：肺为气主而声出焉，寝食则气窒而不通，语言恐伤之也。予又忆范氏解以存心之义，其义自是便于摄生，杨氏亦虽有所便，唯知恐肺气之伤，未知有胃气与阴气之伤也。故予更解以其所未知矣。

弟子在傍曰：朱子诚见割不正，以为切断失法度，先生所谓每食必以不失法度，是穷口腹奉养者也。愚自不敏而观之，亦以为必无此事，然食不厌精，脍不厌细，此二事似穷口腹之欲，不厌乃穷之义也，岂不使人为惑乎！故朱子曰：言以是为善，非谓必欲如是也。辅庆源又解朱子之言曰：以是为善理也，必欲如是欲也，其流则为穷口腹之欲矣。先生从此二家也，抑尚有可辩也欤？予曰：食精则易煮易消，易消则不伤脾胃，故不厌精。生肉难消而伤脾胃。脍缕不细则弥难消，故不厌细，皆少费而大益于人，必是非穷口腹之欲。圣人于摄生之道，虽多费而不惜财，斯知孔子必欲如是也。夫既曰君子食无求饱，何以有其流为穷欲乎？此二家注解足惑后学矣。弟子曰：席不正不坐，愚以为无伤之事，未审记者连之于此节，不知先生以为如何也？予曰：身处不正，其心从而不正，不正则不安宁，积久则至为伤，故席不正不坐，岂无便于摄生乎！予向[①]所谓畏小者是也，汝必莫为无伤而忽焉。弟子曰：今闻先生明辩，得知记者不苟矣！

《礼记》所谓大欲论第四

《礼记·礼运》曰：饮食男女，人之大欲存焉。盖男女之交，以能始生，饮食之养，以能续生，便是生生之道。人伦皆立于此。苟合其度，不当为欲。人之快情，其事甚多，仅过度则为欲，太过则为大欲。饮食男女，最能快情，故易太过而为大欲。生生之道，反而亡生。王公以下至于庶人，古来不能慎此二欲，饮酒之乱，好色之惑，纵虽无其亡生，多有倾国破家。人之大欲为生，天下国家次之，皆舍而换之于二欲，《礼记》所以为大欲也。

《内经》曰：女子二七而天癸至，任脉通，太冲脉盛，月事以时下，故有子。七七任脉虚，太冲脉衰少，天癸竭，地道不通，故形坏而无子也。又曰：丈夫二八肾气盛，天癸至，精气溢泻，阴阳和，故能有子。八八五脏皆衰，筋骨懈堕，天癸尽矣。故发鬓白，身体重，行步不正而无子耳。大抵计男女相交之欲，在此有子至无子之间，男者其欲在四十七八年之间，女者其欲在三十四五年之间。其间有故，则久有不关其幸，无故亦非朝夕所关。一生之间，自幼至死，朝夕所关，唯为饮食，其欲大于男女之欲，当为大欲中之大欲。故孔子尽摄生之道，最畏饮食之伤，《孟子》陈性之五欲，先以口之于味。《食治通说》曰：燕居暇日，何所用心，善养形神，周防疾患，常存谨

① 向：从前。

畏，无失调将，食饮之间，最为急务。是又所以知为大欲中之大欲也。然则人所宜慎，最是为饮食矣。予今观世上之人，任口所贪而太过，且古人所未试用之物，不择其毒而为饮食；或读圣贤之书，知其所宜慎，亦多所牵其欲，因循而太过。故今患内因之病，大半为饮食所致，东垣《脾胃论》补中等方，所以盛行是也。若欲治已病，当赖东垣之方；欲治未病，当赖孔孟之教矣。

凡人畏有毒之物，是知其能为伤也。又不畏无毒之物，是知其不为伤也。然未知无毒，亦过则能为伤也。故饮食为伤，多在过无毒。呜呼！昧者总不知之，非为过无毒，又能过有毒，或忽亡生，或成坏病矣。丹溪本此《礼记》之言，既作饮食、色欲二箴。惜哉，未使人知为大欲中之大欲也！是以余遂用圣贤之旨，而立此论矣。

天命论第五

夫天理赋人之谓命，人禀天理之谓性。故自天而观之，即以为命，自人而观之，即以为性。天命人性，唯是一理，乃寿夭之根也。率性之谓道，修道之谓教，修道、率性，则有尽天命，是能俟①寿夭者也。若枉道害性，则无尽天命，是不能俟寿夭者也。上古恬淡之世，自寡物欲害性，淳庬②朴野以为常，民不待教而修道，故多率性以尽天命。《内经》曰：上古之人，其知道者，法于阴阳，和于术数，饮食有节，起居有常，不妄作劳，故能形与神俱，而尽终其天年，度百岁乃去。此之谓也。

---

① 俟（sì 四）：等待。

② 庬（máng 忙）：敦厚。

圣人所以当其时而立教，是为间有愚顽害性者也。其后过恬淡之世，淳庬朴野无为常，快心以便安，奉身以华美，物欲日盛，修道日衰，故多害性，无尽天命。《内经》曰：今时之人不然也，以酒为浆，以妄为常，醉以入房，以欲竭其精，以耗散其真，不知持满，不时御神，务快其心，逆于生乐，起居无节，故半百而衰。此之谓也。是以圣贤相续立教弘道，使民修道率性而尽天命，是古所以道行而多得长生也。其后既无圣贤立教，民多枉道而纵物欲，其自快心奉身，皆无非以害性，故生疾致死，无尽天命。甚愚则曰死生有命，而委身于放逸，或过饮食，或耽①色欲，或有疾而不慎，或向死而不悔，是无异喜为恶，受桎梏②者，倘其不死者，幸而免也。其一免者，愈其放逸，后必死，而无尽天命。其余志学者，亦多好文学，欲慎疾尽天命者，非好道学不能之，是暮世所以道不行而少得长生也。

虽然今有无学之人得长生，盖质美而不志学，欲仁而不为恶，谓之善人。孔子曰不践迹，亦不入室是也。又尝生于陋巷，遂不知志学，安山林而不出市朝，谙淡薄而不求浓厚，口不欲食美味，目不欲见好色，耳不欲闻淫声，体不欲着文绣③，故物欲不为惑，忠信以为常，其不待教而修道，犹上古恬淡之民。孔子曰：十室之邑，必有忠信如丘者是也。《警枕》云：深山穷谷之人多高年者，嗜欲少故也。不亦宜乎！此二人多有不生疾而尽天命，无尽天命亦必有得长生矣。予按，其能知天命者，不愿所居之外，富贵贫贱，夷狄患难，无不入而修道率性，非

---

① 耽：沉溺。

② 桎梏（zhìgù 治故）：束缚。

③ 文绣：刺绣华美的丝织品或衣服。

尽天命，必得长生，其蚤生疾致死，亦无非尽天命。故孔子语颜渊曰：不幸短命死矣。又谓伯牛曰：亡之命矣。夫斯人也，而有斯疾也。若二子非尽天命而致之，孔子岂有如此之言也乎？又称其为人以长德行，未有其能长德行而无尽天命者也。其不知天命者，必愿所居之外得荣则患加其荣，得辱则患去其辱，无时无处，困虑劳形，其皆所行枉道害性。或死于疾，或死于咎，是即人自所致，何以有尽天命乎！

故知天命为君子，不知天命为小人。子思曰君子居易以俟命，小人行险以徼幸①是也。今世医者多行险以求价，病者亦多行险以求生。病者行险，其害丧身；医者行险，其害杀人。杀十人者，即得十人之罪；杀百人者，即得百人之罪。一人之身，而得千万人之罪，未知何极刑而当处其罪也？其罪如此者，又终归于己，岂止杀人也乎！予闻愚人捕龟而养之于器中，欲见千岁之寿，不过数日而死，曰千岁之明日。是虽为俚俗妄言，不知天命者皆然。医者不知其己卤莽而杀人，病者不知其死于医之卤莽，曰非治疗不尽，乃天命之定期也，岂异曰千岁之明日乎？先哲曰：千岁灵龟，变化莫测，或大或小，游于莲叶之上，或伏于蓍丛之下。故为介虫之长，为四灵之一，自能得其所而率其性，恐是有得千岁之寿也。

凡天下之物，能率其性则无不尽天命。妄害其性，则虽为

---

① 徼幸：希望获得意外成功。徼，通“侥”。《左传·哀公十六年》：“以险徼幸者，其求无餍。”

灵物，而不能尽天命。宋人揠苗①、橐驼种树②，其得与失也，亦唯在害性与率性而已。夫植物尚然，而况动物乎！老子曰：我命在我不在于天，全系人之调适。孙真人曰：寿夭休论命，修行本在人。若能遵此理，平地可朝真。《养生类纂》亦曰：人生而命有长短者，非自然也，皆由将身不谨，饮食过差，淫泆无度，忤逆阴阳，魂神不守，精竭命衰百病生，故不终其寿。盖是寿夭之数，虽曰各自有天命，其尽与不尽，唯在人之修道与不修而已。古医精学以修道，是欲使人尽天命也。今医杀人与杀龟同之，是以无学而不知天命也，不仁也哉！不智也哉！后世之医唯宜精学矣。

调神论第六

予曾与一僧为方外之交，暇日欲避暑于高堂，六月下旬有过其寺，僧处小窗而看书，炎热酷烈如坐炉。予曰：炎热难当，胡为能处此哉？僧曰：《吕氏春秋》云室大则多阴，台高则多阳。多阴则蹶，多阳则痿，此阴阳不适之患也。是故先王不处大室，不为高台。俞子容《续医说》亦载此言，吾欲无其患而为处此矣。予引《内经·四气调神论③》曰：春三月，此谓发陈，天地俱生，万物以荣，夜卧蚤起，广步于庭，披发缓形，以使志生，生而勿杀，与而勿夺，赏而勿罚，此春气之应，养生之道也。逆之则伤肝，夏为寒变，奉长者少。夏三月，此谓

① 宋人揠（yà 亚）苗：语出《孟子·公孙丑上》。有一个宋国人担忧禾苗长不高，就将禾苗拔起，帮助其生长。比喻违背事物的发展规律，急于求成，反而坏事。

② 橐驼种树：指唐柳宗元《种树郭橐驼传》所述一位郭姓驼背农夫善于种树，能“顺木之天，以致其性”。

③ 四气调神论：指《素问·四气调神大论》。

蕃秀，天地气交，万物华实，夜卧蚤起，无厌于日，使志无怒，使华英成秀，使气得泄，若所爱在外，此夏气之应，养长之道也。逆之则伤心，秋为痎疟，奉收者少，冬至重病。秋三月，此谓容平，天气以急，地气以明，蚤卧蚤起，与鸡俱兴，使志安宁，以缓秋刑，收敛神气，使秋气平，无外其志，使肺气清，此秋气之应，养收之道也。逆之则伤肺，冬为飧泄，奉藏者少。冬三月，此谓闭藏，水冰地坼，无扰乎阳，蚤卧晚起，必待日光，使志若伏若匿，若有私意，若已有得，去寒就温，无泄皮肤，使气亟夺，此冬气之应，养藏之道也。逆之则伤肾，春为痿厥，奉生者少。盖春夏阳气用事，以主发生盛长，秋冬阴气用事，以主收敛闭藏。人之志气动静，当从其时所宜，故春夏宜处大室高台，不宜处小室矮屋，秋冬宜反之，此四气之应，乃养生长收藏之道也。若逆之则各伤脏，其人无不为疾，然则僧所处为秋冬，所宜岂为春夏所宜也乎？吁嗟！《吕氏春秋》之言，是因不知本篇之旨，俞氏又从而误后世之人，何忽忘医之大经大法也？

今处小窗而不处大室，志气郁结而不能盛长，是逆夏气之应，失养长之道也。何以有使气得泄乎？又何以有若所爱在外乎？僧强而处此，秋当为痎疟，是即阴阳不适之患也，不可远虑蹶痿之患矣。僧曰：东垣云避暑热于深堂大厦，得之者名曰中暑。自今而处大室，当有中暑之患，子以为如何也？予曰：尽开户牖而纳风，裸裎[①]而得凉太过，其凉为伤，以郁肌表，周身阳气不能伸越，故患头痛恶寒，身形拘急，肢节疼痛而烦心，肌肤大热无汗，是非大室所为，皆自误而所致也。若风烈

① 裸裎（chéng 成）：赤身露体。裎，脱衣露体。

则避其方，唯移于微凉之处，要无其凉郁肌表，何以有中暑之患乎？东垣虽名曰中暑，其实寒凉所致也，其义见医书不及言于此矣。僧曰：炎风之燠①，夏日之长，闲暇无事，多有生睡，忍之则神气昏浊，一寝则必觉清爽，每每闻医家禁戒昼寝，又今闻无厌于日之言，虽有当时觉清爽，后必有为疾也否？予曰：寤者，明而属阳；寝者，暗而属阴。夏月阳气用事，勿用属阴之事。蚤起无厌于日，是夏气之应也。若厌于日而为寝，即逆夏气而伤心。且忆昼寝则夜多难寝，难寝则淫情易发，水衰之时或以泄精，非唯伤心，又能伤肾，摄生之害，孰大于此？终日不寝，夜必易寝，淫情多不发，明日亦蚤起，摄生之利，孰大于此？书不尽言，言不尽意，故岐黄虽知此义，本篇不能尽言之。学者孰玩圣贤之书，不言之妙，观如此义矣。

僧曰：幸问夜分蚤起而不寝，阴时用属阳之事，是即阴阳不适当，为摄生之害，未审本篇所谓与鸡俱兴者，是谓鸡鸣之时也否？予曰：鸡能知时而鸣，夜亦觉睡而鸣，天明则兴出塒②，未明则尚在埘，此谓人兴出床，与天明鸡兴出塒同其时也。予熟玩前后文义，决而非鸡鸣之时，故唯谓鸡而不谓鸡鸣矣。张季明不知此义，正以为鸡鸣之时，故曰：虽云早起，莫在鸡鸣前；虽云晏起，莫在日出后。马玄台细注亦以为丑时，曰七月丑时在五更，八、九月丑时在四更。皆是大误也。嗟夫！后世学者从张、马二家，遂不见有如僧为未审者矣。一士人患飧泄，水谷不化，腹胁虚满，肠鸣疼痛，饮食无味。三十余日之间，更医而不得效。予应请而往，诊其脉沉迟，曰是风冷客

---

① 燠（yù 玉）：热。

② 埘（shí 食）：在墙壁上挖洞做成的鸡窝。

于肠胃，即以为胃风汤之证。士人曰：吾素好而读《内经》，欲便于摄生之道，最信《四气调神论》。今秋行养收之道，每夜丑时而兴，闲吟使志安宁，睡来则挑灯看书以为慰。深秋四五夜，腰腹觉微冷，肠鸣如雷声，其后患此疾，故吾亦初如子所见，自调剂以服胃风汤十贴而不得效，更医与子五人。予曰：无他所见，又宜用胃风汤，前日不得效，因用药不足，吾子以为如何也？士人曰：一任子之治疗，何以为疑议乎？予加以肉豆蔻五六日而觉快，十余日之后，诸证减大半，二十余日而痊愈时，语以马氏所误。士人曰：善哉！非唯能治疾，又得能知误也，世间当多如斯人，岂止士人也乎？

僧曰：又问今世君主待腊月而行罚杀人，阴寒其气主杀，当为冬气之应，与禄行赏赦罪生人，此春气之应，非腊月所宜，欲从调神之道，何为无待春月也？予曰：是诚非其所宜，为逆调神之道。君主领众民，其所关甚重，匹夫生杀小虫，亦不可轻忽之。本篇论四时之常，是所以治未病也。若临不越时之赏罚，不得已则必莫拘常矣。

僧曰：又问古有四时为猎，名春猎而曰蒐[①]，今亦为蒐，以杀生物，先王不知调神之道也，抑有不得已之义也欤？予曰：禽兽入田，必害稼穑，农民之忧，莫大于此。先王为猎，欲除其害，不敢为游乐，是不得已也。故《易经》曰：田有禽，利执言，无咎。其事虽曰杀禽兽，其实有生民之利，春气之应在于此。先王所以为蒐也者，专为游乐，反而加民忧，故大禹训曰：外作禽荒。《孟子》亦谓从兽无厌，以为四忧之一。先王本自无此忧，得默契调神之道矣。

---

① 蒐（sōu 搜）：打猎。特指春猎。

僧曰：又问今世贵介公子，冬月率鹰执鸟，蚤起而先日光，是非逆冬气乎？予曰：蚤起则不能去寒就温，率鹰则必无不事驰逐，故胸喘肤汗，使气亟夺，是为游乐非不得已，纵不得已而为此事，亦必待日光而可也。夫辱禄之医，岂可无奉教乎！僧曰：吾今一一得领教，明日当必去此处。

其后八月上旬，果而闻患痎疟。予往诊脉，详问诸证，僧曰：隔二日而发，每发谵言呕吐，恶闻食气，多热少寒，烦渴引饮，流汗如泉，小便赤涩，吾因患此疾，弥以信子言，又弥崇《内经》之旨，得致疑于吕氏之言矣。予遂与药，最教禁忌。十日之后，谵言呕吐既止。三十余日之后，每日而发，诸证渐减，食亦渐进。五十余日之后，兼以灸治而愈矣。凡志摄生之道，欲得本篇之旨，此从四气而调神，乃治未病之道也。若逆四气而失本篇之旨，如僧与士人之患不能免焉！

心志气体论第七

夫欲知摄生之道者，当明心志气体之分。欲明其分者，非有儒学不能之，唯有医学而曰能之，予未信焉。今略以其分言之。耳目口鼻是体之类也。气是志之卒，而体之充也。志是气之师，而心之所之也。心是一身之主，而志之本也。其体有所欲，是有知觉也。其有知觉，是有气充也。其志立而帅气，是心正而所之亦正也。其志不宜而不能帅气，是心不正而所之亦不正也。故心正则志立帅气，以制耳目口鼻，其皆所欲得宜，无不从而利生。心不正则志不立任气，以纵耳目口鼻，其皆所欲失宜，无不从而害生。又以内外先后言之，体先触于外，心后应于内，心先思于内，体后从于外。故心正则正思正应，其所欲得宜以利生，心不正则妄思妄应，其所欲失宜以害生。是即摄生之利害，所以繇于心之正与不正也。其心正志立而气动之，是有气专一偏处而碍其正立也，故不可止恃其正立，又不可无以养气。《孟子》曰：持其志，无暴其气。又曰：气一则动志。此之谓也。其能养气以直，而无以私害之，浩然充满于体，而不专一偏处，是即大贤所养，而非常人所及。常人当令体不接所欲，体不接所欲则气不专一，气不专一则心志不动，欲知摄生之道，不可无以知之。

其体接所欲，虽有各所主，目之所关甚多，岂止见色也乎！故见有味物则欲甘其味，见有声物则欲闻其声，见有香物则欲臭其香，圣哲教人闭所欲，其最戒目，是为此也。《易·艮卦》曰：艮其背，不获其身，行其庭，不见其人，无咎。《老子》曰：不见所欲，不令主乱，是皆非戒目乎？凡目所欲，女色为之大。古人畏其大，以远帷箔[①]。虽云铁心汉，近则多为乱。其心不正，其志不立，任气以纵欲，无不害生者。古人又以为伐性之斧是也。今医闻曰：其心宽裕，其手柔和，起卧病人，执若妻妾，非唯不制其欲，反而许近帷箔，是即操斧伐人之贼民也，其罪不足以容之于死矣。古今富贵之人，贮女多以第宅，厌此则又爱彼，厌彼则又爱此，沉溺以生，疾垂危而未止，是自操斧伐己之狂人也。大都如此者，不用其戒，而况言其戒者许近乎？吁！今医不为儒学，唯为医学亦不精，故不能知摄生之利害而为教。夫世人之不知也，是诚宜哉！

不仁者夭论第八

孔子曰：仁者寿。予相反而见之，知不仁者夭也。《孟子》

---

① 帷箔：帷幕和帘子。借指内室。

曰：不仁者可与言哉？安其危而利其灾，乐其所以亡者，是足为其夭之证矣。夫仁本心之全德，无私欲而专天理是也。故胜去私欲者，谓之仁者；有私欲者，谓之不仁者。仁者应事接物，皆是得从天理，故内以无疾病，外以无怨敌，多终天命，必寿而死。不仁者应事接物，皆是私欲而逆天理，故疾病自内而起，怨敌自外而至，不终天命必夭而死矣。古之仁者，与物同仁，其心所感，其身所触，一草一虫之微，无不蒙其所爱，过化存神之妙，诚非常人所及，又有杀伐除害之仁，如禽兽害稼穑之类是也。故《易经》曰田有禽和执言无咎，其大则又有杀伐人，如暴贼为虐之类是也。故《书经》曰：乃葛伯仇饷①，初征自葛。东征西夷怨，南征北狄怨②。圣经所载其言如此，皆是不得已而然也。浮屠氏亦谓之慈悲杀生，岂有妄好杀伐之志乎！

上古恬淡之世，自寡物欲所蔽，其人多好仁寿而终天命，故《内经》曰终其天年，度百岁乃去。其后过恬淡之世，自多物欲所蔽，其人不好仁，夭而促天命，故《内经》曰半百而衰。其后周时孔子曰：我未见好仁者，恶不仁者。又曰：有能一日用其力于仁矣乎？我未见力不足者。盖人为物欲所蔽，唯自不好而已，苟有能好，则无力不足。悲矣哉，无能用其力也！予忆一日用力，当为一日仁者，一月用力，当为一月仁者，日月相积之后，未有不得寿者也。今世多不仁者而夭，所以弥无用其力也。然则欲明寿夭之所异，当明仁与不仁之分，学者有能其分，或有用力而得寿矣。

---

① 仇饷（xiǎng 想）：谓杀饷者而夺其食物。饷，用食物等款待。

② 东征……北狄怨：本谓商汤向一方征伐，则另一方人民埋怨他不先来解救自己。后因以谓帝王兴仁义之师为民除害，深受百姓拥戴。

友有损益论第九

孔子曰：益者三友，损者三友。自古至今，儒家教人之语也。予忆医家教人亦有之，名家之书，唯未论而已。盖友强质，友富贵，友自暴，为之损者三友；友弱质，友贫贱，友老成，为之益者三友。强质者，气体刚强，好不善而少为伤，习熟之后愈以为常，间有无病而得长生，故曰吾好如此而不为伤。使人劝而好己所好，人亦为友则同其志，纵虽不劝从其所好，医者教戒而不用其言，曰某人如此而不为伤，是不揣气体强弱，唯惑其友不为伤，所以为损者第一也。富贵者，多货财，虽知守身，易流于骄恣，未尝知者。骄恣为之常，故所好为不善，必违医家之教。富贵不如其人者，多谄而从其所好，为友则愈同其志，遂无不习于骄恣，所以为损者第二也。自暴者，自恣其所好，反而诽谤圣贤之教，忽害身而无悔，得归咎于天命。故《孟子》曰：言非礼义谓之自暴也。程子曰：虽圣人与居不能化而入也。若妄为友而同其志，无不从所好而害身，所以为损者第三也。弱质者，气体柔弱，好不善则易为伤，故自惩其伤多欲无不善，为友则同其志，强质亦欲无不善，所以为益者第一也。贫贱者，乏货财，易简而不骄恣，应事接物常谙淡薄，故其所好自少不善，为友则同其志，富贵亦少不善，所以为益者第二也。老成者，历试诸事，无学而知善、不善，故多好善，少好不善，为友则同其志，少壮亦多好善，所以为益者第三也。其余损者、益者尚有不可胜计，是唯大者也。吁！友损者其害为甚大，不友益者，亦不为不大，欲便于摄生之道，当先知此六友矣。凡人所好，多是从友，其善难从，不善易从，故善人少类，不善人多类。自王公以至于庶人，大率从友而有损益，儒家于修身，医家于摄生，无能工巧匠知其损益，岂有能教人乎！

夜气不足以存论第十

《孟子》曰：牛山之木尝美矣，以其郊于大国也，斧斤伐之，可以为美乎？是其日夜之所息，雨露之所润，非无萌蘖[①]之生焉。牛羊又从而牧之，是以若彼濯濯[②]也。人见其濯濯也，以为未尝有材焉，此岂山之性也哉？虽存乎人者，岂无仁义之心哉？其所以放其良心者，亦犹斧斤之于木也。旦旦而伐之，可以为美乎？其日夜之所息，平旦之气，其好恶与人相近也者几希[③]，则其旦昼之所为，有梏亡[④]之矣。梏之反复，则其夜气不足以存；夜气不足以存，则其违禽兽不远矣。人见其禽兽也，而以为未尝有才焉，是岂人之情也哉？故苟得其养，无物不长；苟失其养，无物不消。孔子曰：操则存，舍则亡；出入无时，莫知其乡。唯心之谓与。

予凭据此一章，得晓摄生之道。儒家注解既详也，今又撮其约而注焉。盖人心旦昼之间，物欲梏亡之，犹山木斧斤伐之，牛羊又牧之也。苟得其养，有夜气暂以偿梏亡之害，虽然梏亡展转，夜气频受其害，故其夜气不足以存，不足则违禽兽不远。其心存亡，必在人操与舍，是以引孔子之辞而立教矣。

夫阴阳者，天地之气，阳动而主昼，阴静而主夜，昼气使人能动，夜气使人能静，是阴阳自然之常也。故人有动静寤寐，

---

① 萌蘖（niè 聂）：植物的萌芽。

② 濯（zhuó 啄）濯：光秃貌。

③ 几希：相差甚微。

④ 梏亡：因受束缚而致亡失。

即为阴阳之道，从之则不生病，逆之则必生病。因物欲梏亡，心无寐则害夜气，是逆阴道，人为之私也。儒家以为失操心之道，医家以为失摄生之道，唯非违禽兽不远，又不可无必生病矣。今由此思之，夜气为人身之宝，是无他，自然阴气也。凡欲存夜气，宜寐而忘物欲，卧起早晚，宜从《四气调神论》矣。

予见俗子得寿者，昼务恒产，以少所欲，夜因劳倦，以早就睡，启手伸足，曰唯寐极乐，最少梏亡，多存夜气，已不知而自契[①]道，其得寿不亦宜乎！李太白《春夜宴桃李园》曰：夫天地者，万物之逆旅。光阴者，百代之过客。而浮生若梦，为欢几何？古人秉烛夜游，良有以也。况阳春召我以烟景，大块假我以文章。曾桃李之芳园，序天伦之乐事。李氏此宴，虽有当时为欢，其所不寐，即逆阴道者也。且有宾主乘兴，不能无为酒乱矣。汪颖曰：人知戒早饮，而不知夜饮更甚，既醉饱睡，睡而就枕，热拥伤心伤目，夜气收敛，酒以发之，乱其清明，劳其脾胃，停混生疮，动火助欲，因而致病者多矣。今好夜宴者，未尝知此言，罗珍序乐事，非李氏所及，甚则乘兴以至晨，至晨则必为昼寐，颠倒动静，昼夜大逆阴阳之道，未有不致病者也，岂非失摄生之道乎？予有故彻夜不寐，神气昏浊而如愚，明日殆将生病，是害夜气之证也。李氏以不寐为乐事，俗子以唯寐为极乐，其义甚反。孰以是非？或是李氏而非俗子，即非孟子者也；或非李氏而是俗子，即是孟子者也。予唯愿后人是孟子而已。

张介宾著《大宝论》，特见阳气以为宝。曰：夫阳主生，阴主杀，凡阳气不充，则生意不广，而况于无阳乎？又曰：天地

---

① 契（qì气）：相合。

之和者，唯此日也；万物之一生者，亦唯此日也。设无此日，则天地虽大，一寒质耳，岂非六合尽冰壶，乾坤皆地狱乎？人是小乾坤，得阳则生，失阳则死，阳衰者，即亡阳之渐也。又曰：可见天之大宝，只此一丸红日；人之大宝，只此一息真阳。孰谓阳常有余，而欲以苦寒之物伐此阳气，欲保生者，可如是乎？是此等言，一偏之见，所以不知夜气为宝也。予详著论，既辩其误，学者互为相考，当知阴阳共为宝矣。

生于忧患死于安乐论第十一

孟子尝由知国亡之理，然后又能知人之死生，即曰：知生于忧患，而死于安乐也。予医教人，亦当知之，岂止儒之教人也乎？凡人贫贱则忧患，忧患则必不骄恣，常谙淡薄，无好浓厚，其间所欲少至为伤，故多无病而长生，或有病亦多易愈。《福寿论》曰：贫者多寿。以贫穷自困而常不足，无欲以劳其形，伐其性，此之谓也。又虽处富贵，病则是忧患。知守身者，最能慎之。未病则欲无病，已病则欲有愈。饮食不失节，房劳不过度，喜怒不伤心，动作不费力，衣服适寒温，避邪如矢石，如此则病无不愈，未病者无不长生。陈新安曰：忧患未必便生。然忧患则惊戒，而其虑深有生全之理是也。凡人富贵则安乐，安乐则多易骄恣，饮食失节，房劳过度，喜怒伤心，动作费力，衣服不适寒温，不畏邪气侵身，如此则无不致病，有病者无不致死。陈新安曰：安乐未必便死。然安乐则多怠肆①而其志荒，有死亡之理是也。予见古之君子，有安乐而得寿，是即不溺于所欲，富贵不能淫之人。孔子曰：仁者寿。盖如斯人也乎？予

① 怠肆：怠惰放纵。

又见今之小人多反之，遂不知处忧患而有生理，何况知有安乐而得寿乎？是以张南轩曰：死于安乐，非安乐能死之，以溺于安乐而自绝焉耳。故在君子则虽处安乐而生，理未尝不遂，在小人则虽处忧患而死，亦恐不免穷斯滥是也。又虽不处富贵，无病则是安乐，其人恃其无病，弥容身于安乐，不存恐惧之心，得放邪僻之情，且曰：吾纵所欲，未曾有病。故积累之后，必以致大病，即临死而不悔，或有悔而不及。朱子曰：伤于所恃是也。予见实强之人，往往恃其实强，或过饮食以损脾胃，或耽色欲以亡肾精，或妄发喜怒以劳心，或连侵风寒以伤肺，诸虚之证蜂起，仓卒之间而死，《耳目日书》曰：有芭蕉掩却牡丹，因删去之，明年复茂，再删之，又明年遂不生。夫蕉本易生之物，而戕贼至再，生意遂槁，可以为恃精神壮健而过耗之者之戒，是诚伤于所恃之证也。

一商人患泄泻，昼夜四五次，大便不化，饮食渐少，肢体羸瘦。请予治疗曰：虽体瘦而自幼无病，比于常人，唯为食少。友云番椒[①]和味增以啖之，开胃侑食而后易消，吾便如其言而啖之。初有微过则觉易消，故恃其易消，一日得太过而来，腹满肠鸣，欲泻而不能泻，四日之后，遂患此病，三十余日之间，更医而无得效。予诊其脉，右关甚虚，曰：是脾胃虚损所致，吾子食少体瘦，自幼至三十岁，其间所以无病，乃禀受之常也。吁！妄恃番椒，反而损脾胃，岂非无事生事乎！仍与以参苓白术散，六日之后，心痛吐血，病家大惊，而请加减。予曰：番椒其毒破血，郁积胃脘而发。仅与二贴，明日辞药，后医亦不得效，心痛吐血自止，饮食共绝而死矣。

---

① 番椒：中医药称辣椒为番椒。

又一士人嗜温饨，每食无不太过饱满，则啖生莱菔，曰：此物消化如神。予与士人共食温饨，戒曰：面是壅热难消，纵虽啖解毒物，太过则必为伤，与其啖莱菔，宁减二三碗。遂无用予言，依然为太过。一日卒发呕吐，昏闷而不知人。予往诊脉，左右共伏，见其所吐皆是温饨，欲尽宿滞，尚行吐法，又吐七次，脉稍得出，于时知人，烦渴引饮，便与七味白术散去木香加麦门冬，三日之后，烦渴既止，更患泄泻，昼夜六七次，饮食难进，四肢倦怠，又加以薯蓣、莲肉十余日而不得效。予见病势渐重，使父兄求他医。两月之间，数医无效，小便涩少，四肢浮肿，后遂为胀满而殁矣。

又一士人九月上旬患痢，至十月中旬而不愈，请用予治。曰：去年九月既患此病，二十余日而愈，今年难愈如此。予曰：尝见每秋患痢之人，多因夏恣饮食生冷之物，不知吾子所饮食如何也？士人曰：二三年嗜瓜，一日十四五个，或至二十个，子虑诚为当。予诊其脉，左右虚细，与加减益气汤，一月而得渐愈。曰：寇宗奭所谓多食深秋作痢，最为难治，吾子难愈，便合此言，自今以后必莫多食。士人曰：诺！吾将止矣。又至明年九月，患痢甚于前年，频频更医而无效，病家又请用予治，曰：去夏或人来云，麝香能解瓜毒，水服少许，多不为伤，故病者恃麝香恣食而为此患，无早添药，是愧违教也。予时诊脉微细而数，必知其不平复，与药二日而辞，病家虽尽医祷，恶候日出而死矣。大都如此者，皆伤于所恃，其余恃药为伤，亦不可胜计之，如恃地黄丸而过淫伤肾水，恃枳术丸而过食伤脾胃之类是也。予每教如此之人以孟子、朱子此言，见其能便于摄生之道。宜哉，所谓儒医同道也！然则医家欲能教人，不可无知儒家之言矣。

喜安佚论第十二

周子曰：太极动而生阳，动极而静，静而生阴，静极复动，一动一静，互为其根，是即动静所以为阴阳之道也。人身有动静寤寐，亦是为阴阳之道，从之则不生病，逆之则必生病。昼寤而运动，昼寝便逆夏气之应，虽如当时无伤，后必无不生病，夏日尚是言戒，而况他时短日乎？大抵为昼寝者，有喜夜游，或耽于色欲，或乱于饮酒，或戏于博弈，乘兴以至晨，如此则颠倒动静昼夜，岂非大逆阴阳之道乎？且其夜游为伤有大于昼寝，故质如金石而无不生病，有病则又不能守禁忌，轻者为重，重者为死，神医不能救之，圣药不能治之，是即富贵所淫，而非贫贱所致也。若富贵不能淫者，非有学必是美质耳！宋太宗曰：朕每日所为，自有常节，辰巳间视事既罢，便即观书，深夜就寝，五鼓而起，盛暑昼日亦未尝寝，乃至饮食亦不过度，行之已久，甚觉有力。凡人食饱无不昏浊，倘四肢无所运用，更便就枕，血气凝滞，诸疾自生，欲求清爽，其可得乎？是诚可谓富贵不能淫者也。惜哉，后世之人无知太宗之言也！若有能知之，宜益于摄生之道矣。

予顾贫贱则衣食不足，不足则难为暖饱，昼务恒产而不暇，寝夜无傲游而便就睡，常无昏浊凝滞，遂不敢求清爽，自从阴阳之道，无生安佚之病，设生他病亦不重，禁忌亦能为守，故服药不久而得病愈，是非富贵之人所得知。富贵则衣食有余，有余则易为暖饱，必喜安佚而昼亦寝，日自流于昏浊凝滞，居然而为劳倦，谓之无端劳倦。其人虽未生病，先惰道不堪事，是其证也。孔子曰：朽木不可雕也，粪土之墙不可杇①也，于予与何诛。是非责昼寝惰道乎？陶侃曰：吾方致力中原，过尔优逸，恐不堪事，故自劳尔，朝运百甓②于斋外，暮运于斋内，是非恐安佚不堪事乎？予尝居父丧，日久止世务，非唯不为运动，又有时而昼寝，虽未生病，自觉劳倦，其为害如此，岂止生病也乎！故儒门医家皆无以忽焉。弟子曰：夜气不足以存论，子既所谓凡欲存夜气，宜寐而忘物欲，今褒太宗以引其言，所谓观书深夜就寝，旨趣不得相均，其各所归著何也？予曰：古人著书立教，究竟欲使心正，心正者无物欲所蔽，无所蔽者必无梏亡，故虽云深夜就寝观书，则无害夜气，无害则均于寐而忘物欲，不可与喜傲游同日而语焉！弟子曰：善夫明辩也，遂得解愚惑矣。

喜运动论第十三

孔子曰：逸劳过度者，疾共杀之。盖安佚不运动者，非唯有生疾，劳役过运动者，亦有能生疾。故华佗曰：但不当使极耳。然则动静共不过度，为得摄生之道，世人不知有此义，曰养身唯无善于运动，气血流行，关节利通，饮食易消，诸疾不生。或为角抵③，或为蹴鞠，或挽弓引弩，或持重较力，或越高飞远，或强逐兽驰马，皆是使极者也，予亲见其人多致伤生疾矣。凡动属阳，属火，动极则火必炽，火炽则炎上，心肺有受伤，是以心属火而火易附，肺属金而火易乘也。其心受伤，

① 杇（wū 乌）：粉刷。

② 甓（pì 僻）：砖。

③ 角（jué 决）抵：我国古代体育活动项目之一。起源于战国，其称始于秦汉。晋以后亦称“争交”。类似现代的摔跤。

血亦受伤，其肺受伤，气亦受伤，是以心主血，肺主气也。予按，汗是心血所主，息是肺气所主，今见为戏极动者，其必有胸喘肤汗，足证心肺气血受伤，岂止筋骨受伤也乎！其初虽未觉，后必生疾矣。若有微失，则必致跌扑折损，是不待生疾而为当时之忧。孔子曰：人无远虑，必有近忧。此之谓也。

昔汉成帝好蹴鞠，群臣以为劳体，非至尊所宜。帝曰：朕好之，可择似而不劳者奏之。刘向时作弹棋①以献之。此等忠臣，得知孔子及华佗之旨，可谓能谏而笃祐于天下也。夫为君者，淫于富贵自不知，致伤生疾是其过也。其臣谏而不改之，是其恶也。其能谏之可谓忠臣，其不谏之可谓具臣，其长之、逢之可谓佞臣。其罪大者莫胜于逢之。故《孟子》曰：长君之恶其罪小，逢君之恶其罪大。予由此观之，君有疾与无疾，多系其臣之忠与佞，无疾则务政安民，有疾则惰政危民，天下之安危，不可以忽焉。若欲教君无疾，当法成帝之臣，又能用其志而扩充之，君之不善，何事不谏也。后世王公亦欲得摄生之道，当以如成帝之臣而为宝矣。

厚衣好浴论第十四

《内经》曰：一者，天也。天者，阳也。五脏之应天者，肺。肺者，五脏六腑之盖也。皮者，肺之合也，人之阳也。又曰：人皮应天。又曰：天气通于肺。《易经》曰：天行健。又曰：乾为金。皆是所以肺属金，应天也。故肺居于上而盖脏腑，

---

① 弹（tán坛）棋：古代博戏之一。《后汉书·梁冀传》：“（梁冀）性嗜酒，能挽满、弹棋、格五、六博、蹴踘、意钱之戏。”李贤注引《艺经》曰：“弹棋，两人对局，白黑棋各六枚，先列棋相当，更先弹之。其局以石为之。”至魏改用十六棋，唐又增为二十四棋。

外主皮毛而包罗一身，其气至健而运行无息，犹天之大气包罗太虚而运行无息。朱丹溪既承经旨而立天气属金之论，然未能论保天气之道，而救后人之害，是予有遗憾者也。夫肺金在时为秋，在令为凉，在化为收，在用为固，其性得热而钝，是以火克金也。故皮毛得热则开发疏通，正气易泄，邪气易感；皮毛得凉，则收敛固密，正气难泄，邪气难感。虽然，勿过凉而为寒，得寒则反而伤肺气，寒是水气，水能腐销金铁故也。《内经》曰：肺恶寒。又曰：重寒伤肺。又曰：形寒寒饮则伤肺。又曰：寒伤形。此之谓也。苟欲保肺金者，其要当知此旨，最不可得热，又不可得寒。先哲曰：肺为骄①脏，怕寒而恶热，不亦宜乎！

凡人开发疏通皮毛，莫过于厚衣好浴，富贵之人易感邪气，所以厚着绵帛，频用汤浴也。贫贱之人难感邪气，所以薄着葛布，罕用汤浴也。今世昧者，不知此义，或曰：绵帛养体，以闭邪气，常好温软而恶清凉，非唯开疏皮毛，又内为消阴气，外邪与内虚相并以一病。或曰：樵夫着粗葛，渔人带短蓑，其常耐风寒者，禀赋本强所致。吾侪禀赋本弱，薄衣则感邪气，动摇畏风寒，夏尚好厚衣。予省其私，不如其言，即奉养之夙习，而非禀赋所致。或曰：洁身快意，何若汤浴？浅邪轻病，一洗忽愈，病在床蓐而尚好之，旧邪未去，新邪又感，轻者致重，重者致死。

予略摄其害而言之。伤寒温热病之后，以发热闷；再感邪气，则多以致死；目疾增热，逆以为瞎盲；疮疖逼毒于内，以

---

① 骄：通“娇”。娇贵。《孙子·地形》：“厚而不能使，爱而不能令，乱而不能治，譬如骄子，不可用也。”

发肿满血崩；金疮灸后，以为破伤风；产后不过日数，以为痉风；新生婴儿，或以生惊痫；邪入脐中，则致脐风撮口；虚人劳神之后，以生眩晕，甚则神气暴绝而死。其余为害也，不可胜计矣。涵虚子曰：多浴则损人心腹，令人倦怠。洞虚子曰：凡除夏日之外，五日一沐，十日一浴，若频浴则外觉调畅，而内实散气泄真，皆是谓彻内而泄脏腑之气，岂止泄皮毛气也乎？夏是属火，热令正行，开发疏通，天人之常也。故用汤浴而无甚为害，唯日宜一用而除汗秽，频用则必泄正气，乘虚而暑邪易感。又有浴后行于阴地而取凉，其能感阴寒，无异冬之寒邪。当时发病则有患头痛表热，无汗恶寒，身形拘急，肢节疼痛等证。又有不患热证而患怕寒，四肢厥冷，或腹痛吐泻，或口吐白沫，或流冷涎，或战栗而如刀刮，引衣倦卧，不渴等证。昧者不知夏亦有感寒，而患病如此也，若过其时，则必有至秋而发疟痢等病矣。

倭国除垢有营风吕，世俗相传曰：昔于富贵之家，六斋日使僧徒及乡人除垢净身，其初起于佛家供养之事也。盖自古佛家有浴室，其名又谓之温室，每有佛事供养，使众僧净垢秽，予恐袭取此义也。《温室经》载浴室除七病，一曰四大安稳，二曰除风，三曰除湿痹，四曰除寒冰，五曰除热气，六曰除垢秽，七曰身体轻便，眼目清净是也。予忆一应外邪浅感肌表者，有开发疏通以得除风湿痹之功，只须要浴时无再感，再感则必加邪重病，其邪深者徒泄正气，反而至为危笃之病。热气亦有邪热，有虚热。轻浅邪热，当有得其功，重深邪热及虚热，不可无以致大害。四大安稳，除寒冰，除垢秽，身体轻便，眼目清净，皆得快于当时而已，何以可谓之除病乎？予见营风吕，釜上设座，座上设室，釜中汤气上满于室，人入其室而蒙汤气蒸身，除垢胜于盘浴，入者得快而多好之，后世渐以为日用，岂止六斋日也乎？今世富贵之家，营以请客招友，浴后陈肴核[①]，置酒而极醉。贫贱及吝财之家，虽有好而不能营，故民间有营以卖浴受直者，便名其家谓之风吕屋。又有托名于风吕给事，置游女以卖淫者。是以其素不好者，亦往而戏游女，或置酒而乐，歌舞极醉且致行淫，僧徒持戒者，亦有往而为乱。予尝闻入浴室有佛家之律曰：应一心小语，好持威仪，收摄诸根。比丘破此律，尚当蒙佛罚，而况破邪淫饮酒之戒乎？乌雩[②]哀哉！佛家供养之事，遂流为卖买之利，又流为淫酒之乱，其蔽所及有大为摄生之害。风吕一次除垢秽，诚胜于数次盘浴，故人欢其胜而愈好之，愈好则为害亦愈胜，殊不知极醉行淫，是内烁肺金，涸肾水也，其害加害孰如此乎？

予见今世之人，多有血气之勇，动辄至因其乱而为争斗之事，故频年国朝禁置游女，风吕屋亦从而少营，可谓施政济民之一助也。弟子曰：先生知音伦河氏好风吕，而为朝夕戏玩，其寿向百岁未尝见为害，世尚有如斯人，是见为如何也？予曰：伦河氏之为人，气体刚强，不可与常人同日而言之，其好不善而少为伤，习熟之后愈以为常，予既所论损者三友第一者是也。古来惑其友不为伤而好不善，是即以世有如伦河氏之人也。弟子曰：先生所论，愚今忘之不思之，至无所逃罪矣。

去寒就温论第十五

《内经》曰：冬三月，此谓闭藏。又曰：去寒就温，无泄皮

---

① 肴核：肉类和果类食品。

② 雩（hū 忽）：同“呼”。叹词。

肤，使气亟夺。盖冬者寒冷行而闭藏万物，动物密其居，植物归其根，人最养闭藏，当去寒就温，但不当过温为热。热是主开发疏通，必泄皮肤而使气亟夺，其时虽不觉，后遂发病，《内经》所谓春为痿厥是也。若甚则当时发病，不待春为痿厥矣。今读《内经》者，无不知其道，唯知而不能应之，何况不读《内经》者乎？

倭国富贵之人，多以厚衣好浴，妄泄皮肤，而使气亟夺，是不知逆闭藏之道也。又冬温身设火达，动辄至过温为热，予见其所造为用木而作方盖，四隅受盖，以柱下置，其柱以座大如炉口而覆炉火，厚袭被而包围其外，人入身于其内，火气达心所欲，故名谓之火达，或从火作"燵"字，率考字书未见之，恐是俗传之字也。

予顾火达有利有害，人唯知利而不知害。冬设之于座间，温身则能却寒。腰腹冷痛者及患疝气者，止痛；跌扑折损者，瘀血易散；患泻痢者，减行度；欲发邪气者，易汗；患痘疹者，避风冷；临产者，易催生；虚冷之人及老衰者，换之于童女，免行淫之害，溲便不数，夜得能睡。皆是有利者也。若加火气过温为热，皮毛必得开发疏通，正气易泄，邪气易感，诸病有汗者，正气益易泄；过思劳神者，多生眩晕；新生婴儿，发丹毒胎黄；酷温下部而气逆，上发诸逆及头目之病；妇人产后，最宜忌之，不忌则致血逆迷运①。常习此火者，冬月不耐寒，动摇必畏风冷，难离座席之间，故气自郁，体亦自逸，血脉不行，关节不利，饮食不化而生宿滞，致成诸郁积癖之病，皆是

---

① 运：通"晕"。昏厥。明李时珍《本草纲目·百病主治药下·眩运》："眩是目黑，运是头旋。"

有害者也。且畏风冷则必少动摇，终流懒惰以失诸务，或为子失孝，或为臣失忠，事无大小多害，其道岂止摄生之害也乎？予曩①勤学，夜以继日，虑其终流懒惰，未曾有近火达，故摄生之害亦幸得省之，频年有近而不过温，唯得却寒为利而已，若至后日而存残喘，又欲却老衰之寒矣。

初生畏寒论第十六

张季明《医说》曰：小儿初生，候浴水未得，且以绵絮包裹，抱大人怀中暖之，及浴了亦当如此，虽暑月亦未可遽②去绵絮，渐渐去之，乍出母腹，不可令冒寒气也。张介宾亦曰：彼婴儿以未成之血气，嫩薄之肌肤，较之大人，相去百倍，顾可令其带寒耶？予见新产之儿，多生惊风、抽搐等病，盖其素处腹中，裹护最密，及胞胎初脱，极易感邪，而收生者迟慢不慎，则风寒袭之，多致不救者，此也。

夫夏火旺，炎热大行万国，正如在炉火中，人多好裸裎，甚则欲剥肤，婴儿出来产门，亦如在炉火中，唯是当畏热，何有畏寒乎？季明所谓虽暑月亦未可遽去绵絮，是即一偏之见，不知时宜者也。介宾又出而愈畏风寒，故后世医者皆得从焉。予今见暑月绵絮包裹者，多发丹毒、胎黄、胎惊等病，重则至药石、针灸难治疗，是有绵絮时令相助胎热也。然则暑月不当厚绵絮，以微温于时服为宜矣。《千金论》云：小儿用父故絮著衣，女用母故衣，勿使新绵，切不可过厚，恐令儿壮热、生疮、发痫，皆自此始。予由此观之，用故而不用新，唯欲不过温也，

① 曩（nǎng 馕）：以前。
② 遽（jù 据）：立即。

夏月其令酷热，最不可无慎矣。

弟子曰：丹溪所谓不衣裘帛，恐妨阴气，是即不止于暑月，他时亦不衣绵絮也。且吾见陋巷贫贱之人，临产之日尚务事于外，生产则于溪于泽，自浴其所在之水，包裹以布衣，遂无以绵絮。虽然，多无病长生，是不畏寒之证也。子唯得辩暑月之害，他时将从二家之言欤！予曰：婴儿初生之时，仅出温养之中，未习风寒，皮肤尚柔，故除暑月之外，其理当畏寒。丹溪总谓十六岁以前，非谓其未习风寒之时。汝据丹溪而非二家，是又不知时宜者也。大抵居养淡薄者，物欲不为伤，其身实强而少病，所生婴儿亦实强。居养浓厚者，物欲必为伤，其身虚弱而多病，所生婴儿亦虚弱。故父母居贫贱，则子多实强，父母居富贵，则子多虚弱，汝所谓多无病长生，是即所以多实强也。若其虚弱者，浴之于冷水，暑月尚致病，而况寒月乎！汝不知虚弱、实强之异，一概以为不畏寒之证，是大误也。吁嗟！今世医者专从二家之言，暑月亦得教人绵絮包裹，予见富贵之家，每每有其为害，故遂不得默而辩之，是保赤子之要法也。汝能从予言而教人，岂无便于慈幼之道乎？

移居生病论第十七

夫地有东西南北，气有寒凉温热，土有坚弱息耗①，水有清浊死活。大异则天下一州，小异则一邑一宫，且有山林、川泽、丘陵、坟衍②、原隰③之异，人自从其有异，寿夭居养各异。《内经》曰：地之小大异也，小者小异，大者大异。此之谓

① 息耗：犹消长。

② 坟衍：指水边和低下平坦的土地。

③ 原隰（xí 习）：广平与低湿之地。隰，低湿的地方。

也。凡移居生病，亦因其有异，如《内经》适寒凉者胀、之温热者疮之谓是也。若非其有异，不可生其病，《内经》何以有如此之谓乎？然则人不可妄移居，不得已当能择之，善则无生病，不善则生病。人之气体又有异，不可一辙而论之，气虚体弱则必生病，气实体强则无生病，积日累月之后，弥得习其水土，故一万社草云：彼中境界别是一番风景，则鼻之闻吸，口之饮啖，别是一番气味。吾之身体脾胃，顿异于家常质厚者，似不为苛，尪弱者因而成病。初则不服水土，久则习而见化，人始登圊，臭秽难禁，良久可忍。粪船之农，性岂甘于逐臭，亦由熏习而不觉耳。今视其无生病，妄移居以为善生病，而不谓地气水土，岂非大害摄生之道乎？

今又为客而到远，不服水土而生病，或吐或泻，或胸腹饱闷，或肿胀不吐泻，曰是水更而所致，便寻求医以服药。医用正气散、平胃散之类加减，从其时所宜而治之。其诚如此，则人非不知，唯不知其近为害而已。故今富贵之人，营别墅不知择地气之善不善，专极游览之乐，以择美景为务，曰纵俯仰以悦心目，气血自和，百体自调。摄生之道，何事若此？病者不知其地气重病，营以为快心治病之处；老者不知其地气乘衰而生病，营以构隐居，为延龄不老之处。予多见其人，岂不可非乎！

一和尚，年四十余，未曾有病，中夏上旬，初患遍身浮肿，体重痹痛，溲便短小，无他所苦，饮食如常，既用二三医之药无效，而后请予治。往诊其脉，浮缓而涩，是外湿所致而非内湿，故饮食如常，内无喘满之证。时见窗外凿池植莲，其湿所侵，渐上壁间，问曰：平生居于此也否？和尚曰：吾素所居，今改作之故，未病之前移居于此。予曰：弥知病得之于外湿所致，当先移居而去此处，纵虽不服药而自愈。和尚从予言，移居于他处。遂与五苓散加羌活、苍术，六十余日之病，不过十日而愈。予曰：二三医所用，必有应病之药，不能得其效，是无移居故也。和尚闻予言，以为然矣。

又一士人，年六十余，自幼无病。中秋下旬，初患腰痛不能屈伸，夜来身冷则痛为甚，小便频数，饮食如常。予素出入其家，然时在于异乡，故用他医之药。外服而不得效，归来之日请予治。其脉两尺见浮紧，问曰：何日移居于此北窗也？病者曰：吾常居于南窗，诚如子素所知，未患腰痛之前，有故而移于此。予曰：知是非他所致，必因北窗风冷伤肾，故两尺见浮紧，当先去此窗，否则虽服药不能得其效。遂从予言而移于南窗。予乃制杜仲酒而与之，五日而痛减太半，十二日而得愈矣。

又一商人，年四十余，每年七月患疟疾，渐至九月而愈。后迨四年而用予药，至八月中旬而愈。病者曰：吾旧无病，频年如此，必是成痼疾，如何而可也？予曰：常居于此北窗也否？病者曰：常居于西窗，不耐炎热而移于此，炎热既退之后，又常居于西窗。予曰：吾子所患因感北风之凉，自今无居于此，恐是不成痼疾也。病者信予言，其日去北窗后，果而无患，气体亦如旧。数年之后，不惩前非，又移于北窗，遂又患疟疾时最信予言，得归咎于己矣。

予今举此三人，欲觉其余为害，无病者尚如此，而况有病者及老衰者乎？一家近处尚如此，而况天下一州乎？

与欲有益宁欲无损论第十八

星野氏曰：一医者教吾与友人服玉泉，今既经六年，未觉其有益。友人去腊患消渴而死，消渴为津液不足所致，年久服玉泉反而患此病，使吾大为疑，近日将止之，请问何书所载，实以有益也否？

予曰：《修真秘诀》载之，其说所谓道人蒯京，年百七十八而甚丁壮，言朝朝服玉泉琢齿。玉泉者，口中唾也。朝且未起，早漱津令满口，含之琢齿二七过，名曰练精。盖齿为骨余，是肾所主，唾生于齿间，为肾之津液，其能自下生上，犹泉涌出于源，其清犹玉色，故名曰玉泉。《黄庭经》曰：玉泉清水灌灵根子是也。其口练熟如此二七过，每朝未起，空腹服之，又复其源，滋养肾精，故名曰练精。《寿养丛书》亦有四津之法，其说所谓人身以滋液为本，在皮为汗，在肉为血，在肾为精，在口为津，伏脾为痰，在眼为泪。曰汗，曰血，曰泪，曰精，出则皆不可回，唯津唾则独可回，回则生意又续续矣。予由此思之，皆是养源之道也，其能延年，不亦宜哉！虽然，欲觉其有益者，当慎摄生之道，饮食不失节，房劳不过度，喜怒不伤心，动作不费力，衣服适寒温，避邪如矢石，是其大略也。若不慎此大略而服之，将有益有不能偿之损。奇法妙术不能益之，岂可为疑于玉泉乎？予虽无见友人平生，必知不慎摄生之道。吾子未觉其有益，亦然其自为疑，不知其有损也。今世医者多有如吾子，所谓一医者，其妄教延年之法而不教摄生之道，何止如服玉泉也乎？然则与欲有益，宁欲无损。无损而后欲有益，虽无益而当终命，其既有损者，何益有能偿乎？是以予先教人以无损，既能无损则又以有益。呜呼！未见既能无损者也。

星野氏赧然而有惭色矣。

卷第七　气味类

气味总论第一

凡物无不有气，又无不有味。气生于天，味生于地。人能食之，便能养其身。人妄食之，反而伤其身，可谓是愚也，岂不可悲乎？予考《内经》诸篇，间见有论其味，曰：水谷皆入于胃，五脏六腑皆禀气于胃，五味各走其所喜。谷味酸，先走肝；谷味苦，先走心；谷味甘，先走脾；谷味辛，先走肺；谷味咸，先走肾。谷气津液已行，营卫大通，乃化糟粕，以次传下。又曰：阴之所生，本在五味。又曰：东方生风，风生木，木生酸，酸生肝，肝生筋；南方生热，热生火，火生苦，苦生心，心生血；中央生湿，湿生土，土生甘，甘生脾，脾生肉；西方生燥，燥生金，金生辛，辛生肺，肺生皮毛；北方生寒，寒生水，水生咸，咸生肾，肾生骨髓。大都如此者，养其身之谓也。

又曰：五味入于口也，各有所走，各有所病。酸走筋，多食之，令人癃；咸走血，多食之，令人渴；辛走气，多食之，令人洞心；苦走骨，多食之，令人变呕；甘走肉，多食之，令人悗心。又曰：阴之五宫，伤在五味。是故味过于酸，肝气以津，脾气乃绝；味过于咸，大骨气劳，短肌，心气抑；味过于甘，心气喘满，色黑，肾气不衡；味过于苦，脾气不濡，胃气乃厚；味过于辛，筋脉沮弛，精神乃央。又曰：多食咸，则脉凝泣而变色；多食苦，则皮槁而毛拔；多食辛，则筋急而爪枯；

多食酸，则肉胝胎[1]而唇揭；多食甘，则骨痛而发落。又曰：夫五味入胃，各归所喜。故[2]酸先入肝，苦先入心，甘先入脾，辛先入肺，咸先入肾。久而增气，物化之常也。气增而久，夭之由也。大都如此者，伤其身之谓也。

予又考《内经》，不见论其气，盖论五味则五气在其中，是欲使学者推知也。予按，人皆无不生于天地，又不可无必为之养。故天食人以五气，地食人以五味。天地之大惠，人身之大宝，一日不可阙者，何有胜于此乎？虽然，人唯知父母施慈爱，而不知天地施气味，又唯知父母可敬，而不知天地可敬，妄食气味而伤其身，遂得蒙天地之罪也。然则欲能养其身者，莫以杳杳冥冥而忽焉。

不时不食论第二

夫人之脾胃，位于中央，属土，而有中和之德，气味得和则养其德，气味失和则伤其德。天地之造化，人为之烹饪，其所失时是即失和，其所得时是即得和。故得时则能养人，失时则能伤人。孔子曰失饪不食、不时不食是也。今人不知圣人之教，或不择烹饪之得失，或赏[3]不时之物，或早采而不待熟，不得之于近，又求之于远，劳仆费财，唯务其早。曰：初物先可供至尊。子以进之，于亲臣以进之于君，似行孝而行不孝，似行忠而行不忠间。又曰：人食初物则益生七十五日。吁！

---

① 胝胎（zhīchú 之除）：皮肤粗厚皱缩。

② 故：原作“攻”，据《素问·至真要大论》改。

③ 赏：通“尝”。胡朴安《中华全国风俗志·福建·闽省岁时风俗记》：“其中苹果、藕、菱、黄皮果诸物，亦无甚取意，特应时赏新耳。”

蕲[1]益生而损生，是非愚之愚者乎？

或难予曰：闻管者孟宗有至孝之名，其母冬求食笋，孟宗入竹林而哀叹，笋为之出，得以供母，世人以为天地惠孝子。今如吾愚，亦以为然也。是进不时之物，子以为不孝欤？予曰：孟宗尝孝于母，世诚因得此笋而称之，或图之于屏风，或画之于器皿，妇人小子亦无不知之，其称为至孝，其知未明也。圣人与天地合其德，天地无微外于圣人，故圣人所恶，天地必恶。是其不食之物，岂有惠而出之乎？或曰：天地至仁，能爱孝子不时之物，亦不致害子议天地，吾未详焉。予曰：孝子忠臣，古今甚多，天地爱之，自然之大公也，何有每人而应不时之求乎？又何有每人而变害为利乎？故所谓天地之大也，人犹有所憾，是诚天地圣人所不能也。予忆自古有由造化之变而生不时之物，孟宗偶然得笋，不可谓决而无之，然以为惠而出之，是吾子之误也。或曰：自然之大公，已得领教。其不违而从令，是非可谓至孝者乎？予曰：孝与不孝也，唯在从理与不从耳。其能从理者，得为而为之，不得为而不为之。其不从理者，得为而不为之，不得为而为之，又失之于不及，又失之于太过。年老心惑之人，言行多不从理，奉谏而能从理为至孝，溺爱而不从理为不孝。孔子曰：事父母几[2]谏，见志不从，又敬不违，劳而不怨。又曰：父有争[3]子，不陷无礼。又曰：生，事之以礼；死，葬之以礼，祭之以礼。是即所以欲使人行孝，始终从

① 蕲：通“祈”。祈求。《庄子·养生主》：“泽雉十步一啄，百步一饮，不蕲畜乎樊中。”郭象注：“蕲，求也。”

② 几：轻微，婉转。

③ 争：通“诤”。规劝。唐韩愈《顺宗实录四》：“（陆贽）不敢自爱，事之不可者，皆争之。”

理之节文也。然则求不时之笋，是心惑而不从理者也。其不能谏而从令，是溺爱而不从理者也。若不出于溺爱而出于求名，是饰异而误世者也。若初出于溺爱，亦幸因得笋而有志名，是心不至诚者也。若记者假托而怪其迹，是反而疵其孝者也。惜矣哉，孟宗有此举也！是不足谓之孝，而况谓至孝乎？丹溪初尽心于儒，后因母疾而志医，自能救母患，得养老之道。故《格致余论》著其论，可谓是至孝也。其略曰：唯饮与食将以养生，不以致疾。若以所养转为所害，恐非君子之所谓孝与敬也。又曰：若无病之时，量酌可否，以时而进。某物不食，某物代之，又何伤于孝道乎？盖求不从理则几谏，不入则暂敬不违，其求未已，当代以他物，不喜他物，又当有所喜，开导诱掖，以常尽心，其所养必不为所害。非得考亭之余绪，不能有如此之志。吾子由此而再思之，颇知养老之道，又知孟宗不从理矣。

异形不食论第三

天地生万物，气本有粹、驳。粹气以生常形，驳气以生异形。故人有二形，兽有并头岐尾，鸟有四翼三足，蛇有两头岐尾，果有一蒂两个、两蒂两鼻，核有双仁，菜有一茎双根。丹溪曰：阴体虚，驳气易于乘。仍而考之，植物异形多于动物，亦是静而属阴，所以有驳气易乘也。李惟熙曰：桃杏双仁辄杀人者，其花本五出，六出必双仁。草木花皆五出，唯栀子、雪花六出，此殆阴阳之理。今桃杏六出、双仁皆杀人者，失其常故也。时珍亦从此说矣。予按，失其常者，是本驳气所生，得其常者，是本粹气所生，何为不言其花六出，驳气所生乎？李氏之言如此。是知其末而不知其本者也。凡物有异形，其必有毒，其气驳杂而不纯粹也，予尝读诸书唯见曰有毒杀人，未见立论明其义也。故今人多不能信之其中毒也，不鲜矣。

一士人，家仆二人食瓜数个，大发心痛、吐血、气喘，一人即死，一人亦危。予先欲解其毒，水与麝香一字①，心痛即止，吐血、气喘未止，与门冬清肺饮，旬余日而得愈。仆曰：其中一个有两蒂两鼻。予曰：异形有毒杀人，他日必莫再食矣。

又一士人，忽患腹痛，欲吐而不吐，欲泻而不泻，四肢厥冷，气息奄奄，脉亦皆伏。予应请而往，先问其所食，病家曰：今朝煮藜为茹，调和以桃仁，更无进他物。予又问：有双仁也否？婢曰：有六七个。予与盐汤而探咽，吐五次而脉稍现，即与附子理中汤，厥冷止而痛未止，其夜泻黑血三次，痛止而脉亦将和时，休前方，用枣汤以与参苓白术散，三日补养而愈矣。

又一商人，患腹痛吐泻，壮热憎寒，服药不效，请予治疗。曰：令婢煮萝卜，其心未熟，再煮食之，自觉刁刁，如针胃脘，即见其余一茎双根也。予曰：物有异形则必有毒，其煮难熟，亦是有毒也。吾子所患，萝卜所致，先欲解其毒，即与生姜汁，次与七味白术散加陈皮，腹痛、吐止而泻未止，三日之后，更发呃逆，其脉虚细而促，予知其死而辞。其后频频易医服药，呃逆止而泻尚未止，渐发黄肿，两月而死矣。又有客曰：和州宇陀郡，一家共食牛蒡，中有一茎双根，二人吐泻清血，腹痛闷绝而死，其余六人或吐或泻，独无不腹痛。吾亲见此害，是知商人食萝卜者也。

噫！闻见如此，岂可不惴乎？予常欲教人惴，语以此数者，医宜教焉！医宜教焉！

---

① 一字：中医古药方中称量单位名。古以铜钱钞药末，后世相沿称一铜钱所钞药末的量为一钱，钱面有四字，故称一钱的四分之一为一字。

鱼最为伤论第四

夫人养身饮食为之切，一日不用则饥渴荐臻[①]，是以天地惠人，得生谷肉菜果。不择其毒，不节其度，漫尔妄用，反而伤身。悲哉，是愚而不辱其所惠也！其味极美，其毒极大，谷肉菜果莫过于肉，故见世伤食者，十之七八是肉也。大抵食肉为伤者，其病多重而难治；食谷菜果为伤者，其病多轻而易治。与其食一碗之肉，孰若食数碗谷菜果；与其治一人之重病，孰若治数人之轻病也。凡为医，主教戒者，岂可使人妄食肉乎？

倭国食品用兽甚少，用鱼甚多，用鸟次之，故见其伤肉者十之七八是鱼也。然则主教戒者，最宜知鱼性味，其种甚多而不能尽知之，诸家本草亦不能尽载之，且间载倭国不产，是唯为大恨而已。予顾南州产鲣鱼而北州不产之，北州产鲑鱼而南州不产之，如鸟兽草木亦然，所以有风土各异也。倭国南北共异，如此天下广远，当有大异。故本草所载，倭国不产之，倭国所产，本草不载之，或天下古今所同产，性味未明而不载之，或虽有性味既明，遗漏而不载之，亦是不可尽知焉。予尝教人以其所载，又以新用愚见所知。又如无鳞鱼、青鱼每每见其为伤，弥以信先哲所谓有毒必禁之于病者与虚人。其余所不知，实以为不知，今医不知而如有知，妄与误人，是诚可嫉。孔子曰：知之为知之，不知为不知，是所以教人不误人也。若能从予言，实以为不知，人疑而无肯食，不亦善乎？

无鳞鱼论第五

凡无鳞鱼，无大无小，皆是有毒而能害人，不宜妄食之，

① 荐臻：接连来到。

病者宜忌之。医读本草者，不无必知之，其知而不禁之，其禁而不严之，遂为养生之害，谁以取其咎哉？予邦江海有一种无鳞鱼，形长体圆，背黑腹白，肤滑喙细，腹背有鬣[①]连尾，其尾无岐，大者五六尺，小者二三尺，俗名曰波毛，恰似海鳗鲡。其喙圆大，其长不过二尺，唯为异而已，今医误以为海鳗鲡，亦宜也哉？予邦杂贺崎田野浦，时时有海鳗鲡，俗名曰安奈古上，人作干肉。云：每煮物加之，皆易煮而甘。予考本草，气味、主治同鳗鲡而有毒，无主治之病，不宜妄食焉。又遍考诸家本草，无可为波毛之鱼。倭书载鳢鱼，训以为波毛，其误所从来无他，本草载于无鳞鱼部故也。《明医别录》[②] 曰：鳢鱼生九江池泽。时珍曰：细鳞玄色，有斑点花纹。予未见波毛生池泽也，又未见有细鳞点纹也，其生产形状相差岂止千万里之谬乎！今医指鳢鱼以为波毛，亦是致惑于倭书而然矣。予尝由自食与人食试之，性味甘温，有毒难化而伤脾胃，其能害人，不可尽言。今人去皮骨取肉，加盐、酒，研极，令黏滑，分作小块子，味增汁煮之，名曰久豆志。又着木片炙之，名曰加末保古。如此食之，其味滋甘，故有盛馔为之上品，殊不知黏滑，滞而难化，最能伤脾胃也。或生肉，或干肉，细切而作脍缕，酒、醋、盐味调和食之，又殊不知诸肉难化，莫过于不经烹饪也。今医不知而如有知，曰：甘寒无毒，宜食之。是以人愈食而为上品，受伤而不知其毒所致，且其价廉而易求之，贵贱老少无不食之。吁！其愈食而愈不知，其本起于医所不知矣。夫鱼有毒害人，莫甚于河豚鱼。人皆知而畏之，每食必不苟之，

---

① 鬣（liè 列）：兽类颈上的长毛。

② 明医别录：当作“名医别录”。《本草纲目·鳞部·鳢鱼》作“别录”。

波毛荏苒而害人，非如河豚鱼之甚，故不知不畏食，以为日用，其暗中生病，岂不可愍①乎！

河豚鱼论第六

世人自古妄从俗习，不畏毒物，丧身甚多，故圣经贤传、名家诸书，无不教焉，无不戒焉。予今赘于此，患人不用教戒也。凡物有毒，其丽不亿②，世人有知者，又有不知者，其不知而食为之过，其知而食为之恶。恶者，其罪大而足憎，过者，其罪小而足悲。悲则可教，憎则可戒。其能畏戒者，是改恶之人也；其不畏戒者，是大恶之人也。

古今鱼毒杀人，莫甚于河豚鱼，故梅圣俞诗曰：烹炰③苟失所，入喉为镆铘。然人不畏覆辙之戒，身亲见其毙而食之，是为其味极美也，谁谓不知而食乎？孔子曰：五刑之属三千，而罪莫大于不孝。其伤遗体，贻忧于亲，不孝之至，孰以若此？马融曰：善莫大于作忠，恶莫大于不忠。其妄丧身，忘恩于君，不忠之至，孰以若此？其能嗜者，独不食之，招客会友，以为相劝，忽杀一坐之人，实无异于镆铘，大都如此者，是大恶之人也。又今为医者尝之曰：煮治得法则无为害，故人闻其言而益不畏之，贵介④亦有时而食之。吁嗟！主教戒者嗜之，反而得使人破教戒，是其大恶之至，何有他可比乎！孔子又曰：肉虽多，不使胜食气。世嗜河豚者不知之，食尽一碗，既尽数碗。

---

① 愍（mǐn 皿）：哀怜。

② 其丽不亿：它们的数量超过亿数，形容其数甚多。丽，数量，数目。《诗·大雅·文王》：“商之孙子，其丽不亿。”

③ 炰（páo 刨）：同“炮”，把带毛的肉用泥包好放在火上烧烤。

④ 贵介：指尊贵、富贵者。

鱼者，使人热中，其能如此嗜之，虽云当时无为害，岂可无积为病乎？

大抵胜毒，其因有四：或因生质，或因习熟，或因同性同气，或因地气为助。《内经》曰：胃厚色黑，大骨及肥者皆胜毒。盖黑、水、色、骨属肾，色黑大骨者，是肾足于内也。胃合脾，肉其应也。肉坚大为之肥，肥者是胃厚于内也。胃者水谷之海，六腑之大源，五味入口，藏于胃以养五脏气。肾者天一之水，生命之本，为元气而涵养脏腑，故胃厚肾足，脏腑坚固。脏腑坚固，则能胜毒，是因生质者也。又微食者不为伤，虽为伤而不甚，再三不甚者，后渐不为伤脏腑。习熟则能胜毒，是因习熟者也。又人物同风土，自同性同气，其人生而食，其物相得，以能胜其毒，是因同性同气者也。又地气阴寒，为助其人能胜热毒，地气阳热为助，其人能胜寒毒，是因地气为助者也。此四者皆是以常人胜常毒，言之如河豚、恶菌之类，岂有能胜其大毒乎？

予顾天地人物，有常有变，其变难自常而明之，古人虽有论，尚有所未尽。世有同食大毒之物，人死而己不死。河豚能杀人，其毒在子、肝，今有恣食其子、肝而不死，是生质之变胜大毒者也。又顾米粥能养脾胃，其能益人不少，麦饭益气调中，实五脏化谷食。此二品无毒，何人不知之？今有脾胃不受而为吐泻，甚则每思而发呕恶，故有终身不食米粥者，又有终身不食麦饭者，是生质之变不受无毒者也。其余难自常而明之，亦皆所以有其变也。本草所谓宜不宜，唯是自常而言之。故间用其所谓宜人而为伤，又用其所谓不宜而不为伤。医每对病者，当虑有其变，强而泥本草之言，不可无时而误人矣。然则生质有胜大毒者，又有不受无毒者，世人不知之。曰：河豚不可一概谓有毒，吾见食其子、肝不死者，医亦不知之。箝口[①]而无对，故益不畏，益不戒，其妄从俗习也，宜哉！

鲸鱼论第七

予考《本草纲目》，未见载鲸鱼，儒书虽有载，未见载其功、毒，故人每有问，初未能对焉。予按，鱼者，水气所化，其内阳而外阴，其性常好浮动其目，昼夜不瞑，虽为阴物而得阳气多，故有过食则使人热中。鲸鱼其油甚多，臭亦甚烈，油是为热，臭是为火所主，斯知其性大热也。其死而历数日，肠胃尽为腐烂，是又足证大热矣。凡无鳞鱼有毒为害，先哲所记，后学所知，其毒无甚于河豚鱼，蠢愚亦能知而畏之。鲸鱼比之河豚鱼，其毒荏苒而不甚也，故少畏者，而多食者，其害反而大于河豚鱼矣。予尝由自食与人食试之，弥得知其为物之实，性味甘，大热，有毒，生热，沸痰，动风气，发疮肿。有宿疾者，每食必发，多食则难消。有能伤脾胃，又有能伤血，致吐血、下血等病，妇人女子有发崩漏带下之病。唯能令人肥健其肠，固大肠，宜止涩久痢。今患痢病者，不分其新久，作臛[②]食之，又煎服汁，湿热既去，大肠虚弱，不行收令者，多有得效。病新湿热盛者，即益腹痛窘迫，或至危，或至死矣。

倭国渔人捕鲸鱼，唯以取其油为利，其渣或以培草木，频年人皆为食品，大鱼取油甚多，其价贱而易求，故买点灯，少用香油。时珍曰：鱼油灯烟能损目。世人不知此言，相率而利其贱，今损目之多大半因于此，岂不可悲乎！又今有所谓鲸粪

---

① 箝（qián 前）口：闭口不言。

② 臛：肉羹。

者，民用之于痢病、痘疮。予又考《本草纲目》，时珍于“龙涎”条下曰：龙涎方药鲜用，唯入诸香，云能收脑、麝数十年不散。又言焚之则翠烟浮空，出西南海洋中，云是春间群龙所吐涎沫浮出。番人采得，货之，每两千钱，亦有大鱼腹中剖得者，其状初如脂胶，黄白色，干则成块，黄黑色，如百药煎而腻理，久则紫黑如五灵脂而光泽，其体轻飘，似浮石而腥臊。此所谓大鱼腹中剖得者，今所谓鲸粪是也。盖大鱼孰若鲸鱼，时珍亦不无指之，其吞潮之时，遇龙涎所在，予恐有与潮入而留腹中也，故不见每鱼有之，知本非腹中所生，今人实以为鲸粪，所以不知其本也。予闻南番人和诸香调剂而作薰丸，其香不散，久得为货，长崎时而有之，是商客持来者也。由此观之，有涩收不散之功，又宜止涩久痢矣。夫痘疮要使毒气发出于外，否则毒气郁内致生恶候，是其涩收不散之物，岂可无使毒气郁内乎？世用如此物者，甚多人问其故，曰：是妙药也。今不知病本，又不知物性，妄用无凭据，皆谓之妙药。噫！是愚昧之遁辞，其妙唯在能害人耳。

鲣鱼论第八

倭人所谓鲣鱼者，诸家本草不载之，予考之。字书曰：鲣，鲖之大者。又考之本草，鲖者，为鳢鱼异名。今见鲣鱼大异鳢鱼，予恐别是倭国一种也。其状体圆肉厚，尖喙岐尾，有鳍无鳞，脑后背前仅有细鳞，腹背之后近尾处参差而有小肉，鳍背黑，带微赤光，腹白光滑如抹银粉，黑纹三四条，直从尾至腮，小者长尺余，大者二尺余，解剖则内多血液，未洗则难辩肠胃，肉亦为血色。倭名曰加豆，于南海处处多有之，未尝闻此海有之。俗说曰：鲣鱼造脯则坚，难碎，故字从坚。是不原[1]性味形质及时节出产之初，唯得义于人为之后。无稽之说，不可取之。且如他鱼亦间有造脯难碎，何止此鲣鱼也乎！

予尝由自食试之，又由人食观之，颇得知其为物之实，今举其所知而言之。性味甘，热，有毒，最能使人热中，多食则难消，必以伤脾胃，为中满，为腹痛，为吐泻，生痰涎，发疮肿，又有能伤血，为吐血、下血之患，败坏则酷，醉人烈于烧酒之毒。头痛，发热，洒洒恶寒，惊悸烦闷，皮肤痒塌，或发热，毒如风疹，或为眩晕，或为呕吐，或为泄泻，是其大略也。予常见他鱼，罕如此醉人，是又足为有毒之证也。世能嗜者，作脍食之，动辄使胜食气，得违孔子之教，无毒亦胜食气，为伤面，况有毒之生肉乎！又有所谓鲣干者，予见其造法，割肉为四脡[2]，水煮干燥，焚草熏黑，再干而成。烹饪之时，削去熏黑，细截为屑，加之诸物，使味甘美，莫胜于此。故今无阻南北，用以为上品，又别水煎而加其汁，倭名集所载，煎汁是也。又初煮鲣干，不舍其汁，煎炼如膏，俗名曰煮滞，世人多有食之。嗜酒者为嘉肴，殊不知其益经火制，益使人热中，能生痰涎，能为呕吐也。

弟子曰：鲣干一经煎煮，恶毒既脱，愚以为与病者而无致害，未知先生以为如何也？予曰：虽有恶毒，既脱其味，尚甘，使人中满，生痰涎，为呕吐，患此病者最宜忌之，患他病者亦不宜过之。今世产妇和味增汁煮糯饼子食之，多为呕吐，变证百出，或危或死，汝当戒焉！汝当戒焉！弟子又曰：无病者亦

① 原：推究。

② 脡：条状的干肉。

有致害也否？予曰：甘美则必有过，不甘美则无过。无过则有毒，亦多不致伤；有过则无毒，亦能致伤。今因此鲣干使食，味甘美，故过而致伤，遂以至生病，人唯有惩[1]其食，而未有惩鲣干。呜呼！不知其暗中生病也。今世物欲方行，养口多极甘美，鲣干是其尤者也，弟子唯而又无问焉！夫志卫生者，欲寡其致伤，宜先禁鲣干而淡薄食味矣。

章鱼论第九

李时珍曰：章鱼气味甘、咸，寒，无毒，养血益气。又曰：按李九华云，章鱼冷而不泄。医因此言以与之人，因其美以过之，其能为伤者，不知几何人也。凡鱼甘美而无鳞，无不有毒而害人，且章鱼败坏则有能醉人，其发热证颇似鲣鱼醉人，是即足为有热毒之证。时珍曰：咸寒无毒。予所未信也。俗传曰：足末有毒，去寸余许。是俗非不为有毒之鱼，唯不知全体有毒而已。若有失烹饪，刚而难齿决[2]，是又足为难消化之证也。今世为烹饪者，初未细截之时，先去肠与足末，拌盐置于木砧，槌击至柔，洗去其盐，酒水等分，煮过柔脆而易齿决，如此则又易消化，多见其不为伤者，盖以酒能杀恶毒也。然人忽略而不能如此，所以不知其能为伤也。予尝历试其为伤者，最能伤脾胃，为腹痛，为呕吐，为泻痢，动风气，生痰涎，为积滞，为惊悸，为眩晕，助血热，发疮肿，有宿疾者，必无不发，是皆以性味甘热，有毒，难消化故也。

一士人患恶寒发热，四肢倦怠，烦躁作渴，胸膈不利，饮

---

① 惩：克制。

② 齿决：用牙齿咬断。

食难进，一医以为气血两虚，与八物汤加麦门冬。病者欲食章鱼，父兄不能与之，医以为气血两虚所宜而与之，二日之间，姜、醋调和，食四五顿，忽发腹痛，闷绝，频吐章鱼。医来而更治法，吐止，腹痛未止，请予治之。往诊其脉，左右共虚，右关沉短，病家明语，以食章鱼，予以为脾胃本弱，章鱼又伤，宿食不能消而所致，便与补中益气汤加山楂、砂仁，腹痛渐止，前证未愈，于时予亦与八物汤加减，从宜半年而愈。是予所谓为腹痛，为呕吐者也。

又一商人问医曰：吾无病不及服药，禀赋唯弱，气血不足，平生所食何物有补？医教以章鱼，曰：是能补气血。即欢从其言，日食二三顿。十余日之后，患腹痛，泄泻，渐为痢疾，里急后重，脓血，窘迫腹痛弥甚，数医用药，至厕既减，饮食无味，不能起床，延予求治疗，详语以始终。予与加减益气汤，七日之后无效而辞，频频更医，遂不得愈，气血虚乏，瘦极而死。是予所谓为泻痢者也。

又一士人呕吐之后，患卒中风，昏倒，不省人事，右半身不遂，众医不能得效，予亦往而应求。其子曰：前日过豪家而辱①饭，坐有老医，喜食章鱼。问曰：为医喜之有何益也？医曰：养血益气，最补老衰。吾从其言进之，于父三日之间，独食二尾，向见其所吐章鱼未消者也。予诊其脉滑，大而促，痰涎壅盛，药不下咽，翌日薄暮，遂至于死。是予所谓动风气，生痰涎者也。

又一匠人来请予治，曰：吾久患气血不足，四十日以前初服药，医使用十全大补汤，兼教以食治，每日食章鱼或一顿，

① 辱：谦词。犹承蒙。

或二顿，气血渐实，诸证既退，肌肉削瘦，唯不复常。顷十五六日，觉胃脘有块，医更治而无效，新发微痛，微热，饮食无味数日，恐是为大患也欤？予诊其脉沉数，右关带滑，遂以为章鱼郁滞而所致，便与溃坚汤加人参、姜炒黄连。病者性缓，无求速效，十日之后痛止，热退，二月余而愈，肌肉得复常。是予所谓为积滞者也。

又一士人患下血，累日无愈，请予治疗。往诊其脉，左右浮洪，仍用清营槐花汤，六七日而得微效。病者好章鱼，固禁而不与。其日有一医问疾，即闻予不与，笑曰：吾子所患血脱之病，非唯养血又宜益气。李东垣曰：血脱益气。古圣人之法也，若有用吾药必当与章鱼，养血益气，莫此为胜矣。病者信其言，窃食四五顿，忽发惊悸，次发眩晕，遂不能默，吐露医言。予曰：章鱼热毒助火，共乘阴血不足，故发此二证，宜补血清火。病家悔过，以请药，便用养血安神汤，二证渐退，下血亦愈。是予所谓为惊悸，为眩晕者也。

又一妇人，产后频好章鱼，病家禁而不与。医曰：产后补气血为要，是最为宜食之物。便食一顿而觉快，又至暮而食一顿，明朝患腹满硬痛，昏晕不知人。延予求治疗，明语以食物，其脉左右实，大而数。曰：是非去血过多所致，恶露瘀郁而生热。章鱼热毒助其热，是即血热上炎之证，势危而非治疗所及，病家苦请予药，唯与一贴而辞，后频更医，遂至于死。是予所谓助血热者也。

又一商人，患痔疾，热痛如烧，大便闭结，痛甚则叫号惊邻，医皆无效，请予治疗。病者曰：去年自中冬患气血不足，早厌服药，唯用食治。医教以章鱼，既食二月余，气血实而后发此疾，疑是为章鱼所致也。予诊其脉，曰：沉数而尺有力，是诚下焦热毒，吾子所疑亦宜也。仍与润肠丸，通利六七次，谷道润滑，痛减大半，更与地榆散，四日而痔溃；又更与槐角丸，脓水浸淫不止，后医亦无效，遂以成痼疾。是予所谓发疮肿者也。

大都如此者，皆为医所误，其本因不知有毒而谓无毒。然则，究竟当归咎于时珍之言矣。予顾气血虚者及老衰者，脾胃未虚，无他所害，宜能杀毒而食。有疾者，必莫食焉。

海鼠论第十

倭国有一种虫鱼，浑然肉块，长扁微圆，大者尺许，小者数寸，其肤光滑，其色或赤，或紫，或黑，或黄带黑，无骨鳞，无鳍鬣，无头尾，无鼻目，有口而无牙齿，左右及背共有起肉病瘖瘟如肿，大小不均，其间有纹，为斑点，腹有肉粒，大如秬①，解剖见内色白带青，无血无脏，有肠如痰，黏滑难绝，色亦如痰。崔禹锡《食经》曰：似蛭而大者，疑此物也欤？俗传名曰海鼠。予未详其名义，或曰：性味咸寒，属水，在时为冬，在位为北，犹鼠在支，为子，故名。或曰：冬见夏隐，好阴恶阳，犹鼠为夜见昼隐，故名。或曰：鼠入海而化，故名。皆是俗说，难凭据者也。倭《名集》曰：《本草纲目》所载海燕及封条下土肉，其形相似。予按，海燕土肉，亦是虫鱼之类，虽然大异海鼠，不可同口而言焉。

予尝历试世人所食，因其害以知其为物，性味咸寒属水，为冬，有阴杀之毒，伐胃脘之阳，故难消化，能伤脾胃，为腹痛，为吐泻，动虫积，泣血脉，生痰涎，发咳嗽。脾胃弱者、

① 秬：黑黍。

虚冷者及有痰者不宜食，微食则祸不旋踵。无病者亦勿过多妄食，则必有为害。其脯最能伤脾胃，是以弥难消化故也。今人煮脯，令小儿当乳噏之，曰：奇也哉！妙也哉！软滑而难离决，终日玩弄，肉不入腹，止啼，忘乳何物。若此唯知其肉不入腹，而未知其汁入腹，纵虽无汁入腹，气臭亦能为病。故间见有发吐泻，后变为惊风者，予岂不可酷怜乎！又多取肠造鱁鮧①食之，嗜酒者大喜，以为嘉肴，殊不知黏滑最能伤脾胃，最能生痰涎也。吁！此一顽肉，无毒尾，又无利齿，其能害人胜于虎狼、蜂虿②，世务医者，扩充予言，是亦康生之一助也欤！

酱豉论第十一

《本草纲目》谷部造酿类有酱，又有咸豉及豉汁，皆是调和食味者也。其酱有面酱，又有豆酱。如大麦酱、小麦酱、甜酱、麸酱，是面酱也；如大豆酱、小豆酱、豌豆酱及豆油，是豆酱也。

倭国自古有酱，大异《纲目》所载，今见其造法，大豆四升，炒磨，要少细末多粗末，小麦一斗，捣过，去糠淘净，水浸一宿，蒸熟，乘热和粗末，覆以细末，罨③生黄衣，入盐三升，水七升，拌匀，瓮收，候美为成，与他食品杂吃，遂无调和食味。

又有一种谓酱油者，调和食味，人皆用之。今见其造法，大豆二斗，淘净，水浸一宿，煮熟去汁，麦二斗五升，炒磨，要少细末多粗末，筛去细末，二三升许豆麦和罨，候黄衣上遍，

---

① 鱁鮧（zhúyí 逐宜）：鱼鳔、鱼肠用盐或蜜渍成的酱。

② 虿（chài 菜）：蝎子一类的毒虫。

③ 罨：覆盖，掩盖。

取出晒干，二日入盐二斗，水四斗，每日搅乱数次，七八十日而成时，去豆麦，唯收其汁。民间所造大抵如此，或用大麦，或用小麦，或杂用大小麦，是为之异耳。其余造法或有煮麦者，或有蒸麦者，或有不入水而入热汤者，或有煮而收者，或有不煮而收者，量数亦或有多少，虽有小不同，《纲目》所载豆油是也，倭《名集》指豆油，而为太末利，是大误也。

倭国又有谓味噌者，调和食味，无善于此。予未尝详名义，问之耆老[1]，未知。又因字书而考“噌”字，遂未见有干涉之义。倭书虽有说，皆出于凿见或说，曰：众物本自有味，得此物则味更增，故名谓之味增，世人误作“噌”字，相承而无改之。予闻此说以为得义，其后从土而书味增。今见其造法，大豆二斗，淘净，水浸一宿，煮熟去汁，入米曲二斗，盐八升，捣匀，瓮收，二三十日而成。一法有捣豆作丸，经二三宿生黄后，入曲、盐，捣匀，其余造法，唯有量数多少，瓮底溜汁，倭名曰太末利。

又有一种谓纳豆者，僧尼多造之，今见其造法颇似《纲目》所载咸豉。虽然遂无调和食味，是亦与他食品杂吃。又有一种不入盐及姜、椒等之品味，大豆煮熟，包罨，郁养败朽则生滑涎，其涎牵丝则成，世人多喜而食之，败朽气臭以为异，研匀，与味增相和，入细截菜蔬豆腐，煮调为羹，后加蒜芥，渍饭食之。馨香辛辣以悦口鼻，僧尼所谓纳豆汁是也。凡物败朽则能害人，且滑涎泥胸以壅气，必妨脾胃运化，不可妄悦口鼻矣。

寇宗奭曰：圣人不得酱不食，意欲五味和五脏悦而受之，

---

① 耆（qí 其）老：老年人。

此亦安乐之一端也。李时珍曰：不得酱不食，亦兼取其杀饮食百药之毒也。予由此观之，酱油有益人，无病则杀食毒，有病则杀药毒。寇、李二氏引孔子之言，所以欲使人信其有益也。今医以为不宜病者，是未知凭据何经传也。古人唯禁小麦酱，是以有杀药力之害也。予考本草，大豆气味甘，平，无毒，调中，解诸毒。酱豉是此所成，故当能解诸毒。米曲气味甘，温，无毒，消谷，调中补虚，味增是此豆曲所成，故非唯解诸毒，又能消谷补虚。酱油去豆、麦，用汁，虽曰性味柔和，其质清而不浊。味增自初无汁，加茹著炙，则水研用，烹饪羹臛，则水融化，其质浊而不清，便有柔和之德。饮食所调，脾胃所受，唯是贵有柔和之德。然则，味增有益人，最优于酱油。今医时而不与病者，是又未知凭据何义也？

夫盐其本属水，为阴，天地之间无所不在，在人则应血脉，一身无所不在。盐之气味咸腥，人之血亦咸腥，故咸喜走血，血病无多食，多食则血脉凝泣而变色，从其类也。大率煎盐用皂角收之。皂角味辛，盐之微辛，是带其味。辛喜走肺，咸喜走肾，有引痰吐、泣血脉、助水邪之害。故喘嗽、水肿、消渴者，盐为大禁。妇人产后三日禁之，亦是泣血脉故也。其余诸病未闻禁之。酱油、味增，味皆甘、咸，壅气聚痰，中满呕吐者不宜有过多矣！予忆世妄食毒物者，又妄服毒药者，其自不知而解其毒，所以日用此二种也。世间有生而不敢食此二种者，予见其屡伤饮食，恐是为无此解毒也。人之甘食味，由用此二种，今医有时而禁之，于病者，弥以失味，饮食日减，气体虚弱，必至于死。予多见其害，奚可不叹乎！

糯饼子论第十二

凡谷难化而伤脾胃，令人多热，莫过于糯米。有病者，不可必食之；无病者，亦不可多食之。先哲既论其害，予何言之有也？虽然今人不知其论，间有知者，亦不信之，蒸熟捣匀造饼子，动辄食以为过多，故予不敢默，略言其尤者矣。

今世妇人产后一七日之间，味增汁煮过，频频与之，曰：是能强气力，气力强则无血逆。甚愚则曰：产后腹内空虚，是能实内为肠胃。予邦居民最用成俗。又养亲者曰：是能温身，缩小便，补养老衰，何物若此？又养子者曰：是能强脾胃，能健筋骨，欲长婴儿不可阙之。又味者，季夏食之，曰：土用饼甚益人，是能养脾胃，不生百病矣。夫产妇阴血虚而易生内热，脏腑弱而难胜厚味，故禁盐味，单与白粥，不过三日无与他物，其难化而令人热之物，岂可频频与之乎？且味增甘咸而泣血脉，多食则令人呕吐，又岂可频频与之乎？予今见有产后生诸病，多是因糯米、味增二种，医能言其戒而不信之，遂无自反为二种所致者，是即俗习之至，圣教不能觉者也。

夫老人多阴虚，阴虚则生热，虽曰无病，常多热证。故河间曰：老人之气衰也，多病头目昏眩，耳鸣或聋，上气喘咳，涎唾稠黏，口苦舌干，咽嗌不利，肢体焦痿，筋脉拘倦，中外燥涩，便溺闭结，此皆阴虚阳实之热证也。丹溪亦曰：人生至六十、七十以后，精血俱耗，平居无事，已有热证，何者？头昏目眵，肌痒溺数，鼻涕牙落，涎多寐少，足弱耳聩，健忘眩晕，肠燥面垢，发脱眼花，久坐兀睡，未风先寒，食则易饥，笑则有泪，但是老境，无不有此。予由此观之，溺数亦多为热所致，其间有下焦虚冷，气化难行，膀胱难摄而致之，宜食糯饼子而得效，是以有能益气温虚冷之功也。若脾胃虚者及有热证者食之，必以致脾胃弥虚，又必以重病。孙真人曰：糯米味甘，脾之谷也，脾病宜食之。是大误也。今世老人患痰涎沸腾，中风瘫痪，膈噎翻胃，热积热满，心悸烦渴，痈疽疮疖，肌痒肠燥等病，多于嗜糯米者见之。孝子顺孙不可无以知焉！夫婴儿阳盛而阴未长，脾胃脆而易伤，益阳伤脾胃之物，一切不可以与之。时珍最忌糯米，乃为此也。陈藏器曰：久食令人身软，缓人筋。今谓能健筋骨，未知是何义也。予见婴儿食糯饼子，多患疳癖痿躄、腹痛秘结、肿毒疮疖等病。当时受伤则为吐泻，或有变而为慢惊风，其病重者至不救，是即父母之过也。夫季夏属土，湿热盛行，在人则为脾胃大旺，其令人热之物食之，岂可无助时令而生病乎？又当大旺之时，反而为养脾胃其旺，益旺而乘其所衰，无不生实实虚虚之病。今谓能养脾胃，是诚昧者之言也。予亲见季夏食糯饼子者，多有患泻痢、热痰、中风、热积、热满等病，是皆尤者，安可默乎？

又见一人患消渴，医频与糯米糜。予大戒，曰：消渴本湿寒之阴气极衰，燥热之阳气太盛故也，若强用此糜，可立而待死矣。病者语医以予所言，医曰：得之于陈藏器，吾非新用之，陈无择梅花汤亦有用之，二公皆达人也，岂可不信之乎？其大戒以为可待死，是不读二公之书者也。故病者从医用，以至于死矣。吁嗟！此医尽信二公之书，所以未尝知孟子之教也。二公既误后人，又续是非，遗千万世之害哉！无择制梅花汤，糯米炒出白花用之，殊不知火制弥燥津液，最为消渴所忌也。予今考诸家本草，孟诜既谓之性凉，苏颂非唯不正，又滋谓之性寒，时珍出而有正之，后人尚多陷其误。予疑藏器是由孟诜而误，其弊所及，又使苏颂、无择误也乎！

馒头论第十三

昔谓馒头者，溲①面以包羊豕之肉，象人头而用之于祠神，后世改造法，遂以为食品。今医不能知其性味，《本草纲目》不载故也。其余书中或有载之，予未见之，唯为恨而已。今见作饼家所造，赤小豆煮过，研极，入水搅动，筛滤去滓，又密布滤去水，相和砂糖为馅，醴酒溲面，包馅，厚薄得所，蒸熟则成。是湿热甘美所成，其能害人非细。故助湿壅热涌痰，为烦渴，动风气，长宿癖，加客气，为心痛，生虫损齿，发疳慝。婴儿食之能生疳疾，多食则必伤脾胃，忽为腹痛、吐泻、霍乱等患。予历试众人所食，略知其为物如此矣。又今见富贵之家，唯以能养为孝慈，其多聚美味，是为之上品，且奉之于君师，馈之于朋友，嘉宾上客交游之时，必供之为荣，不供之为辱，不孝不慈，无礼无义，反而害人伦，孰有大于此？故每遇其人戒之，虽然不能用予言。殊不知作饼家有经宿再蒸而如新造也，若有败坏，湿热滋甚，最能致伤，岂可不畏乎？予顾凡有美味者，多有毒害。人必供之为荣，乃有美味也。昧者唯知为荣，而不知害人伦。苟害人伦，是即为辱。嗟夫！欲为荣而为辱，世志道者，宜详察焉。

饴糖论第十四

今民多使婴儿食饴糖，婴儿亦得能嗜之，其止啼发笑，不劣于乳味，世务姑息者，最得能与之。又老无齿者，噙化而歠汁，终日以为乐。曰：老衰少液者，润口解渴，何物若此？医

---

① 溲（sǒu 叟）：浸沃。

不能教之，或反而许之，故与者滋多，嗜者从而滋多矣。予考《本草纲目》，其功不少，其害亦多。有病食之，其愈焉；度无病者，不可妄食之。然今不知其害，妄与之，妄食之。幼者以生疳，老者以生噎，如中满吐逆、秘结牙慝等病，又不知多生于此矣。

或人曰：尝闻饴糖补虚除热，生液解渴，其功有益人，是似地黄煎，故世人混同其名，称软糖。曰：地黄煎，形质色泽亦颇相似也。予曰：诸煎或温或热，皆因有火制，变其性。大抵温变成热，热变成大热，冷变成温，寒变成微温，古来造为饴糖，多用麦蘖、糯米。二种共是虽曰性温，糯米熬糖则成大热。故时珍曰：糯米性温，酿酒则热，熬糖尤甚。其功补虚冷，乃变成大热也。其滑而甘美，虽如能润口，实是大热之物，安有生液解渴乎？且火制助痰，火发湿中之热，故阴虚痰盛者妄食，则必致害。时珍曰：生痰动火最甚是也。然则，陶隐居曰止渴，孙真人曰消痰，皆是大误也。先哲尚误如此，而况后世之人乎？夫地黄煎，其性本寒，变成微温，其能治虚热，有因用之妙，不可与补虚冷者同日而语之。吾子所闻是齐东之语也。凡物相似而乱实者，天下古今其害不鲜。故孔子曰：恶似而非者。是害养生之道，岂不可大恶乎？或人又曰：地黄煎，宜常用也否？予曰：地黄是诚有良功，虽然有能损脾胃，有病则唯宜用其功，妄用则妨食生中满。老人欲解渴宜用桑椹煎，无毒而不为害，久用而有益人。若无此煎，宜用麦门冬煎，其余诸煎不可妄用之。丹溪曰：仅有桑椹煎无毒，可以解渴，其余味之美者，并是嬉笑作罪。此之谓也。呜呼！今民不知之，医亦不教之，率使老幼妄食饴糖，嬉笑以生疳噎等病，不孝不慈无所逃罪，请吾子用予言而教民矣。

茶茗论第十五

《本草纲目》有载茶害，而人不读之，有读而不能教人知之，是予所憾也。故祖诸家之言，至略述其害矣。陈藏器曰：苦寒久食，令人瘦，去人脂，使人不睡，饮之宜热，冷则聚痰。李廷飞曰：大渴及酒后饮茶，水入肾经，令人腰脚、膀胱冷痛，兼患水肿挛痹诸疾。大抵饮茶宜热宜少，不饮尤佳，空腹最忌之。苏东坡曰：暗中损人不少。空心饮茶，入盐，直入肾经，且冷脾胃，乃引贼入室也。李时珍曰：若虚寒及血弱之人，饮之既久，则脾胃恶寒，元气暗损，土不制水，精血潜虚，成痰饮，成痞胀，成痿痹，成黄瘦，成呕逆，成洞泻，成腹痛，成疝瘕，种种内伤，此茶之害也。民生日用蹈其弊者，往往皆是，而妇妪受害更多，习俗移人自不觉尔。况真茶既少，杂茶更多，其为患也，又可胜言哉！是其害之大略也。

今世俚俗不用点茶，唯求杂茶，土器炒香，盛囊，投釜水，煎出汁，挹入碗里，茶筅①频搅，待生泡而饮，名谓之煎茶。不择腹空满，夙夜以为乐，已非特有饮之，又倡邻家之人，或欲强饮，多加以盐，或喜以作燥，口吃火制盐藏之物，或投炒豆、炒米，煮熟如粥而吃，或渍饭而吃，名谓之茶渍。近年俚俗请客招友，并供品味，以为夜食，贵介公子有时而赏，日用不已，其诚如此。故多有患诸家所言之病，其人皆自不知茶害所致，是即暗中损人者也。今间怀病不欲食者吃茶渍，曰：唯是适口。今医又间引苏恭之言，曰是能下气消食而劝之。故病者滋欢，必无不过焉！予按，脏腑恶气味为伤，脾胃恶苦寒之

① 茶筅（xiǎn 显）：洗茶具的竹帚。

物。茶茗气味苦寒，故以为伤脾胃，伤则其气虚弱，不能消化饮食。苏恭所谓消食，是为大误。今医引此言，不知其误也。又殊不知茶能损药力，非服药者所宜用也。虽然调剂治病不可无用，如川芎茶调散、清胃散、清空膏之类，是用其功也。若无病者要常用而获其益，朝暮食后，宜饮真茶二三碗，其能解酒食之毒，清热止渴，去烦，觉睡爽神思及头目口鼻，何物有如此的然也？人唯惑其有的然之利，不知有暗中损人之害矣！母炅《茶序》云：释滞消壅，一日之利暂佳；瘠气侵精，终身之累斯大。获益则功归茶力，贻毒则不谓茶灾。岂非福近易知，祸远难见乎？于戏①！诚哉，此言矣！

烟草论第十六

沈石匏《本草洞诠》曰：烟草，一名相思草，言人食之则时时思想不能离也。味辛气温，有毒，治寒湿痹，消胸中痞膈痰塞，开经络结滞。人之肠胃、筋脉唯喜通畅，烟气入口，直循胃脉而行，自内达外，四肢百骸，无所不到。其功有四：一曰醒能使之醉。盖火气熏蒸，表里皆彻，若饮酒然。二曰醉能使之醒。盖酒后啜之，宽气下痰，余酲②顿解。三曰饥能使之饱。四曰饱能使之饥。盖空腹食之充，然气盛如饱，饱后食之则饮食快然易消。人遂以之代酒、代茗，终日食之而不厌也。然人之宗气，一呼脉行三寸，一吸脉行三寸，昼夜一万三千五百息，五十周于身，脉行八百一十丈，自然之节度也。脏腑经络皆禀气于胃，烟入胃中，顷刻而周于身，不循常度而有驶疾之势，是以气道顿

---

① 于戏（wūhū 乌忽）：同“呜呼”。感叹词。

② 酲（chéng 成）：喝醉神志不清。

开，通体俱快。然火与元气不两立，一胜则一负，人之元气岂堪此邪火终日熏灼乎？势必真气日衰，阴血日涸，暗损天年，人不觉耳。凡病内痞外痹者，借其开通之力，驱除寒湿痰滞，亦有殊功。若阴虚有火者得之，是益之焰矣，戒之。按本草肇于《神农本经》三百六十种，历代名贤各有增益，至明万历间，蕲州李东璧①著《纲目》一书，广之为一千八百九十二种而大备矣，然尚未载烟草，迄今遂为日用不离之物。盖天地之生物不穷，生人之用物亦无穷，学者之格物，又宁有穷耶！

予见倭国所用烟草，是即本草所载莨菪，俚俗有称名，其字无得义，一说有书打破魂者，是取戕贼人魂之义，即表有毒之实，欲使人大畏也。沈氏所谓按本草至结语之意，正以为本草未载而自所发明，故《洞诠》别载莨菪以在于后，虽然唯谓烟草气味功毒，而未谓生产时节，茎叶花实，故不能使人知其为物，予亦未知沈氏指何草也。《本草纲目》莨菪集解，苏颂曰：四月开花，紫色茎荚，有白毛，五月结实，有壳，作罂子状，如小石榴。今见倭国所产，七八月开花，八九月结实，沈氏由此时节不相同而为异物，亦不可知焉！凡草木生产，从风土不同，或一两月，或二三月，有时节不相同，莫一辙而见之。天下之广远，岂止莨菪也乎！《纲目》莨菪释名曰：其子服之令人狂狼放宕，故名。即表其有毒者也。是以《本经》为下品之药，唯主治病而无主养命，必不宜久服，又不宜多服。反而曰：久服轻身，使人健行走及奔马，强志，益力通神见鬼。又反而曰：多食令人狂走。其相矛盾，孰甚于此？予所以为非神农之言是也。上文既曰：主治齿痛出虫，肉痹拘急，亦必非服饵以

① 李东璧：原作“李东壁”，今改作通用字。东璧是李时珍的字。

治之，疑是熏贴洗浴之外治也。又如诸家本草，其所谓疗癫狂风痫，颠倒拘挛者，若心血未虚，因一应风痰，可夺病势而治之，是即劫夺之法也。若心血既虚，痰火逆者，岂可无益，重其病势乎！其所谓安心定志，聪明耳目者，是似袭取本经，强志通神见鬼之义也。其所谓变白者，非久服则不能得效，是又似袭取本经久服之义也。其所谓主痃癖者，若因积冷者，可温而消散之，若因积热者，岂不致危乎！其所谓止冷痢者，是即以有性热而温寒冷之功也。若脏腑未虚者，间或可得效；脏腑虚者，不胜毒而可致害。附方、主治，亦当由此而类推之，宜用则能从制法，且必莫过剂矣。

予尝见误食其叶少许者，有致眩晕、闷乱、呕逆、吐血、心痛等之患，又试食之，于鸟虫无不死！斯知其叶有毒甚于子、根也，诸家本草唯载子、根而无载叶，亦恐为其毒最甚，非人宜用而所遗也欤！今人不畏其毒，昼夜频频吸烟，鼻口得香辣为快，甚则喜烟达脏腑，日久而弥不畏其毒。又从而好气味酷烈，致眩晕闷乱，反而为最快，予未闻其初何为而然也。《纂要方》《瑞竹堂方》等中，治病有烧子吸烟，由此思之，后人无子之时，间或有代以叶，遂习其快，为日用无病者，亦习而然也。今盛流行，罔间南北，朝市山林，人皆嗜之。曰：盛筵赈宾，闲居为友，旅人散愁，病者忘苦，饥饱醒醉，寒暑风雨，艰难颠沛，无时无处，不可阙焉！沈氏所谓四功，皆是得在此中矣！予顾毒草之类，不可举计，昏乱心神，燔灼肠胃，煎熬气血，沸腾痰火，何物有如此也？今患中风癫狂者，此毒所致最多，其余患病，亦多因之，唯自不知不悔而已。今世农家省种谷，种之于肥饶之地，是以买者甚多，而利于谷也。然则，非唯害养命之道，又至能害生财之道矣！或人曰：痰泥胸膈者，一吸则豁然得开。沈氏所谓驱除痰滞，亦有殊功是也。子所谓沸腾痰火，吾未信焉。予曰：痰气郁滞，用辛热而开之，是即当时治其标之法也。夫痰本是生于火，辛热助火以培本，虽有当时得开，后必无不沸腾矣！或人又曰：是唯吸烟，非直食之其毒，不敢致害，子何有为过论也？予曰：假如熏疮之药，亦唯吸其烟得功则必有愈，伤毒则多有死，其积而至久，奚不致害乎！或人又曰：见频好气味酷烈，无病长生者，是有理可通也否？予曰：胜毒有因生质，又有因习熟，既辩之于河豚鱼论，欲通其理，当就见焉！吾子强为问难，无他，素嗜故也，自今以后宜禁止矣。

番椒论第十七

凡草木子实，不知几千万，辛辣热毒，少类番椒，故助火涸水，燔灼脏腑，煎熬气血，动风沸痰，兴怒发狂，昏目，生疮肿，致失血诸疾，妇人堕胎，致血崩带下。《本草纲目》未见载之，他书或有载，遂未见其书，是予所历试之大略也。倭国食品多有用之，其能嗜者，必以劝人。曰：吾有久嗜而未为害，快口侑食，何物若此？或无时无处袖之、怀之，曰仅食一二个，忽温身壮志，衣薄则当衣，酒空则当酒。冬月远行者，亦得当腰缠。或植之于桶箱，置之于几案，曰枝叶茂盛，花实繁荣，花时未央，处处结实，未熟则青如碧玉，既熟则赤如珊瑚，玲珑可爱，莫此为胜。是非唯怡口，又得能乐目。或患积聚疝瘕、痰癖食郁等病，胃脘填塞，食以当药，曰开胃侑食，退病如神。世人翕然成俗，日有嗜而无止，如胡椒、川椒之类，后舍而不为之辛。是有最辛而夺他味也，故欲止而又无不食焉。今世其种甚多，其味亦有优劣，其实仰生者，最辛，俗名谓之天井守。

盖性味辛热属火，火炽则势为炎上。其实仰生者，是象其炎上，故最热、最辛，优；倒生者，今专好而食之，是以其滋，怡口也。

夫阳常有余，阴常不足，仅失常则变，起于此。其常有余者，易益为有余；其常不足者，易益为不足。火易炽水，易衰，是以其为征兆也，故多热病，寡寒病。又别有湿盛而生热之变，虽非火所致，是亦热病也。王达曰："病"之为字，从丙，丙为火热，是以十分病证，常有七分热，三分寒。此之谓也。岐黄至于历代名医经书甚多，论说转异，唯论寒热多寡，未曾有异说也。今人率好辛热之物，不知其能助火涸水，有病则曰寒所致，不敢曰热所致，服药亦不敢任医，可谓是甚愚昧也。宋时《局方》大行世间，多用热剂，丹溪著《发挥》，得详辩其害。噫乎！自古迄今，有殒命于辛热，滔滔者天下皆是也，岂止嗜番椒者也乎？

甜瓜论第十八

凡瓜有为果者，又有为菜者，其性多寒，能生冷病，损伤脾胃，杀伐阳气，脾胃弱者及虚冷者，最不宜食之。无病者，亦不宜多食之，多食则伤脾胃。有发腹痛吐泻，当时未发者，后必患疟痢等病，尚见其余患病不少。有如孙、孟二家之言，其为菜者，同谷杂食，且不多食，故为害不多；其为果者，唯非单食，且得多食，故为害甚多。服药者宜忌之，有解药力之害矣。

《本草纲目》甜瓜条下曰：多食瓜作胀者，食盐花即化。弘景曰：食瓜多，即入水自渍，便消。时珍曰：张华《博物志》言：人以冷水渍至膝，可频啖瓜至数十枚；渍至项，其啖转多，水皆作瓜气也。则水浸消瓜，亦物性也。瓜最忌麝与酒，凡食瓜过多，但饮酒及水，服麝香，尤胜于食盐、渍水也。予按，酒与麝香消瓜，是以有其性温热，解寒毒之功也。夫盐者，寒水所化，其本与水一性味，共能助寒物消热物，诚为天理当然之常。然以为共能消瓜，未知是何理也？先哲治肿胀忌盐，是以能助水邪故也。又将盐藏瓜经久不腐，是即助寒物之证也，何有为食瓜作胀者宜食乎？时珍不能正其非，又从而笔之，得益惑天下后世之人。故今嗜瓜者，妄信其言，或饮盐水，或饮盐汤，或苦炎热者好寒冷，投瓜于河水，游泳戏玩以食之，是殊不知内外侵寒，为害最甚也。

一医夜卒患腹痛厥冷，气息既绝，脉亦咸绝，家人请予见之。曰：今日贮水于浴器，屡入而欲解炎热，且食瓜七八枚许。予先用酒调麝香，频灌而不能下咽，食顷之后，吐四五次，见其所吐皆是生瓜，便与附子理中汤，又吐泻至十余次，四肢稍温，脉亦稍出。病者时曰：《博物志》载啖瓜有渍水之法。吾恃脾胃实强，今日试行其法。予曰：不详其理以尽信书，不可谓能读书之医，吾子身亲为医，胡为其迂阔也。病者额曰：腹痛难忍，尚欲吐泻，知是宿滞未尽也。予又与麝香一字，弥令医守前方，明日又往见之，其脉虚微而促，吐泻未止，更发呃逆，斯知其死，遂辞而去，数日之后果死矣。

又一士人，卒患腹痛厥冷，闷绝而不能言，予诊其脉沉而将伏。仆曰：今日浴于纪川水中，剔瓜食之，其言未既，忽发吐泻，其臭射鼻，便是瓜气也。予暂不与药，又频发吐泻，腹痛顿减大半，吐止而泻未止，仍与香砂平胃散去枳壳加白术、茯苓，三日而后安矣。

又一士人，大发腹痛，欲吐不吐，欲泻不泻，医行吐法而未能吐，昏闷而不省人事，四肢厥冷，脉亦伏。乃翁曰：昨夜船游浴水，且啖瓜四五枚。予先与麝香一字，欲吐而未吐，又与一字，大吐二次，皆瓜未消化者也。予与以理中汤三贴而频吐泻，脉出，诸证渐退。故与补养之剂，病者厌药，数日而止，十日之后小腹微痛，每日泻鲜血六七次，予以为余冷在肠胃，便与胃风汤固，令守禁忌十余日而愈矣。

此三人脾胃素强无病者也，矧是脾胃素弱有病者乎？予由此观之，知诸家间为无稽之说，后世读本草者莫尽信焉！

水瓜论第十九

倭国频年有一种果瓜，俗名曰水瓜，本草所谓西瓜是也。俗传曰：能治肿胀，预能防暑热。故民欲防暑以食之，权贵亦有时而食之。予考本草，所谓气味甘、淡，寒，有小毒。多食作吐利。胃弱者不可食，易至霍乱，冷病终身，伤脾助湿，秋来成疟痢，忽腰腿痛，遂未见有治肿胀，预防暑热之谓。宁原唯曰：利小水。利小水则渗漏湿邪，其功间可有治肿胀。阳水热胀，脾胃未虚者，宜用而得效；阴水寒胀及脾胃虚者，岂不致害乎？或人曰：世所谓夏食甜瓜，永不中暑，是预防暑热之谓也。其本出于寇宗奭之言，甜瓜、水瓜性味、功用、种类相近，吾恐是亦有预防暑热也乎！予曰：凡物有功于人，有补正气，又有去邪气。如补正气之类，适其宜而食之，无病者，当有得预防不足之益；如去邪气之类，侵邪气者宜食之，未侵者食之，其反而为祸，犹无寇可平而徒发兵也。夫暑是夏气令，侵则为邪气，其时宜去之；未侵则从夏气，必无预防之理。吴瑞曰：消烦止渴，解暑热。是言去其既所侵之邪气也。吁嗟！寇氏尚误如此，而况今世人乎？或人又曰：如子之所言，是为无邪气者，绝而不可食乎？予曰：脾胃强者及无虚冷者，时时宜微食之，唯不可太过耳。或人又曰：吾久惑寇氏之言，今日初得解，可谓是大幸矣！

马齿苋论第二十

予自少时脾胃厚强，未曾有为饮食之伤，唯食马齿苋再三有为伤，故惩其伤，自誓禁之，其后又多见有俚俗为伤者。仍考本草曰：气味酸寒，无毒。予顾脾胃主腐熟水谷，喜温暖而恶寒冷，于行属土而恶木味，气味酸寒，共是为伤，加之节叶间有水银，每十斤有八两至十两已来，名曰草汞，故堕胎同水银，时珍所谓滑胎是也。夫水银乃至阴之精，禀沉著之性，阴寒之毒，何物若此？马齿苋其性难燥，亦是所以同水银而为至阴之精也。然则，本草所谓无毒，予未信之，无字恐是有字之误也乎！

弟子曰：《开宝本草》所谓服之长年不白，又子条下孟诜所谓延年益寿，皆是似为无毒而可久服，子以为如何哉？予曰：水银条下，亦有如此之谓。时珍叹其害，曰：《本经》言其久服神仙，甄权言其还丹元母，《抱朴子》以为长生之药，六朝以下贪生者服食，致成废笃而丧厥躯，不知若干人矣！予由此观之，马齿苋为害亦必然也，若为无毒而常服食之，非徒无长年，反而有短年。汝见其性而同水银，当知长年不白等言之误矣！弟子曰：如子言，其毒可畏，主治之功亦是不可用乎？予曰：如砒霜、斑蝥之类，有大毒以治大病，宜用则无不用，何可舍其功乎？予当治淋病，其得效不少，又治产后血痢，小便不通，脐腹绞痛，其垂死者，得救数人。又多有傅贴而治疔疮肿毒，故每夏必采干以备药品。老人及脾胃弱者，不堪其毒以生他患，孕妇堕胎且为后患，虽有其病，遂无用焉！崔元亮《海上方》治赤白带下，合鸡子白用之，曰不问老稚孕妇悉可服，是又不知其有毒者也。弟子曰：今闻子言为然，又更无可疑议。予曰：果以为然，人亦以语焉！

海草论第二十一

《本草纲目》载：海草，其品不过八九种。今世倭国所产，有不易枚举者，人不知其能为害，唯有适口漫尔而食焉！凡海草之类，性味咸寒，属北方之水，禀阴杀之气，故能伤脾胃，又能伐发生之气。脾胃弱者、虚冷者及有虫积者，妄食则必无不为害。《纲目》所载唯可治病，无其所主之病，医者不可妄与焉。予见食料所用，少烹煮而食之，多生草醋浸而食之，殊不知生冷酸咸最能伤脾胃，最能伐发生之气也。苟为其伤则发腹痛吐泻，其病重者，至药不能救矣。又有一种最能为害，其状茎细如纤缕，短者一二寸，长者三四寸，枝叶极细极茂，庬①茸略如乱毛，在水则柔软，采曝则刚劲，其色多黄，或赤或紫，米沉煮烂，融化去渣，盘器收入，拌匀，至冷其渐凝结，恰似胶冻，细截如索饼样，沃以芥、醋食之，俗名曰土古吕天。予未闻实名如何也，又未闻异国有此草矣。倭书误以为石花菜，或以为鹿角菜，是考不详故也。其菜见《纲目》，予不赘于此。学者就本条考之，当知其大不同矣。今民解暑止渴为之上品，是以有其酸寒而暂清热恼也。其能嗜者，一顿食十余碗，其素不嗜者亦食六七碗，孟夏至于中秋有一日不阙者，夏月贱民伤食，此物最以居多。当时发者，致霍乱、腹痛、吐泻、

① 庬：乱。

痰沸等病，过时发者致疟、痢、胀满、痰饮、虫积、寒疝、痼冷等病。昧者不知不畏，岂可不悯恻乎？予尝见海边土人常食海草而无害，如河豚鱼论所辩，多是因同性同气，有能胜毒而然。学者宜就见焉，若不知其理而食之，未有不蒙其害者矣。

卷第八　疾病类

疾病总论第一

上古恬淡之民，常谙淳厖朴野，自少物欲惑心，所行多是顺道，五脏六腑以安于内，皮肉筋骨以固于外，上古所以少疾病也；中古以下，物欲寖①盛，少谙淳厖朴野，所行多是逆道，七情所偏，六气所侵，饮食所恣，劳役所过，五脏六腑以损于内，皮肉筋骨以伤于外，后世所以多疾病也。今见山野贫贱之人，间有近于恬淡之民，口不欲食美味，目不欲见好色，耳不欲闻淫声，体不欲着文绣，较之于市朝富贵之人，物欲疾病又为有多少。上古后世所以不同，历然在于眼前者也。予就人所易知而言之，假如劳咳疝气等病，自古虽有，患之甚少，而如无之，今世患者甚多，人以为新生病，故不谓其名，唯谓当世病。其余疾病亦多于古，或相倍蓰②，或相什伯③矣。

予又就古所无而言之，假如中风之病，昔人所论之外，后世有类中风，刘河间以火论之，李东垣以气论之，朱丹溪以湿论之，其各所论不相同，故王安道曰：夫风火气湿之殊，望闻问切之间，岂无所辩乎？辩之为风，则从昔人以治；辩之为火、气、湿，则从三子以治。此火气湿所致，皆以为新生病，三子始见而各立其论者也。又如食厥之病，其证有类中风。王汝言续于三子以饮食论之是也。又如痰为病甚多，是古未曾有患之，

① 寖（jìn 进）：渐渐；逐渐增多。
② 倍蓰（xǐ 喜）：谓数倍。蓰，五倍。
③ 什（shí 时）伯：谓超过十倍、百倍。

或有时而患之，予恐甚少也欤！故《内经》唯论饮而不论痰，名家直见痰以为饮，是误也。纵令其本为饮，亦岂非多于古乎？又如杨梅疮、豌豆疮，自汉以后之病，未闻古有患之。男女猥淫，湿热之邪，积蓄既深，为杨梅疮。父母失摄养，恣饮食情欲，秽毒之气传之于胎，子受其毒为豌豆疮。皆是恬淡之民，所以无患也。又如产妇疾病，婴儿疳疾，尝阅《内经》诸篇，不见载之。盖古少物欲为伤，气血自相顺和，十月全其养，子母共得安，不为难产之患，产后亦自得安，犹牛马自然易产，产后亦便驰逐也。故俞子容曰：牛马之类受胎后，牡者近身则蹄之，谓之护胎。其欲亦唯不过刍豢[①]之悦口，是即所以自然易产之由也。予今见山野贫贱之家，其妇易产，多不异牛马，是古易产之证也。今又见有难产之患，多是富贵佚乐之家也。故后世名医所谓世之难产者，往往见于郁闷安佚之人，富贵奉养之家，若贫贱辛苦者无有也。或所谓难产多是气血虚，亦有气血凝滞而不能转运者，亦有因八九个月内不能谨欲者，或所谓身居富贵，口餍[②]甘肥，聚乐不常，食物无度，即饱便卧，致令胞胎肥厚，根带坚牢，行动气急，皆是物欲为伤之谓也。凡子平安，因父母无疾病。宜哉，上古婴儿少疾病也！是以孙思邈曰：小儿六岁以下黄帝无说，中古有巫妨，始撰《颅囟经》，以占寿夭。自兹始有小方，则小儿方药始于巫妨也。且疳疾因甘肥为伤，恬淡之民菲[③]饮食，故上古婴儿无患此疾。今亦菲饮食者，无患之。是古无产妇疾病、婴儿疳疾，而《内经》所以不载也。

① 刍豢（chúhuàn 除患）：牛羊犬豕之类的家畜。泛指肉类食品。
② 餍：满足。
③ 菲：使……微薄。

予业治疗三十余年，多值似常病而非者，自尽虑而不拘古方，新制剂料而试与之，有偶然得愈者，又有不得愈者，今医轻见，为常病施治而不能愈之，皆是必以为新生病，世无明才立论见名，故杳冥恍惚，隐于常病之间，其本无不起于物欲滋盛矣。然则欲无疾病者，当欲如上古之民。吁嗟！富贵之人，陷溺于物欲也，岂不可大悲乎！丹溪曰：山野贫贱淡薄，是谙动作不衰，此身亦安，均气同体，我独多病，是即与予同趣，得悲富贵之人矣。

是动所生病论第二

《内经·经脉》篇曰：是动则病。又曰：所生病。《难经·二十二难》曰：经言脉有是动，有所生病，一脉变为二病者，何也？然。经言是动者，气也；所生病者，血也。邪在气，气为是动；邪在血，血为所生病。气主呴之，血主濡之。气留而不行者，为气先病也；血壅而不濡者，为血后病也。故先为是动，后所生也。马玄台曰：乃《难经》之臆说耳。张介宾曰：《难经》之言，似非经旨。其说各见本注，今不及书于此。予亦从马、张二家所驳，以为必非越人之本辞，二家尚有所未尽，是不能无遗憾者也。熊宗立注曰：气为风邪所搏，则留止而不行，而为之是动。此气之先病而传与血，血复受风邪，故壅滞而不濡，而血亦从而病。喻嘉言曰：此正论营卫主病先后也，一脉变为二病者，同一经脉，病则变为二，浅深不同也。邪入之浅，气留而不行，所以卫先病也；及邪入渐深，而血壅不濡，其营乃病，则营病在卫病后矣。使卫不先为是动，而营何自后所生耶？

予由此观之，先无气病，必无血病；先无患是动之证，必无患所生之证。假如手太阴肺之经，先无患胀满喘咳等证，必无患咳上气等证；又假如手阳明大肠之经，先无患齿痛颈肿之证，必无患目黄口干等证。皆是随文为注者也，安可有如此之理乎？故予未尝见必待患胀满等证，而后患咳上气等证；又未尝见必待患齿痛等证，而后患目黄等证矣。《内经》本篇所谓是动、所生之证，皆是主脏腑经脉本病而论之，《难经》以为邪所致，熊氏又妄见邪以为风邪，喻氏弥以为外邪，又妄论营卫先后是动之证，皆以为卫病邪浅所生之证，皆以为营病邪深展转相误，孰大于此乎？予又观本篇其中所谓是主肺等辞，皆似上下自此而异义，故泥此而作臆说，得违《内经》之旨，是以为属上也，抑以为属下也欤？若以为属上，是以为所生不主肺也欤？若以为属下，是以为是动不主肺也欤？若见是动以为气病，见所生以为血病，足阳明曰是主血，手少阳曰是主气，此血此气归著何处也？手太阴曰上气、气盛、气虚、少气，手阳明曰气有余，足阳明曰气盛、气不足，足少阴曰上气，足厥阴曰狐疝，是非所生之中有气病之谓乎？足少阴曰咳唾则有血，足厥阴曰面尘脱色，是非是动之中有血病之谓乎？大抵多气病之谓，而少血病之谓，又多所生之证，而少是动之证。手厥阴心包络之经，唯多是动而少所生。《内经》去古甚远，传写不知几度，故有错简阙文而如此，亦不可谓必以无之，皆是从《难经》而见之，岂非所使人致惑乎？予见手太阴、阳明、足阳明言虚、盛、有余、不足之证，足少阴唯言不足之证，其余足太阴、太阳、少阳、厥阴，手少阴、太阳、厥阴、少阳皆不言之，如此不平等，或言或不言，是又不可无阙文矣！

夫人之脏腑经脉，其不生病为平常，其所生病为变动，此所谓是动之动，即为变动之动。如张氏所引《阴阳应象论》所谓在变动为握、为哕之动是也，《至真要大论》所谓动则苛疾起，亦与此所谓是动则病同其义者也。然则，是动之外无所生，所生之外无是动矣。予按，所谓是主肺等辞，唯是承上起下之辞，须为平易之见，莫为凿泥之见。《难经》别是动、所生，恐是泥此辞也。其本非越人所言，必出于重编之手矣。一医者曰：《内经》所谓咳唾则有血，是足少阴肾经是动之病。故吾治咳血用四君子汤，加以顺气之药，是动为气病也。且血随气，犹妇随夫，气升则升，气降则降，气浮则浮，气沉则沉，气行则行，气留则留。是以东垣曰阳旺则能生阴血。血脱益气，古圣人之法也。今世不知有此法，唯得用滋阴补血矣。予亦治血虚之病，非不用东垣之言，见为常法，是大误也。此医者致惑于此难，又见东垣之法为常，故认咳血以为气病，不治血而专补顺气，其误为害也，岂不杀人乎！予尝见名家治咳血，多用滋阴清火之剂，率是火动阴虚，其火伤血所致也。又间见主补血而加补气，未尝见专治气而不治血也。吁！世尚致惑于此难，颠倒气血不少，何止一医者也乎？又何止咳血也乎？

或曰：本篇马氏之注引《至真要大论》云：所谓动者，知其病也。盖言凡知太冲、冲阳、尺泽等穴气绝，为死不治。正以其动则可以验病，不动则气绝耳！此篇是动之义，正言各经之穴，动则知其病耳。今子从张氏之说，见动为变动之义。马氏之说将为非也欤！予曰：《至真要大论》本文作动气，知其脏也。马氏改“气”作“者”，改“脏”作“病”，是即为凿说之基本，非唯害其辞，又能害其旨，故下注文曰：各经之穴动，则知其病耳。此太冲、冲阳、尺泽等穴，自有生之初，暂无不动，故绝而不动为死，岂止验病之时也乎？若从马氏之说，唯为病时而动，其常无病之时正为不动者也。予见本篇每经结文，有人迎、寸口验虚盛，果而为可以验病，何可不同列结文乎？

吾子详焉！吾子详焉！或曰：诺。吾将从张氏矣。

富贵贫贱外感内伤论第三

吴括苍《诸证辩疑录》，或问：富贵之人得病用药而罔效，贫贱之人药用及时而即痊，药一也，而功之成否异焉，何也？曰：富贵之人，逸安而心劳，厚味而多欲，外感少而内伤多，故药罔效。贫贱之人，日以形劳，动荡血脉，夜以心安多睡，故药少而效速矣。盖富贵与贫贱比方而立辩，然不言贫贱之人有多少，今反富贵之人而观之，是似为内伤少而外感多也。夫人现形于外，各内属脏腑，内固则外亦从而固，内伤则外亦多受伤，皮毛不固于外，其人易感邪气，故内伤多者外感亦多，内伤少者外感亦少。且厚着绵帛，频用汤浴者，皮毛开疏而不固；薄着葛布[①]，罕用汤浴者，皮毛固而不开疏。故富贵之人易感邪气，贫贱之人难感邪气。予遂未见贫贱之人外感多于富贵之人也，吴氏之所见岂非不稳当乎？

今世富贵之人，外感而似内伤，或外感夹内伤，或内伤夹外感，专见为内伤而治之，是多惑于吴氏者也。甚则曰富贵之人正气常虚，外感之剂宜加补药。设见外感以为内伤，虽用补药而不为害，或伤寒传里为大满大实，或肺寒束热邪而为咳，或疟疾初发之时，亦必得用人参，是一偏之见，动辄有杀人。古人有云：药贵合宜，法当应变。泥其常者，人参反以杀人；通其变者，乌头可以活命。呜呼！泥其常者，是即一偏之见也，自古如此者不少，古人欲教戒而云尔。又今庸医，每见贫贱之人患发热，不知有用补中滋阴等剂而治之，专为外感以用发散

---

① 葛布：用葛的纤维制成的布。俗称夏布。

之药，是又多惑于吴氏者也。大抵外感夹内伤者，先攻邪气而后补正气；内伤夹外感者，先补正气而后攻邪气；又间攻补兼施有之。唯得其宜，乃活法也。若有微失宜，则无不必以害人，而况外感专用补益，内伤专用攻击乎？

冬不藏精春必病温论第四

丹溪《格致余论》引《内经》曰：冬不藏精者，春必病温。十月属亥，十一月属子，正火气潜伏闭藏，以养其本然之真，而为来春发生升动之本。若于此时恣嗜欲以自戕贼，至春升之际，下无根本，阳气轻浮，必有温热之病。予考《内经·生气通天论》曰：冬伤于寒，春必温病。《阴阳应象论》曰：冬伤于寒，春必病温。《热论》曰：凡病伤寒而成温者，先夏至日者为病温。此三篇之辞，明以为外邪阴寒所致，丹溪唯以为房劳所致，无片言谓伤于寒，是不能得经旨者也。予又考《内经》，不见有此所引之辞。《金匮真言论》曰：夫精者，身之本也。故藏精者，春不病温。此所谓藏精者不病，乃不藏者病之义也。丹溪取其义，自改而书焉。三篇谓病温伤于外邪之寒，此篇谓预防温，有摄养之道。盖肾为水为阴，所谓精者，此阴水也；所谓本者，乃以天一生水，地六成之，为人身之根也。故藏精者，阴水有余，有余则能制阳热，虽有阳气助热，知春不病温也。苟欲预防温，当能知此道矣。予按，为房劳则气体虚弱不藏精，则阴水不足，阴寒杀厉之邪必乘虚弱而入，其时即病，名谓伤寒。不病而藏于肌肤，郁阳气而变为热，春出外之阳又能助其热，阴水不足而不能制阳热，弥盛而发于外，是不藏精者所以病温也。又因他[1]辛苦而不因房劳，阴水有余以能制阳热，故不即病者过时而消散，是藏精者所以不病温也。若因他辛苦者，其未消散之时，春妄为房劳，亦有能病温，是以乘阴水不足而阳热复盛也，故非特有冬不藏精者病温，又有春不藏精者病温，《内经》所以止谓藏精，而不谓“冬”字是也。上文所谓冬不按跻，春不鼽衄，以下丹溪总为一节而见之，此“冬”字以为节中张本，故自加“冬”字，曰冬不藏精者，春必病温，是又不能得经旨者也。凡书欲别节多有用“夫”字，故置之于语端，又置之于语已。今由此观之，岂可为一节乎？予玩上下之辞，文义不相属，其间非有脱语，抑是他篇错简也，予尽考诸家之注，唯随文解义而已。

张介宾曰：冬伤寒邪，则寒毒藏于阴分，至春夏阳气上升，新邪外应，乃变而为温病。又曰：冬伤于寒者，以类相求，其气入肾，其寒侵骨，其即病者，为直中阴经之伤寒。不即病者，至春夏则阳气发越，营气渐虚，所藏寒毒外合阳邪而变为温病。予见《伤寒论》曰：寒毒藏于肌肤，至春变为温病。肌肤是浅而为阳分，骨是深而为阴分。张氏所谓寒毒藏于阴分，其寒侵骨，阴阳浅深，其不相同，岂非大违仲景之旨乎？《内经》《伤寒论》共不分阴经、阳经，其即病者皆为伤寒。张氏所谓其即病者，为直中阴经之伤寒，岂非为中阳经者，无即病之伤寒乎？《伤寒论》又曰：从立春节后，其中无暴大寒，又不冰雪，而有人壮热为病者，此属春时阳气发于冬时伏寒，变为温病。又曰：太阳病发热而渴，不恶寒者，为温病。遂未见有再感邪气之谓也。张氏所谓新邪，即谓再感之邪。又所谓阳邪，即谓新邪外

① 他：表示指称，相当于“别的”“其他的”。

在阳分。是正以为温病，必因新邪再感阳分而后发，故曰新邪外应，乃变而为温病。又曰：外合阳邪，而变为温病。吁乎！此误非张氏所始，其本出于韩祗和之言。曰：冬时感寒，郁阳至春时，再有感而后发是也。虽然倘其欲发之时再感，亦间有之。是以王安道曰：温病、热病有恶风恶寒之证者，重有风寒新中，而表气亦受伤故也。然则，不可拘泥《内经》《伤寒论》而言，全无之矣。若无新中之风寒，必无恶风恶寒之证，后世医者不能知之，便从韩、张二氏之言，专以为再有感，是诚大误也。又如成无己、王海藏等之言，安道既辩其误，故予不赘于此矣。

冬天伤暑论第五

一富人腊月患恶寒发热，烦渴恶食，干呕，大便欲去不去，亲族有业医者，初服其药而不效，二日之后，延予治之。前医在傍曰：夜寒不能寐，厚盖以绵衣，晓如烧身而寤，遂得患此病。脉状虚而无力，恐是因绵热所致，即以为冬天伤暑，频与黄连香薷饮。语予以吾如此，欲有补参考也。予曰：冬天无伤暑之理。问其日饮食何物也？病者曰：其夜过食温饨，是又以夜寒不寐也。仍诊脉软数而似虚，是即湿热所现之脉，病以为湿面所致，生韭汁与溯源散，次与枳实导滞丸，得利一行而觉快，三行而诸证顿退。唯有余烦渴一证，更与补中益气汤加麦门冬七贴，而烦渴亦退，得痊愈矣。

其后一日过病家，前医又暂而来曰：前日予以为冬天无伤暑之理，吾尝见吴括苍之书有冬天伤暑、夏月中寒。曰：一妇人冬月偶得一患，洒洒恶寒，翕翕发热，恶食干呕，大便欲去不去，诸医皆以虚弱痰饮，治之以涤痰二陈汤、补心等药服之，愈不安矣。延至半月间，请予至家治之，诊其脉虚而无力。余曰：类乎伤暑。众以为不然。予究之，其妇人此患因何而感。其妇人曰：昨因天寒换着绵衣，令婢取绵套一床盖之，须臾烦渴，寒热呕吐时作，延至今日。余曰：诚哉，伤暑也！汝之绵焉，晒之盛暑，夹热收入箱中，必有暑气向未开泄，今人体虚得之易入，故病如是。妇人曰：然。遂合黄连香薷饮连进二服，其患瘳矣。若果为无此理，吴氏是欺世者乎？予曰：寒凉温热四时之气，衰旺更迭，以为流行，其气妙用，贯金穿石，来者即来，去者即去，故梅雨季夏之节，湿气正行之时，箱中之物虽谨固济，无不自润而生霉色。是即为妙用，来于箱中之证来者，如此则去者，必无不去。四时之气皆无不然。夏热过去百余日之后，秋凉来去而冬寒既来，纵虽收入铁石箱中，岂可得必有暑气乎？又当其绵出箱中，即遇一阵寒风，纵虽曰必有暑气，岂可无吹去乎？予忆不可，实有此事，是假设而欺世，使人思得活法，欲崇家业者也。若实有此事，其患为他病，吴氏误见为之。冬天伤暑，服黄连香薷饮而瘳，是必偶中也。吾子致惑于偶中，岂可不大误人乎？医曰：子以为其气妙用，贯金穿石，来者即来，去者即去。今见冰室，至夏尚存，又有异国峨眉山，吾国富士山，四时积雪不消，是如何而去者不即去也？予曰：天在上主外，为阳，为热；地在下主内，为阴，为寒，是对待之体，非流行之用。故四时流行寒凉温热之外，天常有阳热，地常有阴寒。是以王海藏云：九天之上为夏，九天之下为冬。冰室至夏尚存，是以有地之阴寒所养也，其冰出室立而为消，是以有去者即去也。峨眉山、富士山最高于他山，是《内经》所谓高寒之地，阴精所奉。予今所谓地之阴寒所甚也，故冬最寒，夏尚有寒。宜哉，有四时不消也！若有持来而去，高寒其雪，无不立而为消，是又以有去者即去也。医曰：弥以为去者即去，夏月去者是寒也，吴氏所谓夏月中寒，亦为无其理乎？予曰：流行之寒，虽有即去，地之阴寒，未曾有去，人居地而不居天，有时而中于阴寒，或避暑热于阴凉所在，或饮食好寒冷之物，其中为病，犹冬中寒，诚当谓之夏月中寒，故脉见沉迟，甚则见微伏。吴氏所谓好服凉剂饮水，必多单席卧地，日取风凉，夜多失盖，以井水浴体，皆是为中寒者也。若人居天而不居地，天之阳热，有时而中，冬亦为病，犹夏中暑，诚当谓之冬天伤暑。虽然人非居天者，斯知必无其理也。医曰：寒热总而在浑沦之中，天地四时其气当为一。今由子言观之，其各不同，何也？予曰：其气诚一也，唯有体用本末耳！夫天地寒热便为之本，是体止而不为迁者也；四时寒热便为之末，是用不止而为迁者也。故用者行于四时而为来去，体者位于天地而不为来去。欲知冬天无伤暑，当自用而观之；欲知夏月有中寒，当自体而观之。吾子宜详焉！吾子宜详焉！医曰：善哉明辩！一一解惑也！吾非特知冬天无伤暑，又得知夏月有中寒矣。

火动阴虚论第六

孔子曰：少之时，血气未定，戒之在色。盖血随气，犹妇随夫；气又随志，犹卒随帅。先哲所谓志，固心之所之，而为气之将帅；气亦人之所以充满于身，而为志之卒，徒者是也。故虽曰血随气实，共随志所帅，诸欲血气所为，非止色欲。持志则心火不为血气所妄动，不能持志则为血气所妄动，妄动则相火亦承命而妄动，其本所动因于色欲，下至命门而起阳事，阳火相动，极势遂无不泄阴精。人少之时，血气未定，妄动心火，易纵诸欲，其最所纵在于色欲。是以君子戒之在色。小人不畏其戒，妄任血气而好色，多有患火动阴虚矣。今世患劳咳者甚多，十之八九因此所致。自古虽有患之，甚少，而如无之。故今人见以为新生病，不谓其名而谓当世病，暮世之人失道溺欲，不能持志，而任血气，是其所以甚多也。苟欲得愈，不可忽之，稍重则仓、扁不能治矣。大抵至重，其由有三：病者因其病荏苒，有容心于不谨，一也；病家见其无酷苦，因循随其所纵，二也；医者无严教禁忌，又无早劝灸治，三也。若有一则无不至稍重，而况或有二，或有三乎？且自古所谓人以劳为恶疾，而恶闻之，亲戚朋友共为隐讳，见其疾状，莫敢呼之。今人弥以隐疾讳医，其势既重而求治疗，虽有圣药，无如之何。故曰：此疾无药，岂不大误也乎？

弟子曰：名家皆言阴虚火动，是先阴虚而后火动。故虞天民、吴括苍等亦论劳怯，引《内经》所谓阴虚生内热之辞。今子与名家不同，先火动而后阴虚，颠倒错乱之至，未知是有何义也？予曰：颠倒其言，不敢为害；颠倒其义，必有为害。如此之类也，安可不辩乎？夫天下古今，泄阴精之人未有不始于二火之动也。又其未泄之，先身热，阴器如火，是即先火动而后阴虚之证也。故先圣后儒，教人要使阳火不妄动。《内经》曰：凡阴阳之要，阳密乃固。又曰：阳强不能密，阴气乃绝。周子曰：圣人定之，以中正仁义而主静。朱子曰：必使道心常为一身之主，而人心每听命焉是也。名家不知之，遂以后火动矣。王汝言《补阴丸论》曰：精血既亏，相火必旺。龚廷贤曰：虚劳者，阴虚而相火动。赵献可《六味丸说》曰：肾不虚则水足以制火，虚则火无所制，而热证生矣，名之曰阴虚火动。河间氏所谓肾虚则热是也。嗟夫！此等之说，岂非后火动乎？今医用滋阴降火汤，或除黄柏、知母二味，曰是有能损脾胃妨食之害，虽有降火之功，不可轻易用之。火动起于阴虚，滋阴则火自降，其误所从来是后火动故也。若果除二味，失降火之实，是大害立方之旨，何以有能愈病乎？

弟子曰：今如子言，虞、吴二家所引《内经》之辞亦误也欤？予曰：岐伯答辞，所谓有所劳倦，形气衰少，谷气不盛，上焦不行，下脘不通，胃气热，热气熏胸中，故内热。此言四肢，脾土所主，劳倦则内伤脾，水谷阴气不能运化，无养外而形气衰少，谷气不盛，运化失力，上焦不行，下脘不通，胃气渐郁而生热，熏胸中也。然则，《内经》所谓阴虚之阴是言水谷阴气，而非言肾水阴精。又所谓生内热之热，是言胃之郁热，而非言心火、相火之热。二家引而混同之，不能得经旨者也。

弟子曰：先火动而后阴虚，及二家不能得经旨，其辩甚明也。子既以为患劳咳者，多是火动阴虚所致，愚忆女子未嫁者，不当有阴虚，近来室女多患劳咳，何也？予曰：女子愚而不能持志，任血气多于男子，色欲亦不可不多。是以孙真人云：妇人之病，比之男子，十倍难治，以嗜欲多于丈夫，故感病倍于男子。室女之时，血气未定，心火为血气所妄动，相火承命，下至命门，频起阳事，煎熬阴精，故虽无外泄而内虚，犹煎汤涸于釜中，是即未嫁者，有火动阴虚之由也，世俗所谓强禁色欲反而肾虚，不亦宜乎？其由如此，而后渐失阴阳升降，水火既济之道，卫气营血不能得常，任冲不调，月经不行，或成积块，或发腹痛，视听言动，咸不怿[①]然，是即劳咳之先兆也。凡所好自由则弥好，不自由则少好，是人之常也；自由则反而

① 怿（yì 亦）：欢喜。

少好，不自由则反在弥好，是人之变也。若有见先兆，可使女速嫁，时时行淫以应欲，血气反而少好色，故少动火而煎熬阴精，渐偿升降既济之道，不至重而愈，是所以应变也。莫择对为迟，迟则必至重矣。予教父母以有此义间，使女嫁而得愈之。悲哉，名家未言而今人未知也！

弟子曰：今见室女患此疾，率在十六七至二十之间，古近二十而嫁，其间无患之，何也？予曰：古少物欲惑心，女子亦多安礼法，二火不为血气所动，阴精无蒙其火煎熬，故无火动又无阴虚。虽然非全无之，唯为不多而已。今世物欲盛行多，不能安礼法，故富贵奉养之家，年仅十二三而嫁，是能诲淫于世，使女子早动火，乃所以多患此疾也。弟子曰：愚尝以为室女不当有阴虚之理，今日初闻子言，遂得知有其理矣。

疝气论第七

凡积聚痃癖、痰饮瘀血、诸郁痞满、吞酸嗳气、怔忡惊悸、秘结淋闭、头项肩背、心腹腰胁肢节诸痛、冷痹拘急、口眼㖞斜、结核肿块、喘嗽、鼻塞鼻涕、恶寒战栗、发热等病，今人有患之，多以为疝气，医以为他病，不敢用其药，甚则见诸病以为疝气，虽有良医，无如之何。或服医论所详，悦而欲用其药，群聚以为疝气，令病人不能用；或自制药妄用致害，轻病至重，重病至死，遂无畏其死，相率而成俗。吁！是一齐人传之，众楚人咻之，虽求齐语也，安有可得乎？故今医欲遇世者，唯不违病家为务，治法从其己所见，病名诈以曰疝气，否则病家不用其药，徒费诊察而无得，直是如欺病家，究竟欲活人也。野巫医者，动辄从俗，实见他病，以为疝气，其能杀人也，不可胜计矣。予考《内经》诸篇，《骨空论》曰：任脉为病，男子内结七疝。然无一载其名与证注者，以为《四时刺逆从论》所言六经之疝，《邪气脏腑病形》篇所言㿉疝，是当为七疝之名，其余诸篇所言亦不过为七疝别名。予又考历代医家之书，其名虽异，无越《内经》之旨。今人所言疝气之多，未知是何经书所载也。予既论诸病多于古疝气，亦不为不多也。夫湿热不得疏散，郁结而为疝气，暮世之人失道溺欲，无安分而百不遂志，不遂则志滞气郁，湿热弥不得疏散，是所以为多于古也，虽然非如今人所言矣。

一士人患言语错乱，如有所见，憎寒壮热，咳嗽喘急，口出涎沫，众医以为伤寒，药皆不能得效，请予治之。其脉滑数，即以为痰迷心窍之证，病家悦，异于众医所见，仍与加味导痰汤十余日，而得渐愈，咳嗽喘急尚未得愈。病者曰：是吾宿疾，非新所患，发止无时，延而至今，人皆为疝气，年久服其药。去年以来，每服药反而致饱闷不食，故频频用灸，顷日服予药，未觉致饱闷，是以相应病也。予曰：是亦为痰，必非疝气，强服予药，愿有平复乎？病者因殆得效，不有志他医药，故予与加减前方，数日而又觉饱闷便止服药，饮食调理，其后与涤痰散。病者以为甚快，久服而不觉饱闷，食亦能进，如平生七年咳嗽喘急，不过半年而愈矣。

又一士人患咳嗽气急，两胁痛剧则发寒热，一年二三次，或二十余日而止，或三十余日而止。予诊脉，两手滑数，曰：是为痰结之证。病者曰：历医而不得效，人人以为疝气，既厌服药，唯用外治芥子一味，研贴痛处，久不发寒热，是先为得效。七八日而又服药，其医亦以为疝气，方中用芥子，逐日觉病轻，医有故而往远，写方以赐于吾，仍而见其方品味，瓜蒌枳实汤去桔梗、片芩，加白芥子、青皮、茴香。曰：予欲用亦全是也，唯省竹沥、姜汁而已。前医诈以为疝气，是欲不违吾子之意也。又省竹沥、姜汁而不入，是恐吾子以为痰药也。予时披《万病回春》，直示以其方所言。病者曰：吾病为痰结，得明闻其义。世人疝气之药，频年多用芥子，其能得效，是何义也？予曰：见《本草纲目》，芥子气味辛热，利气治气痛。故东垣曰：傅疝气。未见有服饵之谓。老人、虚人，最不宜服，必有泄气伤精之害，其余主治又多。今人见为疝气之病，是故多用而得效，弥以为疝气之药，苟非主治之病，何以有得效乎？丹溪曰：痰在胁下及皮里膜外，非白芥子莫能达，是有能化胁痰，治痰结之功也。病者遂请予药，便从前医，加减用瓜蒌枳实汤，更入竹沥、姜汁，日服二贴，渐以觉快，四年之宿疾，二月余而安，其后不再发长，春秋而死矣。

又一商人患咳嗽，午后发热，小腹时痛，一日自来请用予药。诊曰：脉共虚数，是为火动阴虚，病势未重，证亦未多，固守禁忌，当得渐愈。便与滋阴降火汤，最欲治小腹之痛，去麦门冬，加茴香、木香，又劝以灸四花。约去而久不来。两月之后，其父来曰：非唯过约日且久绝，伺候失礼之至，为父足羞。或人见小腹之痛，决以为疝气之痛，使病者止子药，劝以芥子之末，曰是流行之药，多见用而得效，遂信其言。每服一钱，昼夜七服，盐汤送下，虽得腹痛暂退，昨日大吐鲜血，愚不忍其苦，又愿辱子药，四体羸瘦而不能步，未知子许往诊也否？予往诊，脉虚数倍前，曰：芥子辛热而动火，其动添动，无不伤血，大吐鲜血，不亦宜乎？予乃与药三日，唯谢其父恳到耳。其后五十余日，频易医七八人，诸证尽发，形肉既脱，又大吐鲜血，其日即死矣。

又一士人患腹痛，时发时止，面白唇红，四肢逆冷，脉反而洪大，易医而无愈，病势渐重，体亦渐羸。其兄请予药，曰：医见为疝气，一应如得效，数日而又依然，子以为何病也？予曰：诊脉察证，必为蛔虫所致，如木香、槟榔、香附子、苦楝子之类，皆是治虫之药，疝气亦多用之，一应如得效，所以用如此之类也。其如得效而无愈，所以不用当然之剂也。今病甚重，其愈当迟，便与椒梅汤，又教以禁忌。一月之后觉得微效，友人持药来，曰：病态以为疝气，此药得效不过十日，是非毒物橙皮末也。病者因厌其久痛楚，妄闻有速效而用之，每服一钱，盐汤送下，一日五服，既过十日，腹痛大发，反而将死。兄又请用予药，吐露橙皮之失，予以为必死，辞而不与药，其后吐蛔虫二十余条，饮食日少，憔悴而死矣。

予族有追远之事，共过招提①而吃饭。饭后主僧出曰：吾患胸腹满闷，少食，时发恶心，数医治疗不能得效，或人见为疝气，教以服橙皮末，吾从其教而服之，既至于二十余日，恶心止而易受食，子以为如何病也？若不能愈，则必辱药，先辱诊脉，幸甚也欤！予诊其脉滑大而数，曰：是非疝气，为痰火中满。橙皮气味苦辛温，消食化痰，止恶心，宽中快气，故中满气郁、痰郁、食郁等病，今人见为疝气者多有得效，其或有兼证者无得效，未知为能治疝气之药也。僧曰：善哉，闻吾病非疝气，又闻橙皮气味主治也！其后食油煮豆腐，大伤脾胃，发呕吐，头痛眼黑，四肢厥冷，遂召予而请治疗，乃以为痰厥头痛，与半夏白术天麻汤二十余贴而愈，唯以旧证为患耳。或人又来曰：病决为疝气，使僧止予药而再服橙皮，小便短少，渐为肿胀，满闷弥甚，食亦弥少。僧又请予治疗，语以再服橙

① 招提：梵语，寺院的别称。

皮。予曰：伤食之后，其食弥少，是兼脾胃虚损所致。橙皮专为消导之药，无补脾胃虚损之功，故不能得效，至重如此，仅与数贴而辞，恶候日出而殁矣。

予过于病者之家，其坐有一士人，曰：吾自去年而患疝气，发则嗳气作酸，饱闷少食，唯啜薄粥，固禁美味，数日之后渐以复常，虽无他所苦，药不能得效，近日人劝以用番椒，日同饮食用十个许，尔来不发六十余日，未知实可得愈也否，若又有发，将用子药，先请诊察是何病也？予诊脉不弦急，右关唯见沉虚，曰：是非疝气之脉，为脾虚食郁之病，宜服健脾消食之药，其自所守，专在淡味，辛辣热毒用以过多，虽得病愈，或致他害。疝气本是为湿热郁结，寒气束外，则更助郁结。王冰曰：寒气结聚之所为。唯言其标而远其本者也，故得寒则郁甚，病进；得热则郁开，病退。今世用番椒，得当时之效，所以有辛热开郁之功也。吾子续而用之，恐是有致害欤！士人诺以曰：止。尚用二十余日，忽发心痛不能转侧，数医不得效，后更发吐血，频请予药。往诊，其脉洪大而反病，反则多有死，故唯应请与药一日，曰：是热毒伤血，其血逆上而然。后医亦不得效，形病不足而死矣。

又一士人患腰腿冷痛，夜深身冷则益为痛，药剂灸治不能得效，请予药。曰：医或以为痰，或以为肾虚，或以为湿热，或以为瘀血，或以为寸白，一一用其药，胡为不得效也？予诊视其脉，沉而两尺虚，曰是为肾虚冷痛，无外乎前医所见药，非止一方，且各有加减，不知向有用丸药也否？病者曰：未。予曰：不可性急而求速效，虽无他苦而为难治，便与八味地黄丸加当归、鹿茸、续断、木瓜，一月之后有得微效。或人曰：病为寒疝，宜用温热，得热则痛速退，何无用番椒也？病者未试疝气之药，欣然以从或人之言，研和味增同饭而食，又临寝时点酒而饮，明夜觉微快，弥得喜，用之二十日之后，冷痛殆将愈，忽发昏倒，不省人事，痰涎壅盛，牙关紧急，右半身不遂，病家大惊，又请予药，详语以用番椒与酒。予曰：番椒动风沸痰，酒动火生痰，风火相扇则痰益盛，益盛则壅以发此病，故诊脉见滑大，为之真卒中风。悲哉，不用予言而妄求速效也！予知其无苏生，仅与一贴而辞，药不通于咽，三日而死矣。

又一士人患心腹满闷，饮食无味，肌肉削瘦，时时发微寒微热，使予诊脉。左右沉数，按其腹胁中脘有块。病者曰：是数年宿疾，吾以为疝气，药剂针灸易医既多，未曾有效，渐以如此。予曰：必非疝气，是为属热积块。病者曰：今日医更，加减无效，则辱子药。不敢信予所言，尚用疝气之药，病势日重，饮食日少，十余日之后，请用予治疗。便与以柴平汤，数日而得微效，月余之后，积块减半，满闷稍退，饮食亦进。病家难忍其所好，窃与温饨二三碗，满闷倍初，加之腹痛。往诊，其脉右关见短，便以为伤食所致，病家亦语以其食，予依前方加减与之。其夜邻人来，曰：病本为疝气，妄用伤食之药，恐反而益满闷也。病者遂从其言，又用疝气之药，腹痛闷绝，不省人事。病家再请予治疗，明语以邻人之言。予诊其脉，左右咸伏，必以为死，而不与药。翌日之夜，果而死矣。

又一士人患恶寒发热，鼻塞头痛，项背强急，一医以为感冒，与药而不得效，前年患如此之证，其时自以为疝气，医亦从病者，其药有得效，故又自以为疝气，请药于前年之医，其医罹病，使弟子来，五六日之间与疝气之药，忽发狂言妄语，病家惊而易医，皆不得效，请用予药。语以始终不遗一事，予诊其脉，沉细而促，曰：今见感冒为疝气，其能致害，每每如此，感冒不治而至重，多有为伤寒之变，是既为里证，脉亦为甚危，唯与一贴，固辞而退。其后怪证频出，众医技穷而死矣。予当见世人致害甚多，小卷短篇非所尽录之，今撮此九人欲惩后人也。其本皆是不可死者，唯有二人免死而已。予顾药不的当病证，纵虽无直致害，是不治其所治，不至重，而待何故？如芥子、橙皮之类，尚有能致害，而况用辛辣热毒，如番椒之类乎？

痰病论第八

凡痰所成，其因有五：或因七情郁结，气不能运行精液，凝滞而成痰，是其一也；或因耽淫欲，火炽水衰不能制火，上迫肺分，肺气受其伤，失通调水道，精液凝滞而成痰，是其二也；或因恣过膏粱滋味，脾弱而不能运化，精液凝滞而成痰，是其三也；或因嗜辛热，动火生热，肺气伤于炎热，不能通调水道，精液凝滞而成痰，是其四也；或因嗜生冷寒湿，屡伐发生之气，脾土虚冷，其气不化，精液凝滞而成痰，是其五也。古恬淡之民未曾有此病，后世道德不行，多物欲，而所患纵虽曰古有患之，予恐甚少而如无也，故遍考《内经》诸篇，不载此病，全无“痰”字矣。

《医门法律》混痰、饮而为一证，曰：《内经》湿土太过，痰饮为病。是由何《内经》而云尔？喻嘉言之言大诈也。予尝读名家医书，皆混痰、饮而为一，岂止《医门法律》乎？张仲景欲救人，患《内经》所未备，非唯论伤寒，又间论杂病，各立方以著书，厘为一十六卷。《内经》以来，立方之祖，天下万世，无不宗之。一历散失，难复全书，其中《金匮要略》混痰、饮而同门，是后世所误，非仲景本意。名家医书混称，予恐为此也欤！然门中病证，治方各异，而不可混之，斯知弥非本意矣。予所论五等之痰，饮食精液所凝滞；饮是饮水未成精液，其证颇虽相似，其本不同。如此后世混而投药，动辄见痰为饮，二陈化痰等汤得效，益以无知其本不同，故治饮而不能愈，曰是病重而无效，所以不知仲景各立治方也。

缪希雍曰：世以痰、饮混称，药亦混投，殊不知痰之与饮，其由自别，其状亦殊。痰质稠黏，饮唯清水，特其色有异，或青，或黄，或绿，或黑，或如酸浆。或伏于肠胃，或上支胸胁，刺痛难忍，或流于经络四肢，则关节不利，支饮上攻为心痛，为中脘痛，甚则汗出，为呕吐酸水、苦黄水等，种种各异。或发寒热，不思饮食，及不得眠，皆其候也。缪氏此言可谓是详矣。噫！诚药亦混投，岂可不误人乎？弟子曰：愚读诸书，多有载风痰，子谓内伤所成，未谓风痰何也？予曰：后世如此，寡无痰者，唯有多少，出不出耳。其多者，有为病；其少者，未为病，常在脾肺之间，风感则动其痰，动则为病，谓之风痰，其本非风邪所致者也。若专为风治之，岂可不误人乎？弟子唯而退矣。

喘病论第九

赵氏《医贯》曰：经云诸喘皆属于上。又谓诸逆冲上，皆属于火。故河间叙喘病在于热条下。华佗云：肺气盛为喘。《活人书》云：气有余则喘。后代集证类方，不过遵此而已。独王海藏辩云：气盛当作“气衰”，有余当认作“不足”，肺气果盛与有余，则清肃下行，岂复为喘。以其火入于肺，炎烁真阴，衰与不足，而为喘焉。所言盛与有余者，非肺之气也，肺中之火也。海藏之辩超出前人，发千古之精奥。惜乎起其端，未竟其火之所由来。愚谓火之有余，水之不足也；阳之有余，阴之不足也。凡诸逆冲之火，皆下焦冲任相火出于肝肾者也，故曰冲逆。肾水虚衰，相火偏胜，壮火食气，销铄肺金，乌得而不喘焉？是非赵氏所创草，颇从王宇泰之言，学者致惑于河间、海藏，乃见后世有如此之言也。河间所误既辩于前论，海藏亦不可无以辩焉？

《灵枢·本神》篇曰：肺藏气，气舍魄。肺气虚则鼻塞不利，少气，实则喘渴[①]，胸盈仰息。《素问·调经论》曰：肺藏气，气有余则喘咳上气，不足则息利少气。华佗、朱肱凭据如此辞者也。海藏欲超出前人，著天地悬隔之说，气盛作气衰，有余作不足，遂削《内经》之辞，至暗岐黄之旨。赵氏反而曰发千古之精奥，是非不思之甚乎？夫天地之五行，人身之五脏，平和则气令得常，有余不足则失常，此所失常为灾为病。海藏反而见盛与有余，以为得常，曰：清肃下行，岂复为喘乎？是大误也。且肺喜清虚而不欲窒碍其气，有余则实为窒碍。宜哉，其病为喘也！何以得清肃下行乎？海藏见气以为火，曰：所言盛与有余者，非肺之气也，肺中之火也。是又非欲改经辞而作肺藏火，火舍魄乎？此所谓气者，对血之气，与肝藏血，血舍魂等辞并言之，是其证也。何以谓非肺之气也乎？又何以谓肺中之火也乎？岐黄论道著经，欲觉天下后世，故必为火则当明言火，何以有言气而惑人乎？

夫阴阳五行之变，有余最能为害，或自亢而有余，或乘不足而有余。赵氏唯以为乘不足，曰：火之有余，水之不足也；阳之有余，阴之不足也。故今信此言者，每见痨瘵之证，弥曰阴虚火

---

① 喘渴：当作“喘喝”。喘喝指气喘时有吼呵声音。

动，而不知曰火动阴虚矣。《内经》曰亢则害承乃制之论，五行自亢而有余之害，假令火亢则害金，水承乃制之是也。若为乘水不足而有余，何以有承乃制之之力乎？今正见有此所谓承乃制之之辞，斯知火之有余自亢，而非乘水之不足矣。予前论详，阳易为有余，有余则阴被害而不足，自不足而至绝阳，亦不能独立。故虽曰二者可调，其要在使阳不亢。《内经》曰：凡阴阳之要，阳密乃固。又曰阳强不能密，阴气乃绝是也。予玩味如此辞，知自亢而有余。赵氏不知而为偏见，岂非不玩味《内经》者乎？

夫相火为游行之火，天地无处而不至，在人身亦然，何处有不至？其本常舍于心包络，近心而承君火之命，将命则出于心包络，三焦无处而不游行，故少阳三焦为腑，厥阴心包络为脏。然则，自游行而言之，可谓上中下三焦相火也；自其本而言之，可谓出于心包络也。何以特谓下焦冲任相火乎？又何以谓出于肝肾者也乎？此所谓诸逆冲上，皆属于火，是以火主炎上故也。予尽考《内经》，见论诸脏诸经，皆有逆气，其为病亦是多端也，何以可止论肾水一脏乎？又何以可止论喘病一端乎？凡喘有热，有寒，不可一偏论之。予尝见有寒喘，治以温热之剂。或因肺受寒冷，或因下元虚冷，故用参苏温肺汤、八味丸等剂，每每得效，不知其几何人也。河间移喘病于热条以来，海藏见为火而立论，如此诸家又为惑，如此其弊多以误后人，唯知有热喘，而不知有寒喘病者，殒命于寒凉之剂不少。予素为之患，遂至辩于此矣。

胀满论第十

李东垣引《内经》，立《中满腹胀论》，曰：大抵寒胀多而热胀少，治之者宜详辩之。予见《内经》诸篇，大抵胀满有三：寒水胀满，热火胀满，湿土胀满是也。东垣见其湿为寒相混，而较之于热，所以为寒胀多而热胀少也。故首引太阴所至为中满等辞，得为论中寒胀之张本矣。夫太阴为土，其气为湿，不可直见为寒水，而况湿盛生热者乎？又曰：《调经》篇云，因饮食劳倦，损伤脾胃，始受热中，末传寒中。予尽考本篇不见有此辞，纵虽有此辞，其始受热中是为之病因，当为热胀，安可取末而为寒胀乎？又曰：胀取三阳。三阳者，足太阳寒水为胀，与《通评虚实论》说腹暴满按之不下，取太阳经络，胃之募也正同，此所谓胀取三阳。《九针十二原》篇之辞，谓胃、胆、膀胱，足之三阳经，岂可特谓足太阳寒水乎？予见《通评虚实论》篇末结文，所谓气满发逆，与消瘅等病并言，而同为热病膏粱所致而肥，贵人之所患也。盖所谓腹暴满，按之不下，此气满发逆之病也，是为之寒胀，岂非大误乎？本篇所谓取太阳经络，是手太阳。东垣以为足太阳而引之，最得戾岐黄之旨。马玄台所注《内经》加"手"字，是欲无后学致惑于东垣也欤！又所谓胃之募，是中脘之穴，手太阳、少阳、足阳明所生，任脉之会也。予遂不见《内经》有足太阳经络干涉于胃之募矣。

《内经》曰：诸胀腹大，皆属于热。今观此辞，合多热胀，遍考诸篇，少于寒胀，是其论热胀之辞，疑颇失之于脱简也，若不然则此辞无所归著。东垣轻易见曰：此乃病机总辞，唯解以外伤风寒有余之邪，自表传里，寒变为热而作胃实腹满，与膏粱之人湿热郁于内，而成胀满者也。凡天下古今之言，皆举多为之总辞。《内经》以为寒胀多而热胀少，岂不谓诸胀腹大，皆属于寒乎？《刺热论》曰：热争则腰痛，不可用俯仰，腹满泄，是脾热之为病也。《厥论》曰：腹满不得卧，面赤而热，是阳明之厥为病也。《六元正纪大论》曰：中热胀，面目浮肿。是阳明司天初之气，太阴为病也。又曰：心腹满热，胪胀。是太阴司天四之气，少阳为病也。又曰：瞋愤胪胀，是火郁之发为病也。又曰：肿胀、呕是不远热，则热至之为病也。《本病论》曰：小腹坚满，小便赤沃，是少阳不退位之为病也。《至真要大论》曰：少腹中痛，腹大，是少阴在泉，热淫所胜之为病也。又曰：腹大满，膨膨而喘咳，是少阴司天，热淫所胜之为病也。又曰：身面胕肿，腹满仰息，是少阳司天，火淫所胜之为病也。又曰：躁烦腹满痛，是少阴之胜为病也。率是诸胀腹大，皆属于热者也，其解不以如此辞，亦皆为之非热胀欤！

虞天民《医学正传》，或问：丹溪治肿胀之证，专主乎土败木贼，湿热相乘为病。东垣又多主乎寒言病机。诸腹胀大，皆属于热之语，乃言伤寒阳明经，大实大满之证也。又云：热胀少而寒胀多。二说不同，其孰非而孰是欤？曰：东垣北方人也，其地土高燥湿，热少而寒气多，故有是论。我丹溪先生，生长于东南之地，故病此者尽因脾虚受湿，肝木大旺，故言然也。天民未尝知东垣以湿为张本，反而以为土燥湿少，故有是论其旨，霄壤相悬也，岂非不思之甚乎？《内经》所谓病机，皆是天下总辞，便与四方言之，非唯与东南言之，丹溪亦因内伤而论之，非因方土而论之。然专主湿热，以为无寒胀，是诚一偏之见也。天民此说一出，弥惑后世医者，北方以为无热胀，东南以为无寒胀。从东垣者，致惑于寒胀；从丹溪者，致惑于热胀。宜用寒剂而用热剂，宜用热剂而用寒剂，偏见之治动辄害人，皆是三家之咎，唯有其害多少耳。予顾暮世与古不同，人多失道溺欲，或因妄饮食湿热之物，或因妄动君火、相火及厥阳之火，热火久郁而不得开，妨碍运化则成胀满，故见今人益多患热胀，其益害人，皆从东垣者也。噫乎！东垣所论，始终出于牵合，后世医者不能知之，予不可无以竭奴才矣。

狂疾论第十一

予尝见患狂疾甚重，则妄害人，又自害己身，人皆为大惧，故别构居，固密如狱，长为废人，以经日月间有愈，而人尚不许此疾，所以易再发也。今世患者甚多，岂不可悲叹乎！《内经》曰：诸躁狂越，皆属于火。予详原其所因，多发于心火、痰火。盖人遇于世，有时有分，智者得能知之，愚者不能知之。故不待时又不安分，有失志于荣辱之间。志是心之所之，心属火，阳中阳脏，失志则心惑难决，阳火暴折而乱神。是以《内经》帝曰：有病怒狂者，此病安生？岐伯曰：生于阳也。帝曰：阳何以使人狂？岐伯曰：阳气者因暴折而难决，故善怒也。病名曰阳厥。此所谓阳，皆包火，是即心火之狂也。或为七情所伤，气郁而生痰，或饮食好生痰之物，痰火逆上而乱神，是即痰火之狂也。

刘河间曰：夫上善若水，下愚如火，故六欲七情，上善远之而下愚迁之。今世患者甚多，是益多如火者故也。今嗜莨菪、番椒者，又多有患此疾，世人自不知之，又岂不可悲叹乎！夫莨菪也，番椒也，其性甚热，其气甚芳，其味甚辛，助火生痰，何甚于此？《内经》曰：芳草发狂。又曰：非缓心和人不可以服此。予今见患狂疾，率非缓心和人。诚哉，《内经》之言也！

赵继宗曰：若以痰能为狂，则凡有痰者皆狂，而予未之见。盖不观诸伤寒之发狂乎？伤寒大热则狂发也。又不观诸饮酒之发狂乎？夫酒者，大辛之物，饮多则热甚，热甚则发狂也。历历试之，则凡狂之为病，未有不属之于热也，俱有轻重浅深之不同耳。其脉何如？其脉三部俱盛，浮大滑数而长也。其治何如？损其六腑有余之阳，益其五脏不足之阴，务使阴阳相和，无所偏胜，如此而已矣，岂可以痰治之哉？予顾热之为疾甚多，狂疾其中一疾。痰之为疾亦甚多，唯乱神则发狂疾，是又为痰之一疾，非为有痰者皆狂。先辈治此疾，用治痰之药，如加味导痰汤、加减温胆汤之类是也。丹溪治法补虚清热，导去痰滞，故有兼用治痰之药，予亦有从用而得效。赵氏专以为热而不为痰，曰岂可以痰治之哉？是大误也。《内经》曰：阴不胜其阳，则脉流薄疾，并乃狂。又曰：邪入于阳则狂。又如足阳明之病，及赫曦之纪，血流狂妄之类，皆是实狂也。又曰：肝悲哀动中则伤魂，魂伤则狂忘不精，不精则不正。又曰：肺喜乐无极则伤魄，魄伤则狂，狂者意不存人。又曰：阳重脱者阳狂。又曰：石之则阳气虚，虚则狂。皆是虚狂也，然则有虚、有实、有热、有痰，后世医者不可一偏而见焉。

耳病论第十二

赵氏《医贯》论耳病诸证，其中有不可不辩者。曰：若夫久聋者，于肾亦有虚实之异。左肾为阴，主精；右肾为阳，主气。精不足气有余则聋，为虚。若其人瘦而色黑，筋骨健壮，此精气俱有余，固藏闭塞是聋，为实，乃高寿之兆也。二者皆禀所致，不须治之。又有乍聋者，经曰：不知调和七损八益之道，早衰之节也。其年未五十，体重耳目不聪明矣，是可畏也。予既立命门论，详辩右肾左肾，驳越人以来名家及赵氏之说，此所谓右肾为阳，主气，亦不知左右皆阴而共藏精也。夫肾藏精，天一之水，人身之根，寿夭之源，故有余，其人得寿；不足，其人得夭。有天禀，有人为，一概难论者也。若禀所致而为聋，当自赤子[1]而患之，自赤子而精不足，何以有得高寿乎？予将用药而补养不足，纵虽为天禀，滋精治之。赵氏以为禀所致，曰不须治之，大误也。

予忆肾开窍于耳，得为之应用，肾为根本，耳为枝叶，聋而失应用，犹枝叶枯槁，枯槁则精约于根本，固藏闭塞而为有余，是诚可谓高寿之兆也。若能用药而补养其精，当达于枝叶，是亦非禀所致，何以不须治之乎？予考《内经》，此经《阴阳应象大论》也，此所谓早衰之节也，下有所谓年四十，阴气自半也之辞。《上古天真论》又有所谓五八肾气衰之辞，盖所谓肾气衰，是即谓阴气衰也。自字有渐字之义，所谓阴气自半，谓渐衰及十之四五六，是人之常，当衰时而衰也。若非衰时而衰，是人之变。故曰早衰之节也。然则，所谓耳目不聪明，谓自半至五十，渐衰而患之，非谓早衰而患之。赵氏引此辞而论乍聋者，恐是误“早”字以为“乍”字之义也。《内经》曰：年五十体重。赵氏曰：其年未五十，体重，其言不相均，亦是何义也？今医值中年以上患聋者，曰是高寿之兆，不须治之。遂使人忽养生之道，其害却而多至促命。予间有见其人，噫乎，可不伤也哉！

痈疽论第十三

予门人曰：吾纪州土人，患痈疽有多于佗土人，未知子以为如何也？予曰：大抵原痈疽所因，喜怒不时，饮食不节，寒暑不调，阴气不足，阳气有余，营气不行而后发之。《内经·异法方宜论》曰：南方者，天地所长，养阳之所盛处也。纪州是

---

① 赤子：刚出生的婴儿。

其方土，人之阳气易盛。《方盛衰论》曰：至阳盛地气不足。故阳气有余，则阴气亦弥不足，是所以有多于佗土人也。门人即引本篇曰：东方之域，天地之所始生也，鱼盐之地，海滨傍水，其民食鱼而嗜咸，皆安其处，美其食。鱼者，使人热中。盐者胜血，故其民皆黑色疏理，其病皆为痈疡。子措东方而言南方，似悖岐黄之旨，何也？予曰：本篇自中华而言之，倭国是诚东方之域，予今就其□而言，南方为痈疡之地而言最多，是虽非自中华，而言之道并行而不相悖者也。古来膏粱富贵之人，不因方土而多患之，是贪肥腻炙煿之物，逸居不劳，嗜欲无度，以致虚邪热毒内攻，煎熬气血而有成之。今世益多快情恣口之人，失命于痈疽，不知其几何也？予每值其人，预语《内经》曰：夫痈疽之生，脓血之成也。不从天下，不从地出，积微之所生也。故圣人自治于未有形也，愚者遭其已成也。又曰：脓已成，九死一生。畏此辞者，有能免之；不畏此辞者，无免之。吁嗟！闻而不畏，可谓愚之愚者也。又如膏粱富贵之人，发渴引饮，或项背拘急重著，或卒为大便结燥，多是生痈疽之先兆也。予早教禁忌，且与以药剂间得，使其人免之，矧未有先兆而畏乎？然则，与费虑于九死一生之时，宁致治于未有形之前，后人以为圣人所致，而不顾之误也。今人采忍冬叶，酱油煮而食之，又水煮而去汁，味增调和食之，曰每月食忍冬三五次，预能防痈疽之患也。予由此观之，非无畏痈疽之人，又非无为预防之人。惜矣哉，未知益有快情恣口之害也！其仅食忍冬，比之其害为十之一二。《孟子》曰一日暴之，十日寒之，此之谓也。今庸医治痈疽，不察表里虚实，又不察脓成与不成，大率用荆防败毒散，非唯不能成脓而溃，亦难收敛，所以有损脾胃，伤正气之害也。先哲论其害尚有未知者，故予赘于此，汝当能知焉。

杨梅疮论第十四

予未见古书载杨梅疮，是以为古人无患之病也。李时珍曰：岭表风土卑炎，岚瘴熏蒸，饮啖辛热，男女猥淫，湿热之邪，积蓄既深，发为毒疮，遂致互相传染，自南而北，遍及海宇，是后世所患也。予素见患此疮，多如李氏之言，其余淋病痔疾，或误伤阴器等患，变而为此疮，居十之一二矣。今世孤女寡妇，流落而无所归，卖淫受直，以养其身，每夜有为数次之交，故猥淫湿热之积，动辄至患此疮。俚俗壮年多有患之，率是买淫而传染者也。予邦南方烟瘴之地，熏蒸颇同于岭表，土人最多有患之，是即地气所以能助湿热也。

凡患此疮者，隐于人，窃用劫剂而欲急愈，是愧父兄师君知己猥淫，与众人畏传染而远己也。故医好速效者，从其所欲得，用轻粉、银朱、脑麝之剂，气血不虚者少为害，虚弱之人不胜酷毒，窜入经络筋骨之间，既愈之后变为坏证，或为筋骨挛痛，或为痈毒疳漏，或久则生虫为癣，或为手足皴裂，或为癞风，中风痫证等病。悲哉，为害如此大也！门人闻予言，曰：未见后世名医之书，有变为中风痫证之谓。今子言之，愚亦见之，请闻其理如何也？予曰：轻粉是劫痰涎之药，其用失宜反而生痰，故有气血虚者用之，痰火乘虚而为痫证。又原中风所因，非止一端，痰火乘虚而生热，亦能致之，丹溪曰痰生热，热生风是也。门人曰：愚闻子言，其理诚明，然则轻粉是决为不可用之药也欤？予曰：用之于气血不虚者，非决为不可用之药，唯要无失法过剂，否则必变为坏证。后世名医虽曰其害，今人妄用而不畏之。汝宜畏焉！汝宜畏焉！

疥癣论第十五

夫疥癣者，皆因脾经湿热，肺气风毒，久而不愈，延及遍身浸淫溃烂，或痒，或痛，二者有小虫而能传染人。虽曰甚苦不敢害命，宜服和血解热之剂，不耐其苦而求速效，用傅贴熏洗之。毒药纵使疥癣有愈于外，其毒郁内变为肿满，重则无不害命，岂可不以惧乎？今世倭国有一小疮，肥前土人始患之，传染而流于南北，故名曰肥前疮，犹痘疮，曰虏疮，是为新生之病，亦疥癣之类也。初生于手足之间，增剧则延及遍身，其状为水疱，大如黍粟粒，渐长成脓，浸淫溃烂，痛痒发止，缠绵不愈，是亦有小虫而能传染人。用针探疮中，虫着针而出，体白头黑，而为能行，不知其有口目手足，是最小而难见故也。予见此疮发痒之时，频抓频痒不能放手，傅贴诸药不能止之，唯浴热汤则快而止。故多甘其快好以为常，不知热汤能开肌表，风冷易侵也。若风冷侵肌表，疮毒郁结于内，是亦变为肿满，岂止毒药也乎？尝值此患者有求治于予，率用赤小豆汤加减，从宜则愈，病势重者，无如之何。或曰：古医外治其能得效，用轻粉、银朱、黄丹、胡粉之类，今如子之言，皆是为不可用也欤！予曰：疮毒稍衰之时，宜用而击惰，归其功速而免后害，何以为不可用乎？若当盛时用之，愈而复发倍初，否则多变为肿满。汝要知宜用之时矣。

日死疮论第十六

夫疮小而危命，莫胜于疔疮，人不可无最畏之，又不可无早治之。今俗民不畏之，见为寻常之疮，轻忽以过日数，向危而后惊惶，良医不能治，遂以见其毙，岂不可酷怜乎？予邦俗民患疔疮，急候或暴病，兼患他疮，皆名曰日死疮。不敢信医所言，甚者虽无疮，见暴病急候，曰是日死疮，攻内而不现外者也。

予按，疔疮，别有一内疔，与外疔之证大同，且疮形不现，过数日间有一处肿起者，是为疮不现外者，虽然非俗民所知，假令初有由见此证而言之，今专见暴病急候以为疮，大误也。予尝读诸医书，未见有日死疮，不知何书有之也否？俗传唯曰病急而其日死，故得此名，一名一时疮，是言其最急。予邦牟娄郡土人多患之，其治用针而刺二十指出血，则疮毒从出而愈，曰是恶血凝结为病也。予见虞天民《医学正传》论岭南烟瘴之地，多有发砂病，其疮类乎疔疮，一法有以针刺十指出血，暴病急候似于俗传日死疮。牟娄郡亦是南方烟瘴之地，土人所患当有发砂病，刺指出血而愈亦宜也，故土人见其愈，弥不信医所言，如疔疮急候与暴病，兼患他疮，皆无不用其法。又如青筋病，虽无疮，其证似于发砂病，多见为日死疮，无不用其法矣。予以刺法言之，疔疮皆刺疮心至痛处，及刺四边十余下，令血出，去血傅药其中，或紫黑色，有一条如红线直上，急于红线所至处，刺出毒血，然后以药涂之。又如青筋病，唯于两手曲池青筋上刺，而出瘀血，皆是其病所现而出毒血，未见医书有刺二十指也。

又如中恶卒厥、干霍乱、真心痛、阴寒腹痛等病，未见有其法也。予考《内经·刺疟论》曰：诸疟而脉不见，刺十指间出血，血去必已。是病所且发而泻邪实。故《内经》又曰：疟之且发也，阴阳之且移也，必从四末始也，阳已伤，阴从之，故先其时坚束其处，令邪气不得入，阴气不得出，审候见之，在孙络盛坚而血者皆取之，此真往而未得并者也。凡暴病急候，用针出血之法，所以开通经络，流行气血，泻去邪实也。其功为泻而不能为补，虽如单出血，气亦有从出，故气血素虚者不可妄用之，其虚愈甚，病势乘虚，何以有不致危亡乎？

门人问曰：龚廷贤云，青筋之证北人多患之，南人有此即砂证也。愚观此言，似为南方无青筋之证，未知子以为如何也？予曰：善哉问也！今玩味此师二字，龚氏以为南人有此证，非真青筋，即是砂证也，然则究竟以为南方无青筋之证矣。龚氏既云：夫青筋之证，原气逆而血不行，俾①恶血上攻于心也。又引丹溪之言云：气血和，一疾不生；亏则百病生焉。况此病先伤于气，而后复损其血，不至于天枉者，盖亦鲜矣！予便就此言而观之，青筋之证，气血伤损所致也。夫气血伤损，因摄养失宜，是人所致，而非方土所致，故摄养失宜，则南人无不伤损，无不伤损则无不有青筋之证。龚氏之言，岂不误人乎？若见青筋以为砂证，不刺曲池而刺十指，不治其所治，治其所不治，非特不出瘀血，反而足益伤损。噫乎！虚虚之至，不死而待何也？门人唯而退矣。

内肩气论第十七

今世下民有肩背痠痛，拘急重着等病，曰内肩气，或曰肩癖。又有头目口鼻之病，曰是内肩气逆上，其治用灸而不用药，便名灸穴，以曰内肩。有患此病，则曰是因常不灸内肩，故无病者亦预灸之。予见其穴，乃肺俞也。俗医云：肺俞周□，名曰内肩，是以其处在两肩之内也。凡肩背痠痛等病，或因痰气，或因风气，或因湿气，或因太阳郁气，下民名曰内肩气，是取其处。与气犹风寒暑湿之气，为病而从脚起，名曰脚气也。又云：嗜好之病谓之癖。内肩气由拳手挝肩，得暂快，每发其挝，犹嗜好之病，故名曰肩癖，一

① 俾（bǐ 比）：使。

名曰挝肩气，亦即取此挝肩之义。俗医所谓名义如此，其本皆是齐东之语也。今治此病有取血者，其法小匏①截蒂作口，细斫肥松而如花样，燃火入匏中，将口当病处，要使火气不漏外，吮血胜数条蜞针②。业此治法者，自炫其术，曰：肌肉筋骨之病，大率无不治之，最能治肩癖、头痛、腰肩肿毒、癞风、瘀血之病，唯不治脏腑精神之病而已。予顾血气生于脏，行肌肉筋骨，营运护卫以为人神，人有此身，赖养此神。《内经》曰：养神者，必知形之肥瘦，营卫血气之盛衰。血气者，人之神，不可不谨养。此之谓也。岂可妄取乎？是此治法如单取血气，亦有从而出于外，故血气衰者无不必以致害，未衰者偶有开发疏通而愈，殊不知犯禁灸、禁针之穴，血气未衰亦能致害也。

一渔人患肩背强痛，取肺俞及曲垣，其痛立愈，日久不发。后至四年之秋，五椎周圆大痛，即从其处以取心俞，鲜血频出，四日不止，眩晕闷绝，四肢厥冷，予与药止血，余证亦为退，三年之间身如菜色，呼吸急迫，不能行动，后医无效，面目浮肿，饮食渐减，憔悴而死矣。又一奴，患后发际强痛，灸而无效。遂取玉枕，忽发眩晕，气息将绝，予先与妙香散，次与益气补血之剂，眩晕虽有渐愈，强痛复发如旧矣。又一匠人，患头痛连年月而不愈，取百会及脑户，眩晕颠倒以死，须更苏，生而尚如痴，默默不能知觉人事，父兄请用予药，遂与补养之剂，其如痴渐愈，头痛不能愈矣。此三人予尝所见者，因犯禁灸、禁针之穴，其余未尝见者，不知几何人也。由此治法何者始之，非从无益而又害之，妄作之至，岂不可悲乎？

---

① 匏（páo 袍）：一年生草本植物，果实比葫芦大，对半剖开可做水瓢。

② 蜞针：外治法之一。指用蚂蟥吮脓血以治疮疡之方法。蜞，即蚂蟥。

卷第九　病家类

病家总论第一

盖家有病者，最为大事。孔子所慎三，其一是疾。所以为大事也，父子兄弟，岂可不慎乎？今世之人，非不为大事，唯愚而失用医药之道，故求医多不问其学，问名问师以为足。非求假师，势遇知于时者，必求欺世，得幸声闻过情者。或因君主命令，或因旁人评议，有微效而更其医，无效而未更其医。病者不信其医，病家强进其药。或病家有学医者，先用其药，求医亦疑而无委任，其见昨日所求，今日即更，今日所求，明日将更。或分药尝味，曰某寒、某热、某补、某泻，疑心转起，而不信其医，甚则不虑后灾，有私加一二味。或病家过慎，大畏峻剂，非用平和，不服其药。或人来曰某医治某氏，其证无微异。或曰某丸、某散能治如此之病，即从其言以求其医，又求其丸散。或偶有病者曰，吾常无病气，体本固，有历日数自是可愈，其势重而后求医药。或病如发于饮食伤败，惭其口所贪；如发于失志郁抑，惭其心所惑；如发于肾虚及下疳杨梅疮余毒，惭其情所耽。医详问所因，隐而言他义，间有察得所因，讳而不服其药，或严言禁忌，反而退其医。大都如此者不少，唯是举尤者而已。予顾病有易治者，又有难治者。其易治者，虽无学自习经验而治之；其难治者，非老于学不能无误而杀人也。岂可不问其学乎？

大抵病有可频更医者，又有不可频更者。其可频更者，邪实急病之类是也；其不可频更者，虚损缓病之类是也。又有似可更而不可更者，药之瞑眩，前医药毒之变，似病进是也；又有似不可更而可更者，病间势轻，形气、病气共不足，似病退是也。又因时因变，有初不可更而后可更者；又有初可更而后不可更者。如此数者，医尚不能尽明之，君主也，旁人也，奚有能明乎？若不能明而更否失宜，遂是成病家之大患矣。医是司死生，不可轻视之。病者视医犹父，医视病者犹子，信以请药，信以与药，两信相合则药相应，其病必愈。两信一失，则药不应，其病无愈。病者不信，强进其药，是为敬君乎？又为欺君乎？其徒死于病，而无死于义，是为忠于君乎？又为不忠于君乎？若欲死于义，不必任命令，唯临时从权，是为之得道矣。医者，非唯学方书，又当积经验之功，否则其道未熟，未熟则不无误病家，先用其药，是即不慎故也。又如无委任其见，与分药尝味，是使病者不信其医，纵虽服药而无得效矣。医调方剂，各有其法，一法差谬，即害人命，私加一二味，是大妄作也。丹溪治东阳陈兄，其季①私加黄芪，至发膈满之变，如明医丹溪尚疑而无委任，何况今世不为明医者乎！

凡病有虚有实，其治有补有泻，故有非攻击不能治者，大毒亦不可无必用之，大畏峻剂而用平和，药力不胜实，病之势轻者至重，重者至死，岂不可悲乎！夫病有标证相似，其本非者，医非能尽心，不能知其本，故不业医者未尝知之。曰某医治某氏，其证无微异，唯认其标者也，岂可无大误乎！夫地有南北高下，人有富贵贫贱，病有虚实寒热，药有补泻温凉，不可一概而论之，不可一方而治之。故因病用药，犹因敌用兵，临机应变，不可预期焉。若医有一失，反而至重病，不业医者，未尝知之。曰某丸、某散能治如此之病，是欲利其人，而实足

① 季：兄弟排行次序最小的。

为之害矣。夫病当治之于轻，既重则药力不胜，犹以一杯水救一车薪之火，虽有良医，无如之何。病家从病者，妄言其势重而求医药，是又不慎故也。医能知病，有望闻问切，问而知之，乃求所因也，其隐而言他义，犹小人之饰过。其饰过者，或有幸而免死；其饰病者，不立死而何待！病者惭而可有隐，病家不察而语医，是又不慎故也。若医察得所因，讳而不服其药，愚昧之至，莫加于此。今患火动阴虚者，多见有此愚昧矣。大率病者不能守禁忌，病家亦因循失教，戒饮食色欲等伤，必至重病速死，其易伤而难成天地事物之常，故对证之药不足偿其伤，医严言禁忌，是欲无其伤也，若退其医，岂不速死乎？古来世上多如此者，是以刘温舒曰：盖天下事物之理，益之则迟，而损之则速。若服一药取其效，则缓而微；若食一发病之物，俄顷而知。由是观之，成难毁易，理之常也，可不慎哉！噫乎！病者志倦体疲，病家亲族不可不慎焉！

择医有利有害论第二

今世行事其难决者，众人相藉，互为谈论，此彼相合，穷理归善，谓之谈合。其有利有害，是以人心有私与无私也。其无私者，心真言正，初交人无骄谄之累，故不屈于有势者，不加于无势者。不加则与人善，又无立己不善，不屈则立己善，又无与人不善，何事相行而不有利乎？其有私者，心伪言巧，初交人有骄谄之累，故屈于有势者，加于无势者。加则无与人善，又却立己不善，屈则无立己善，又却与人不善，何事相行而不有害乎？今世人心多有私，故多有害而少有利矣。尝观富贵之家，有病则多召医谈论，以处药剂，谓之谈合配剂，是如知慎疾而未知其有害也。予按，诊察相同，谈论相合，虚实寒热，补泻温凉，其揆[1]一而无微差失，是心真言正，无私故也。今医有便佞[2]者，有阿谀者，有欺诈者，有孟浪者，皆是有私者也，故诊察不相同，谈论不相合，真伪纷然而难明，反而使病家为惑，纵虽有相合而无事归善。其有势者，立己不善，不与人善；其无势者，不立己善，与人不善。见虚为实，见实为虚，见寒为热，见热为寒，可补而不补，可泻而不泻，可温而不温，可凉而不凉，病家之害，孰大于此哉？孙真人云：大家有病用药，切不可合真伪一处，药味中间防有差失。古医少私尚云尔，而况今医多私者乎？

昔王公大人，豪家儒门，必有择医者，用其归善，故医书脉案呈其所察，择者信从而后用药，其药无验则召他医。诊察之后出前脉案，医详考其得失，又参之于己虑。药力未足，尚用前方加减，制法应时从宜。诊察不同，更用新意立论处方，以书脉案。其药无验，又求亦然，前后相考而得尽治矣。今世王公大人，使医各书脉案，相比而用其多类者，是又未知其有害也。夫医有上工，有下工，上工多利而少害，下工多害而少利。与其有十人之下工，孰若有一人之上工。虽云脉案多类，其中少上工，不宜用之；虽云脉案少类，其中多上工，必宜用之。上工亦有时而为误，是唯智者之一失也。然则，大抵主上工而用之，不可有大差失，其妄用多类者，岂不致大害乎？若欲明工之上下，当使有学者择医，其有学者，又有真有伪，病家最不可无以察之。其有真者，为人谋而有忠，所择必无不正，是无不恃而有利者也；其有伪者，己所爱谓之上工，己所恶谓

---

① 揆（kuí 奎）：度，揣度。

② 便（pián 骈）佞：巧言善辩，阿谀逢迎。

之下工。故萧万舆曰：誉之则盗跖可为尧舜，毁之则鸾凤可为鸱鸮。是无不恃而有害者也。今人不察学与真伪，大率使医择上下，曰其常所业，其择必正，遂有恃而致大害，是病家大事，岂可忽焉乎！

用医试法论第三

萧万舆《轩岐救正论》曰：患者延医到家，切勿豫言病证，当先举手令他诊脉、察色、闻声，诊毕，静默听他何说，或是属寒属热，属虚属实，或是血虚气虚，血实气实，或是外感内伤之异，经络脏腑之别，主阴主阳，此病之大要也。虽病态固有万千，而脉只二十七种，安能一一肖合，而此大要，医者岂宜不知得其了了，言下十应二三，便称名手。于是吾方告以得病之由，起居顺逆，饮食喜恶，病期久近，备详勿讳，乃听处方修剂。又问其某药当主何病，君臣佐使，母子虚实之法，有犯胃气，无犯胃气，速愈迟愈，可治不治之验，或从顺治、逆治、正治、反治之殊，仍求详写始末，看他学问浅深，见识高下。果属明良，信心任之，当必无虞，设有不愈，非医之咎也。若其脉证不明，舌蹇语涩，套语支吾，字迹不通，方药无法，虽承尊贵所举，只属污谄之流。羊质虎皮，外饰为事，安可轻信之乎？如此乃试医也，非困医也。试医者，为性命也，若医果精良，又何惮困乎？余因是，而每不平坡公所言者。曰脉之难明，古今所通患也。至虚有盛候，大实有羸状，疑似之间，便有生死之异。士大夫多秘所患，以验医之能否。吾生平有疾请疗，必尽告以所患，使医了然知疾之所在，虚实寒热先定于胸中，然后诊脉，疑似不能惑也。吾求愈疾而已，岂以困医为事哉？孙真人亦曰：未诊先问，最为有准。吁！二公之言，特为医者藏拙，非为病者择善也。在医者得矣，而于病者不受误耶！吾又推坡公之心，公尝云：吾见天下无一不是好人，亦将见天下无一不是好医乎！汪度纳交固当宽于容人，第病关生死，未可不严于核医也。吾恐用医不试，误世非小，特为参驳，立此试法。

此说似有理，实大失经旨，医道之害，岂可不辩乎？《内经》曰：入国问俗，入家问讳，上堂问礼，临病人问所便。又曰：必审问其所始病，与今之所方病，然后各切循其脉。又曰：闭户塞牖①，系之病者，数问其情，以从其意。又曰：凡未诊病者，必问尝贵后贱，虽不中邪，病从内生，名曰脱营。尝富后贫，名曰失精。五气留连，病有所并。医工诊之，不在脏腑，不变躯形，诊之而疑，不知病名，身体日减，气虚无精，病深无气，洒洒然时惊。病深者以其外耗于卫，内夺于营，良工所失，不知病情，此亦治之一过也。凡欲诊病者，必问饮食居处，暴乐暴苦，始乐后苦，皆伤精气，精气竭绝，形体毁沮，暴怒伤阴，暴喜伤阳。又曰：诊病不问其始，忧患饮食之失节，起居之过度，或伤于毒，不先言此，卒持寸口，何病能中，妄言作名，为粗所穷，此治之四失也。予皆玩味此辞，明知问而后诊。《医门法律》曰：凡治病，不问病人所便，不得其情，草草诊过，用药无据，多所伤残，医之过也。喻昌立此律，便足知《内经》，萧氏亦读《内经》，非旧不知之，故立《问证》一门便引此等之辞，是一人之书，胡为异其趣哉！

《难经·六十一难》曰：经言望而知之谓之神，闻而知之

---

① 牖（yǒu 有）：窗户。

谓之圣，问而知之谓之工，切脉而知之谓之巧。汪省之承此旨，曰：古人以切居望闻问之后，则是望闻问之间，已得其病情矣，不过再诊其脉，看病应与不应也。然则，医对病人先当望色，望色而后当闻声，闻声而后当问证，问证而后当切脉，如此而后为得法矣。萧氏所谓切勿豫言病证，当先举手，令他诊脉、察色、闻声，诊毕静默听他何说，非唯缺问证，又颠倒其序，如此则良医少不误，而况后世之庸医乎？《内经》曰：微妙在脉。独诊脉而能察病，必由能得其微妙，如诊虢太子之尸厥，视晋景公之膏肓是也。虽然天下古今乏如此良医，萧氏将为世多如扁鹊、医缓之医，否则无能充此试法矣。且病家非有志学知医之人，不能知君臣佐使、母子虚实等法，不能知则不能一一问其理如何，又不能看他学问浅深，见识高下。萧氏将为病家每每有知医之人，否则虽有立此试法而不用于世，妄用则使医误，反而足害病者，岂非不思之甚乎？予今自此而观之，二公之言为稳当，从二公则是从《内经》，从萧氏则是违《内经》。其违与从也，遂以为利害矣。

一士人志医学，略知治疗之道，族家通家每有病者，必往而为可否医药。时时见其人，未得关对谈。予应请而至病家，即席问诸证如何，士人在旁曰：先当诊脉。予曰：旧闻吾子志医学，未问证而诊脉，何书有其法也？士人曰：《轩岐救正论》所谓试医之法。是诚为性命，必非欲困医。子最长学医，果精良，纵虽欲困，又何惮乎？予曰：《内经》是医本书，唯见问而后诊，故欲从本书，何以从末书？必欲先诊脉，又当求他医。士人大惊而曰：愚误。病家亦惊留，予欲去，遂不忍去。问证诊脉事毕而后，语以此辩。曰：吾子妄信末书，何不信本书也？士人详闻予言，赧然而有愧色矣。嗟乎！世志医学者，多见此试法，其间所误亦不少，岂止一士人也乎！

医必可贵论第四

寇宗奭曰：天地以生成为德。有生所甚重者，身也。是以为宝，无贵于命，其重不换天下国家。自幼至老，不可无贵。惜哉，病能亡其宝也！故先圣后贤论医道治病，以使人保其宝。然唯知其宝可贵，未能知医必可贵。人是一生之间不可无病者也，若无医能治病，安有长保其宝乎？昔三皇以德王天下，又能尽心而始医道，是医与儒同道，其本可贵之由也。《周礼》《汉书》所载，冢宰①、医师并列之于天官，不亦宜乎！贾谊曰：古之至人，不居朝廷，必隐于医卜。范文正公曰：儒者，不得为宰相，愿为良医。盖济民之功齐尔，皆是同道之谓也，岂不可贵乎！

栾共子曰：民生于三，事之如一。父生之，师教之，君食之。非父不生，非食不长，非教不知，生之族也，故一事之。唯其所在，则致死焉。予忆人有病以亡命，其生于三，皆并而亡。医能治病保命，使人遂其生，何无加医而谓民生于四乎？其未生出之前，与安胎之药，其既生出之后，诲慈幼之道，其功次父而先师君，此医也。若有病而死于怀胎襁褓之间，非唯未受师君之所生，反而至罔父之所生，其能治病而使人生于三，是医之大功也，岂不可贵乎？若不死其所在而早死于病，其生于三，皆不能报其恩，纵虽未死，病困心志，其致死亦不能尽道慷慨，以徒委命而已。其能治病而使人报恩尽道，是又医之大功也，岂不可贵乎？

① 冢宰：周官名。为六卿之首，亦称太宰。

然则，医必可贵，不劣于父师君也，明矣！是以赵继宗曰：若非医药以济之，则父母之所生，君之所养，师之所教者，有不能保也。叶敬君亦曰：合天地人，性命为重。命从谁生？生命者，曰父曰母。命从谁司？司命者，曰君曰相曰师。司命者，谁为之总？总君父师相之权曰医。上古神农、黄帝，君而医也；岐伯诸臣，师而医也；伊文周孔，医之羽翼也。予今欲加医以为民生于四，亦是非阿其所好，天下古今之公道也，圣人复起为然，谁以有瑕疵哉！若见予言为然，当知医必可贵，知贵则信，亦在其中，心志相受，药得相应，病家之祐，莫此为甚。不知贵则必不能信，心志不受，药无相应，病家之害，莫此为甚矣。古志道者，多亲良医，无病则问摄养，有病则请调治。所以畏病之害，道也，其道广大无边，唯事父师君为切，苟知其为切，岂不可贵医乎？今世多愚人，贵财而为宝，故不迎良医，又不求贵药，遂亡。不换天下之宝，未尝知其几何人矣。

医不三世不服其药论第五

《礼经》曰：君有疾饮药，臣先尝之；亲有疾饮药，子先尝之。医不三世，不服其药。俞子容《续医说》载宋景濂之言云：古之医师，必通于三世之书。所谓三世者，一曰《针灸》，二曰《神农本草》，三曰《素问脉经》。脉经所以察证，本草所以辩药，针灸所以祛疾，非是三者，不足以言医，故记。礼者有云：医不三世，不服其药。而传经者，乃以父子相承为三世，何其惑欤？噫！古之豪杰自振者，不能悉举，若李东垣、朱丹溪、滑伯仁辈，皆非世传而精造医术，屡起危殆，著书立言，为后学楷范，初不闻其父子相传也。是知医在读书，而不在于三世，明矣。俞氏不知景濂之臆见，欲载书而广于世，大误也。予不得默，遂以费辞矣。

夫《本草》《素问》是医所宗，克通此书为之良医，不通此书为之庸医。良医必多成功而少所误，庸医必少成功而多所误。十目所见，十手所指，故使君父不服庸医之药。自古常人亦无不知之，圣人不及教之，礼经不及记之，景濂见三世以为《本草》《素问》等书，是即臆见也。予尝考群书，唯见本草以后，初名《灵枢》，而谓《针经》，未见本草以前有针灸之书而并为三世之书。景濂所谓一曰《针灸》，是不能无疑者也。若指《灵枢》以为针灸之书，当谓二曰针灸，而次本草，何以当谓一曰针灸而先本草乎？且《灵枢》与《素问》是黄帝所作，乃同一世之书也，何以当分为二世乎？然则，无针灸之书，可凭据景濂之说，弥足为臆见矣。

先哲曰：医善专门，方贵经验。盖专门则医得精，经验则方得试。是世世家传所逞，由有得箕裘[①]之妙。故三世良医多成十全之功，使君父服其药，是臣子所谨疾也。是以吕氏曰：医三世，治人多，用物熟矣。功已试而无疑，然后服之，亦谨疾之道也。虽然世希三世之医，其药无效，可取其次；一世、二世之药，不可无以服之，否则如李东垣、朱丹溪、滑伯仁辈，安有治君父之疾乎？又安有为后学楷范乎？是以方氏曰：经之所言，亦道其常而已。非传业，而或自得于心者，未及三世，固在所取也。予更自不常而言之，假令旅途无良医之地，君父患仓卒之疾，或有时而可取庸医，是又可服三世之药，无三世

① 箕裘：比喻祖先的事业。《礼记·学记》“良冶之子，必学为裘；良弓之子，必学为箕。”

则可取其次，是臣子处变之道也。若其地有一为良医者，虽曰一世，亦幸可取之，何以可服庸医之药乎？《礼经》是诚道其常，当自良医而论之，必不当与庸医并论之用方，二家能知此义者也。景濂所谓古之医师，必通于三世之书，是即言良医，又所谓非是三者不足以言医，是即言庸医，并论如此，大失经旨。嗟夫！不知自惑，反而谤传经者，又至使俞氏惑矣，虞天民亦既为问答其说，未曾有分明。故曰：医不止于三世，而其书又奚止于三代哉！当取其可法者言之耳。予是独立一世之医，欲用于世可从景濂，自知其不可从而从之，可谓惑世诳民之徒也。其罪可畏，岂得默乎？

不可用时医名医论第六

徐东皋曰：俗云明医不如时医。盖谓时医虽不读书明理，以其有时运造化，亦能侥效。常自矜云：趁我十年运，有病早来医。又云：饶尔熟读王叔和，不如我见病证多。俚谚有云：左心小肠肝胆肾，时来每日有千钱。所谓明医不如时医，良以有此也。萧万舆曰：所谓名医者，非明良之士，乃庸手粗工，藐无实学，巧窃虚声以炫人者是也。《卫生宝鉴》谓时医而为福医，即有载其害，予不暇书焉。倭国多此医，得遭售于世，俚俗亦知其无学，不能谓明医、良医，名谓波也利。医者，相率而得用其药。知理之人，间有不敢信，强曰虽无学而妙愈病，已非唯得用之，又荐之于权贵，偶有成功，或幸辱禄，弥乘其势，自如有得，巧言饰行，惑世欺民，信者、誉者甚多，疑者、非者甚少。小善易显，大恶易隐。其富日丰，其屋月润，出则命驾从徒掉臂，威仪光耀似有德，欲迎者尽敬厚礼遭用于时，如此明医难及其荣。俗云明医不如时医，不亦宜乎？故千乘之君，万钟之臣，动辄用其药至死而无怨，是荐医者所杀，其罪莫此为大。语云贤不荐医，是贤未始不荐医，特不荐无学之医，无学则必有误，有误则多杀人，乃所以畏其罪也。予忆不知而为不善，可教之；知而为不善，不能教之。俚俗尚知其无学，权贵不可无必知之，上下皆知而用，如此虽有圣人，无如之何？吁嗟！今世多愚昧，不知畏其罪，益用益荐而为极惑于世，谁有能回狂澜于既倒乎？予虽不敏，素有业医，素业其事者，不忍见其害，故不得已略笔于此，病家有一人知理，幸勿用时医、名医矣。

不可轻易服药论第七

凡欲求医服药，可择日时吉凶。急病不可拘之，拘则时移病进，进则药力难胜，唯可从其缓急，赐药则起敬，当拜而受之，其后临服又当拜之，真实无妄，始终存诚，是尊信医药之道也。如此则志正气定，未服药病将半退，而况服良方乎？大率病家欲煎药，可用小心老成者，不可用少男妇女，最可忌经行之女。洒扫拂拭以洁其处，洗涤数次以净其器，恶气秽臭之物不可，必以近之取用，水火各如其法，姜枣灯草竹叶之类，其所加亦如其法，水有多少，火有紧慢，取汁有多少，生熟间有一二沸下余药，各从病处。其服有法，或先食而后药，或先药而后食，或空腹而在旦，或饱满而在夜，或不厌频而少，或不厌顿而多。每温药罐盏，欲无水气，热则易下，冷则呕涌，欲小沸而冷热适中，药汁过时败坏失性，当煎新药，必莫惜费，如此一一尽心，可谓能全其法也，故药得成功，病无不愈矣。予见今世病家忽略而多失法，药不成功，归咎于医，妄为疑议，又求他医置对证之药，频更而无应，展转相讹，反而重病，遂为病者之害，岂可不悲伤乎？

一士人久患疟疾，更医而不得效，予与如圣饮截之，后与参归养荣汤，饮食日进，气血渐复，体亦得渐肥。近日欲休药，忽使人来曰：今朝发呕吐未止，请辱来诊也。予往诊，其脉浮而右关虚弱。士人曰：确守禁忌，最谨饮食。昨日有客，不暇服药，夜尚余后，服而就睡，今朝温服其药，觉心中兀兀然，即发呕吐，无他所苦。予曰：夏月经宿，药汁变异，非唯不成功，或使人呕吐，故教戒病家以其有害。士人曰：吾背教戒，是大过也。唯愿服加减之药而已。予以为胃虚，便与枇杷散，更发呃逆，脉时见促，必知不愈，固辞而退。后医亦多固辞，或与药而无得效，饮食共绝，果而至死矣。

又一商人患饮食少进，肢体羸瘦，怠惰嗜卧，食后昏沉，医更二三人，服药而无效。予应其请，往而诊脉，左右虚弱，右关最虚，曰是脾胃虚损，便与以参芪汤，渐渐得效，病者大欢。一月之后，使人来曰：今朝之药有加减也否？其臭如油，服后即吐，续而吐食四次，尚觉胸膈不快矣。予往诊，脉自若，曰全用前方，是病家所失。少男进曰：昨夜温药，误堕纸烛而入罐中，其时叮咛洗涤，今朝不及洗涤，恐是其臭所残也，何以有能谢其咎乎？予与加味六君子汤，吐止而食不能进，诸证渐重，将如前日，又与参芪汤，数日而无效，病家频频更医，遂至憔悴而死矣。

又一农人患谵言妄语，五六日不大便，腹满烦渴，舌干口燥，日晡发热，脉见沉实，予以为胃实之证，便用大承气汤。当时疫疠行于四方，病家亦别多服药者，故煎药者相误。一日与麻黄汤，夜来知其误，惊惶而告。予往诊，其脉左右沉微，其证面黑唇青，四肢厥冷，腹中绞痛。父曰：今昼大汗而后如此。予曰：发汗之药，莫胜于麻黄汤，可下而汗，变成阴毒，便与真武汤，兼用葱熨法。明朝往而诊，视脉证共至危，笃必知其死，固辞而去。他医与参附汤，暂如得效而死，后闻其误服大承气汤者，亦遂为坏证而死。予业救人，故最耐叹矣！

又一商人患惊悸，服药而不得效，其脉沉虚，左寸浮虚。予以为血虚火炽，便与养血安神汤，曰：水从近处江湖渗来者，城市近沟渠污水杂来者，皆为之死水；远从地脉来者，唯为之活水。此家近沟渠而为死水，煎药必当求他处活水。煎药者便用予言，十余日而得微效，二十日之后又重将复初，病者生惑，疑药不对。予曰：是即至当之方，未审弥用活水也否。煎药者曰：顷日厌路远，用此家之水，是愚过也。予曰：如得效而又复初，必是由汝用死水再用活水。强与前方，渐次得效，月余而安矣。

又一匠人患痰喘咳嗽，胸膈满闷，时发寒热，服药而不得效，更加小便不通，病家惊而请予往。诊其脉滑数，便以为痰气闭塞所致，与加味二陈汤加灯心。二日而得微通，日益通而得快，六日之后不通如初。病家又惊，使人来告，予往诊。曰：脉亦如初，是决为对证之方，不知无背禁忌也否？病家曰：纤毫无背。又暂讶曰：不知弥加灯心也否？仆曰：前日煎药者行远，故愚不知而无加也。予曰：是非有他，必因其失。又加灯心而与前方，三日之后微通，其后益通如常。虽然余证未轻，病者尚有所苦，故更方与瓜蒌枳实汤，十数日而得效，一月而得痊愈矣。

又一僧患伤食，吐泻腹痛。求医服药，吐泻腹痛既止后，久患饮食无味，头痛发热，微渴微汗，四肢倦怠，前医不得效，请用予治疗。往诊其脉，大而无力，便与以补中益气汤，十日而不得效，遂请他医治疗。其医所见亦同归，将用补中益气汤。僧曰：前医既用而无效，胡为不用他方哉？医曰：察脉证是当然之方，前医无效，疑非此方也。僧欲明解其疑，使弟子出药铭。弟子变色，曰：愚向不详此所书，唯入姜而不入枣，是大过也。医见其铭曰：诚同方，然阙不可阙之物，是其所以不得效也。故入姜枣，而强用之。僧亦无厌其效，迟缓四十余日，之后诸证咸退而安矣。一日僧来谢曰：前日休子治疗，是因弟子所过，明语始终，无一所隐。予曰：幸哉，后医同归也！僧非特免危笃[①]之患，且予足显治疗不苟矣。

又一僧患健忘怔忡，晡热少寐，脉见浮虚。予以为心脾不足，而与归脾汤，便召弟子，教煎法曰：补益之剂，不同攻击，初至一沸宜用紧火，其后至终宜用慢火。僧服药十日，诸证得微效，一月之后全得平复。明年二月，尽虑劳心又发如去年，予又与前方，十余日而不得效，僧请服加减之药。翌日往而诊视，脉证无异。前日弟子来，进曰：愚游京师，昨日归寺院，见庖从煎药至终用紧火，大违去年受子教，问曰：每日然也否？曰：然恐是今年不得效，失煎法之害也欤？病僧亦从愚，尚将用前方，故自今以后，愚又当煎药矣。予曰：茶味之美恶，饭味之甘餲[②]，皆系于水火烹饪之得失，药味司人命，最可能谨之。弟子用心，是诚至精也，仍而与前方，无加减一味，数日而得微快，二十日而果愈矣。

吁嗟！四人无愈而死。愈者，亦不知其所失妄为，疑议以求他医，遂置对证之药，何以有能免死乎？大都如此者，不可

---

① 危笃：谓病势危急。

② 餲（ài 爱）：食物经久而变味。

胜计之。唯志八人，将觉其余矣。予稽载籍有甚于此，所谓甚有仇家妒嫉及竞产争宠，萧墙内衅，因而暗藏杀机，或赂奸医，或诱婢仆，加入砒、硇，或乘顺便投入蛊毒，每见病家不及觉察，屡被倾生，是诚大恶，所致可畏而可憎也。今世益多奸邪，岂可无如此者乎？病家谨焉！病家谨焉！

不可轻易致灸论第八

凡欲致灸治，不可轻易之，必求精学明法之医，克从其法而受灸点，安心休体，塞风避寒，最忌淫欲、不饥不饱、酒醋肥腻、生冷薰菜、辛辣热物之类，不可饮食之，灸后亦当。然致灸之日，清静其处，不可暂入妇女、禽兽，一切乱心之事不可闻见之。又可择日时吉凶、天气阴晴及人神所在，否则反而有为害。噫乎！今人不知之，或置杯于膝下，曰酒能养神，能行气血，故醉而致灸，其效愈速。或使人舞女乐，唱淫声，曰心从耳目之乐，易忍火之酷烈。或致灸于帷箔之内，曰心宽手柔以点火，莫善于妇人女子。或曰檐前朦胧，心不放外，宜致灸于阴雨之日。或曰致灸有何吉凶，心向则为吉日。或不知其义如何，二月二日为吉日，虽为大恶日，不忌而致灸。是此等人，无不为害矣。

夫天运所助为之吉日，天运所害为之凶日。吉日病轻，因其所助；凶日病重，因其所害。欲治病者，宜能知之，病邪为标，正气为本。吉日助正气，以养本，其本强则病邪自退，故古服药调剂，有择日之吉凶，致灸择日，亦无异此。今世昧者，不择之，所以不知其养本也。虽然急病无择，是犹用药之法，所谓急则治其标，岂可拘其养本乎？予忆医能察病，用对证之药，势重则非一剂所得效，又用二三剂，力足则得效，故初惑而不强用，遂失对证之药，灸治亦无异此，有一次而得效，又有二三次而得效。是以古人致灸之法，有二报、三报，以至连年不绝，所以有病之轻重也。今人不知其有轻重，唯是求一次而得效，故初不得效，不再灸其穴，更灸他穴而不得效，遂不能灸对证之穴，不归咎于医之不精，抑为非灸所治之病。今世灸治不得效，此之由也。予见其人不少，岂可不悯恻乎？

轻身重财论第九

予立可贵医论，既辩可重身，欲罢不能，又今为辩焉？夫人重财，乃有此身也，若病亡身则无其人，家虽有财而如瓦砾，故身重于财，人皆无不知。其知而不重，可为之自暴。虽然病剧则不堪痛楚，其言如重身轻财。曰：治此病报以一只。每每见其报医，大异前日之言。谚曰咽越热忘是也。苟欲治病全身，当求良医贵药，吝财而求庸医贱药，多不能治，以至亡身。是以扁鹊论六不治，曰轻身重财二不治也。杨起曰：近因病者吝财薄医，医复算本惜费，不肯用参疗病，以致轻者至重，重者至危，是又所以患轻身重财也。今世人心日偷，吝财而不求贵，病家动辄求贱，庸医弥遇于时。故俚俗无学者，亦得便调剂丸散而业售药。门旌匾额以录药铭，买者来则频谈奇妙，或十字街头饰棚，俄顷聚人如市，非托梦传，必托神授，巧辩其由，疾于悬河，富楼那王衍复生而难及。或肩筐怀囊无处不到，幽崖穷谷终日而营营，甚则曰此丸此散，克该众功，不别求医药，万病得尽治焉。寇宗奭曰：夫人有贵贱少长，病当别论；病有新久虚实，理当别药。盖人心如面，各各不同。唯其心不同，脏腑亦异。脏腑既异，乃以一药治众人之病，其可得乎？予见后世下民，未尝知有此，言丸散一二方用之于万病，药不对证，妄至亡身矣。且俚俗无学者不知制造之法，皆本以贪利为务，虽有知而多忽略对证，亦不得效。愚哉，用其药也！噫！今非唯用之，自古间有用之，故丹溪既患赎现成丸散，其弊遂流而益赎益售，今又至使予患，胡为轻身重财哉！

贵远贱近论第十

陶贞白曰：贵远贱近，庸人之情也。盖是不止人，万物率为然。不明事理为之庸人，暮世弥多庸人，其弊弥多为害。医道系死生，安可得默乎？凡医自远来者，人多贵之，未来者，亦欲招之。见学不深而为之深，见业不精而为之精，己非唯得用之，又荐之于权贵。医乘其势，巧言饰行，如深如精，欺人为务，故妄杀病者不少人，亦遂知而无用，所谓小人之道的然而日亡是也。若幸而遭用于时，谓之时医、福医，其幸不久中道而废，久则得荣，明医难及，千乘之君、万钟之臣，动辄服其药，至死而无怨。故久售医杀病者，不知其几千万人也。岂非贵远之害乎？又医居古乡者，人多亵以贱之，服药少而构①礼亦薄，其得荣劣自远来者。故深学精业者，不居其乡。惜哉，往而为他乡之宝也！岂非贱近之害乎？

予尝业医有年，大抵闻见世间多庸人，其地多庸医而少良医；少庸人，其地少庸医而多良医。是各从其类，乃事理之常也。若有历试之人，当知予言不诬矣。萧万舆曰：大都俗子闻风竞新，不察贤愚，舍近骛远。间有缙绅亦踵此习。政因踵此习。而大家俗子益见缙绅许可者，意为佳士，而亦踵缙绅之习，

① 构：通“购”。购赏。《墨子·号令》：“其次伍有罪，若能身捕罪人，若告之吏，皆构之。”

交相混也，徒自误己。予按，此曰大都俗子是谓庸人也，又曰闻风竞新与舍近骛远，共是贵远贱近之谓也。又曰有察贤愚，是不明事理之谓也。又曰益见缙绅许可者，所谓千乘之君、万钟之臣，动辄服其药，至死而无怨是也。由此观之，贵远贱近，其于医道，天下古今之通弊也。世好康济者，何不可悲乎？或人馈予以牛蒡，曰：远来于和州，吾未知风味，只愿有赏远也。予即烹饪，与弟子食之，风味反而劣此土所产。弟子曰：前日先生所谓贵远贱，近万物率为然。诚如牛蒡尚然，故今知不止人。请问愚亦往远，欲如牛蒡，奈何也？予曰：汝等味短，暂可待长。苟欲长者，唯可深学牛蒡，味短不敢为害。医短杀人，天谴难遁，纵虽遭售，安可忍乎？弟子托戏言，大笑而退矣。

致惑于佛论第十一

程子曰：佛氏之言，比之杨墨，尤为近理。所以其害为尤甚，学者当如淫声美色以远之。朱子曰：近理而大乱真。皆是言佛氏害正道。害正道则害医道，故刘河间、赵献可之辈，系缚于浮屠氏一秃书中，偏见之弊，害后世医家、病家。刘、赵名家尚为惑，而况庸人愚夫乎？其害既辩于前，今日不重复焉。

一商人常信佛，念诵无懈，冬患感冒，恶寒发热，项强头痛。予诊其脉，曰：数大而病将进，再感必成伤寒。其弟曰：吾侪所见亦如子言，虽然念诵未止，侵寒以至深，更屡谏而不闻，吾无如之何，请子为谏，是幸甚也。予为谏而不闻，故唯与药，一日后果感寒，变成坏证，众医无效，四日而死矣。

又一商人，平日无病，适患黄疸，尝因偏信《法华经》，令僧诵之于枕边，曰心不专则祷无验，病家求医而不服药。予亦应其求诊，曰：大抵黄疸，以十八日为期，日数过则难治，胡为不服药哉？病家和予言，共谏而不闻。其既不服药，十数日病势渐剧，饮食渐减，后自求医服药，遂无得效而死矣。

又一士人患心慌神乱，梦寐不安，言无伦次，上气烦渴，小便频数，服药而不得效，绵延历半年余。或曰：吾弟患此病，是狐精为祟，日久服药而不得效，坐上诵心经而得愈，何不使僧诵乎？病家辄如其言，止药三十余日，诸证渐退，似无所苦，肢体羸瘦，气力虚乏，无言如痴，饮食既绝。病家请予治疗，尽言前日治法。予曰：凡邪侵人，乘虚而入，虽患邪祟，其本必虚，是即丹溪所谓虚病似邪祟之证也。其久不服药，遂以至虚极。今似无所苦，是无他，形气、病气共不足也，故脉亦虚微而欲绝。技穷事废，何药之有？固辞不许与，三日而果死矣。

又一士人患咳嗽痰喘，恶寒发热，面赤咽干，二十日之间服药而无效，一医书以本铭与观音应梦散，病家病者共悦，曰：必不可无愈。家素信观音，故今赐此方，连服十余贴，诸证反而增剧，病家即止，后服将用他医之药。病者曰：观音何以不怜吾？是药病相争而然，药力胜病势，其时当得效，又强服十余贴，忽发壮热，狂言，病家大惊，请予治，详语以始终之事。诊视其脉，实数而滑。予曰：观音应梦散用胡桃、人参二味，虚寒喘嗽得效，实热无不为害。主人脉证共是实热，反而增剧，不亦宜乎。予去人参加山栀子，与加味导痰汤，唯用七贴而辞。其后痰喘壅盛，昏睡不觉，药剂、针灸皆无效而死矣。

又一妇人患胎肿，服药而不得效。予应其求，往曰：前医有用鲤鱼汤也否？病家曰：未也。予曰：主方宜用之。妇人会值亲丧未过三七日，曰：非唯违佛道，又是违孝道，纵虽有死，何服肉汁？予曰：圣人所谓病则饮酒食肉，毁瘠而病，君子不为也。毁则死者，君子为之无子。又所谓身体发肤，受之父母，不敢毁伤，孝之始也。予由此观之，其丧不食肉是礼法之常，有变则必从权。无毁身体发肤，乃圣人之道也。唯知其常，未知其权。固禁肉不服药，重病以毁其生，何以为之孝道乎？又何以为之佛道乎？妇人曰：子诲以权道，愚不能晓之，不能晓则当守常，遂不许服鲤鱼汤。病家谏而不听，予空束手而去，后医亦欲用，尚未许，频用他方而不得效，无及临产月余而死。予闻其死，即语弟子曰：《内经》所谓病不许治者，病不必治，治之无功矣，此妇人也。岂不可哀乎？

又一匠人患湿痰喘咳，烦闷，四肢麻痹，骨节时痛，自曰：年既及七十，吾何愿长寿。此病是如来之使也。今出火宅而趣净土，顷刻之间，不可迟留，恣食毒物，且无服药，子孙求医而止诊脉。予诊其脉，曰：服药守禁忌，二旬而当愈，何至妄信佛而自缩命乎？病者伪眠而不言，予亦不再言而去。十日之后，变为中风，半身不遂，喑不能言，服药久而无效，后至八年而死。火宅之苦，更受病苦，可谓是为惑之甚矣。

又一匠人，平生信佛，宅边有河，佛日每至浴以洁身。腊月初患伤寒，予为诊脉投药。邪热既盛，妄言妄见。其夜自往浴河水，家人熟眠不知之，觉而寻求，尚在水中。扶来就寝席，拥被以与药，病者口禁不受，曰：诸佛来而迎吾，今往浴河水欲洁身拜佛。又不敢服药，欲速趣极乐，非唯致再感，又不受治疗。后及昏冒，而仅用药，犹以杯水救车薪之火，恶证百出，遂以至死矣。

又常有病者，不惧侵寒暑，夏昼冬夜，看经礼佛，其妄重病致死，未知几何人也。又甚则忘人伦，或舍身，或断茎，其徒毁伤遗体，最足以为不孝。大都如此者，皆非可叹者乎？又有卖僧构伪惑民，予多见病家值其害，是亦可叹者也。故今不得已而论之，浮屠氏勿以为好辩矣。

致惑于鬼神论第十二

《内经》曰：拘于鬼神者，不可与言至德。盖拘泥于鬼神者，虽言至德不能晓之，是无智而昧理也。若能晓至德者，能敬鬼神而无拘泥，是有智而明理也。故孔子曰：敬鬼神而远之，可谓知矣。程子曰：人信鬼神，惑也；而不信者，不能敬；能敬能远，可谓知矣。予由此观之，其能信鬼神者，是为有智而无惑也；其妄信鬼神者，是为无智而有惑也。故愚者有病，多惑于鬼神。其不为害，鲜矣。今举数人将证其余。

一士人患妄见妄语，憎寒壮热，头痛，上气喘息，口出涎沫。病家求众医，闻其各所察，或以为伤寒，或以为疟疾，或以为痰火，或以为邪祟。予从其为痰火，与加味导痰汤七八贴，而得微验，弥不敢加减一味。病家皆疑其验不速，假神阄以任其所示，遂止予药而求他医，便以为伤寒表证二日之间，与发散痰涎，沸腾昏闷而死矣。

又一小儿患痘疮，大便自利，其出不快。予与紫草汤加人参五贴，而自利稍止。或人曰世间用药皆无得效，痘疮亦是疫疾，钟馗能制疫鬼，枕上挂此图像，虽临死而得苏。病家从其言，二三日止药，自利倍前，恶证转出，于时悔过，请药。予知其死而辞，他医亦辞，遂果而死矣。

又一商人患疟疾，常闻通家有上手画钟馗，其势扬扬，如有意气，挂之于枕上，诸疟无不愈。轻者便愈而不再发，重者亦不过二三发。故借用其画，二发而愈，其后伤食，再发，倍前。病家曰：病重，脾胃亦弱，唯宜求医用药。病者曰：钟馗最妙，何事若此？又用数日而不服药，饮食渐减，更生痢疾，自惊，而请予药，明语以其始终。予曰：大病非药，何愈之有？仍而与仓廪散，三日痢疾益剧，脉亦洪弦，故以为不愈，辞而不与药。后医亦不能治，遂发吃逆而死矣。

又一农人患痢疾，求医而无得效。予与芍药汤，见渐渐得效，病者厌至圊，尚多强请服止涩之药，予固守前方而无许，其心有若不怿然者。夜梦白衣神来，曰：何无求北方之医？病者从神所告，明日便止予药，虽然北方无良医，妄令庸医为治疗，医唯应其心所欲，与诃子、罂粟之剂，数日而得效，大欢有神助，其后病势日甚，后重窘迫，饮食亦绝，弟来而语其所惑，又频请用予治疗。往诊其脉，左沉右伏，唯与一贴而辞，明日果而死矣。

又一匠人患心虚不寐，间发怔忡，更医服药不能得效。一夕欲寐之时，面有荒神[①]忽来，曰：前日黩[②]吾，汝病，因其咎三七日，止服药，当致祷于灶前。匠人即畏，先无服药，病家不能已，使师巫致祷，一七日之后，变为狂疾，心慌神乱，妄见妄言，烦躁不宁，夜弥不寐，故病家止祷请药，语予以始终之事。其脉沉数，左寸无力。予曰：是即心虚之病。平生惑于鬼神之人，心虚则或闻见怪异，面有荒神，乃自为惑也。今治虚病，不用医药，反而致祷，惊惑心神变为狂疾，不亦宜乎？仍而与养血清火汤，加石菖蒲，兼灸百会、身柱、心俞、三里诸穴，月余而得微效。其后病势渐轻，病家强用予药，半年而得痊愈矣。

又一渔夫，患腰脚拘急，肤冷骨痛，自来求治。予诊曰：

① 荒神：日本的战神。
② 黩（dú 独）：污辱。

多年虚冷所致，不能顿愈之，汝好速效，当求他医。渔夫曰：诺。吾任子。予与独活寄生汤，三十余日而未效时，去桂心加附子，又与二十余日，肤稍温，痛亦减。其后日久不来，两月而使人来，曰：冷痛大发，行步无奈，愿子垂慈惠而来诊。予往视之，肉削筋缩，膝腘不伸，冷痛倍前，诚知行步无奈。渔夫曰：故人云，少时患腰脚冷痛，求医服药而无效，尝闻致祷于粟岛大明神，自腰以下之病多得平愈，故自诣致祷于神前，坐卧苫上昼夜七日，每日入海，垢离①三次，当时不觉有效，累日之后得快，冷痛渐愈，行步复常。吾亦即闻而如其言，未及七日，大发如此，再欲辱子药而过日，乃惭自惑而违诺也。吾今无隐情，实不知有赦咎也否？予为与药四五日，必知其不愈而辞，众医不得效，遂至成废人矣。

大都如此者，尚未知几何也。夫病家之害，予岂可不辩乎？且顾心有诚者顺天理，顺天理则顺鬼神。是以圣人智者于病，慎而服药守禁忌，唯顺天理所在，无致祷于鬼神。孔子曰丘之祷久，此之谓也。愚者少诚多逆天理，逆天理则逆鬼神，病亦生于逆天理，虽祷鬼神，何佑之有？孔子曰：获罪于天，无所祷。此之谓也。然则不可不敬，又不可不远矣。若有不远而妄近之，未有反而不蒙其罚也。今世益多愚者，谁有尽晓之？悲哉！

致惑于巫觋②论第十三

扁鹊曰：病有六不治，信巫不信医是其一也。今人多愚而

① 垢离：谓向神佛祈愿前，先以冷水或海水沐浴，令身心的污垢脱落，而获得清净。

② 巫觋（xí 习）：古代称女巫为巫，男巫为觋，合称“巫觋”。后亦泛指以装神弄鬼替人祈祷为职业的巫师。

不志学，不志学则不知此言，必无不相惑而至信巫，或志学亦间惑而从愚。故巫者益乘其惑，托占以设其辞，曰：某年某月当为某灾难，当为某病。患有病则曰：某神、某魔、某死灵、某生灵为此祟，为此病，使人不用医药，唯致祷。用符水多，殒命于邪术，是诚大害也。

一小儿，五岁之时，患吐泻，服药二日而吐止，六七日之后泻尚未能止，夜半魇而觉睡，忽发妄见妄言，其状如邪祟，须臾而自若。其母惑，以为不祥。翌日使巫者占之。巫者曰：是生灵为祟，欲除此患，唯当任吾，一七日之间莫用医药，否则又必发妄见妄言。病家亦皆为惑，与母至，用其术。巫者时进而坐枕上，频弹弓弦以诵咒语，小儿闻其声大喧，躁动而心如不安，且与符水，每日三次，四日而又发吐，大便恰似菜色，未满一七日变为慢惊风，病家请予治疗，明语病中之事。予诊曰：凡吐泻不止，脾胃大虚，肝木来乘，变为此患，非唯止补虚医药，又受伤于符水寒冷，虚虚之极，肝木易乘，弓弦咒语躁动心火，木火得相助，岂不为此患乎？予与钩藤饮五贴，病势脉状共至重，故知必死，遂以辞药。后医亦遂无效，恶证转出而死矣。

又一女子患伤寒，寒热往来，昼则明了，暮则谵语，病家请予求药。诊曰：经水如何？自曰：病中见之，其多倍常。予以为热入血室之证，与小柴胡汤加生地黄，七八贴而得微效。其母令巫者占之，巫者曰：是死灵为祟，药力不能治之，三日致祷必得愈，且巧言其由的然。病家惊而止药，致祷既及三日，病势增剧。巫者曰：致祷尚未足，又当期三日。病家又从其言，明日变为坏证，不及期而死矣。

又一匠人，腊月上旬患伤寒，妄见妄言，如有鬼神，其妻召巫者而占之。巫者曰：是非伤寒，荒神为祟，吾能除此孽，七日勿与药。妻便从其言，致祷与符水，未终七日，心腹胀满，大便自利，四肢逆冷，昏不知人，脉亦沉微。予应其求而往诊，曰：是服冷药变为阴毒之证，与药而无得效，当求他医治疗。病家欲用予药，明语巫者所行。予曰：冬频饮符水无异服冷药，宜哉其变为此证也！乃与海藏肉桂散，仅用二三贴而辞，他医用参附汤，如有所应而死矣。

又一士人欲求家移居，家室占方土年月。巫者曰：当年主人所忌，可待来年四月。主人曰：大将军金神鬼门，唯可忌此三方，余皆不可忌，便无待而移。其后长子患疫痢，昼夜去后，殆近百行，恶寒发热，时时谵语，更医数人，有渐得效。家室召巫者占病者之事，巫者曰：是前日所谓方土为祟，吾能致祷，药弥得效。遂窃致祷与符水两日之间，省服药。主人自少有好医学，故闻其事而怒，曰：信巫不信医，扁鹊以为不治。符水寒冷伤脾胃，恐是后必有变证。明日果而发呃逆，又加腹痛窘迫，主人请予药，详语以始终。予诊其脉，曰：右关最虚，是符水伤脾胃而所致，仍而与温中散，二日呃逆顿愈，诸证亦轻，时又止前方，与加味四君子汤，主人不厌其效迟缓，五十余日而得痊愈。予曰：世间流行而患疫痢，纵虽居旧宅亦为患，巫者将害长子，是家室为惑故也。今得免其害，是吾子素无惑故也，其素无惑是有学故也。主人曰：辱贵药而救长子，乃千岁之一遇也。若非有子之成功，何以遂愚之学力乎？

又一商人患肌肉削瘦，腰脚甚冷，小便频数，脐腹时痛时止，医久用药而无得效。虽然未卧于床，自来而请治疗。予诊曰：下部脉虚，是下元虚冷，不能得速效，必谨饮食，最忌房事，累日服药，当得渐愈。不知前医用丸药也否？商人曰：未也。予为与八味丸，两月而得微效。其母疑得效不速，令巫者占应不应。巫者曰：东益栋，西益庑[①]，地神必以为祟，或有灾难，或有病患。主人不敢畏之，前日益庑故也。母曰：占兆实，当如何遣祟？巫者曰：止药，致祷于地神，二七日而有得效。商人不信，巫者斯去。母频悲其不信，商人不忍其悲，再召巫者，遂以致祷，每朝垢离，后饮符水，四五日而病剧，更加清晨泄泻。于时悔过而无奈，又语其过以请药。予曰：下元虚冷是本肾虚，符水寒冷更伤脾胃，脾肾两虚共成泄泻。便与二神丸，每日六十丸。十日之后泄泻先愈，又强与八味丸，半年而得渐愈。一日来谢，曰：吾将因过而死，幸得辱药免死。巫者云东栋西庑，往往世俗亦云尔，吾侮其言，向以益庑，今欲毁以安母心，未知是实有为祟也。予曰：初不忍母悲而致过，是即出于恻隐之心，可谓观过，斯知仁者也。今欲毁以安母心，是即出于行孝之心。其身虽为商人，其心近于君子，诚非难觉之人，当语以圣人之言。昔日哀公问孔子曰：寡人闻东益不祥，信有之乎？孔子曰：不祥有五，而东益不与焉。夫损人自益，身之不祥；弃老取幼，家之不祥；择贤而任不肖，国之不祥；老者不教，幼者不学，俗之不祥；圣人伏匿，愚者擅权，天下不祥。不祥有五，东益不与焉。由此观之，则西益亦非不祥，吾子必勿欲毁，世俗以为不祥，所以不知此言也。商人曰：非唯辱药免死，又闻西益不为祟，吾以语母而安心，是又非大幸乎？

嗟夫！此五人也，三人至死，二人免死，唯由其信与不信而已，扁鹊之言岂不可贵乎？

---

① 庑：堂下周围的走廊、廊屋。

致惑于梦论第十四

夫梦为象，不可得穷，或因妄想，或因疾苦，天下之事，无不尽见。故众人所见率发于不正。如武丁见傅说，孔子见周公，皆发于道德，非众人所见。自古所谓至人无梦，为无发于不正者也，何以有为全无梦乎？《内经》所谓十二盛十五不足之梦，及《周礼》六梦，关尹子所谓五梦，其原皆总于心。心者，寓神而为主宰，发外则应天下之事，故至变化无穷。有发非常之梦，如昭公为鸟，庄周为蝶，光武乘赤龙而登天，陶侃生八翼飞入天门之类是也。由此观之，则无事而不见，暮世无至人，皆发于不正，其信而为惑，所以不知此也。又有欲托梦神其事者，如张元素洞彻医术之类是也。予按，博学圣贤之言，历见名医之书，积年累月久尽工夫，尚少能得其术者也，岂有洞彻之于一梦乎？张氏少时而达儒学，当知圣人必不语怪，设梦有微所得，亦隐而不语人，语则欲神其事者也。故所谓自是洞彻其术，予以为作传记者所言。今曰梦想之药，或曰梦想之灸，大惑病家，至害人命，此等流弊也，安可不叹乎？

昔一愚夫，早起有不豫①色，妻怪而问其故。夫曰：去腊，梦见拾金。翌日果而拾金，其事相合，如汝所知。昨夜梦见受桎梏，是以忧，其又相合。妻曰：金非不可遗之物，梦是无事而不见，君有梦之，翌日人遗而在所过，其拾亦宜也，谁谓无此理乎？吾观君平生未尝行恶事，必无可受桎梏之理，苟无其理，何梦之合？自今以后，可益慎行，虽有凶梦，不胜其慎。夫因妻言，遂得解惑矣。予韪此言，动辄语人，是虽为俗谈，

① 不豫：不高兴。

人所当取也。孔子曰灾妖不胜善政，寤梦不胜善行，此之谓也。于戏！实有此妻，是诚可谓贤女矣。世谚曰：凶梦反而有善事，吉梦反而有恶事。大抵凶梦令人忧，吉梦令人乐。乐则不虑祸来，恃梦以无慎行；忧则能虑祸来，畏梦以能慎行。其无慎者多有恶事，其能慎者多有善事。故孔子曰：寤梦征怪，所以儆人臣也。然则非梦所致，皆是为已所致，谚亦契此意，必不可恃梦矣。

弟子曰：如王浚见梁上悬刀，丁固见腹上生松，其事相合，卒如其梦，子以为非梦所致，是非一偏之见哉？予曰：王浚其德当临益州，丁固其德当为公，实有其德而发其梦，其事相合，是理所在也。若无其德而发其梦，其事相合，是得幸者也。天下万世多人多梦，岂可无偶然得幸乎？予自理而言之，非自幸而言之，痴人面前不可说梦，恐是有认幸而为理也。弟子曰：诺。吾将用子言矣。

钟馗论第十五

世用钟馗图像，其肇起于唐朝。其说曰：唐高祖时，钟馗应举不第，触阶而死。后明皇病痁①，居小殿，梦有小鬼盗玉笛，一大鬼破帽蓝袍，捉鬼啖之。上问之，对曰：臣终南山进士钟馗也。蒙赐袍带之葬，誓除天下虚耗之鬼。言竟，觉而疾愈。乃命吴道子图像，传之天下，尔来用以为除鬼，施之于门及帐中。倭国画之于纸绢，有病则挂于枕上。天下为惑既久，无解惑者亦久。近世李时珍初作说曰：谨按《尔雅》云，钟馗，菌名也。《考工记》注云：终葵，椎名也。菌似椎形，椎似菌

① 痁（shān 山）：疟疾的一种，多日一发。

形，故得同称。俗画神执一椎击鬼，故亦名钟馗。好事者因作钟馗传，言是失第进士能啖鬼，遂成故事，不知其讹矣。世有此说而未用之，是尚以为进士钟馗也。

予顾大抵有德之士，必有生前成功；其能成功者，死后亦多有成功。未闻生前不成功者，死后有能成功也。古多失第之士，未闻如钟馗者，非唯不成其功，反而至妄丧身，安有死后能除天下之鬼乎？予又顾痁者，是热疟也。神为热邪所乱，其所见如有鬼，热退而尚恶之，故梦见大鬼啖小鬼，因此而移精变气，邪自除则有愈，必非钟馗所致。当时其偶入梦来，是以无事而不见也。然则，因梦传图，亦不可谓必无之，且好事者作传而成故事，弥足惑天下后世之人矣。予见患他病，多有用此图，其与药兼用者，如有得效，是药所致而非钟馗所致。其不服药偏用者，轻病为重，重病为危，临死服药不亦晚乎？或曰见患疟者，有偏用得愈，他病亦是有得愈乎？予曰：今世多愚而信鬼神，因其信以移精变气，其邪自除则疟自愈。故疟轻者，间有得效，重者与不信鬼神者，遂未见有能得效也，何以有能愈他病乎？予尝欲试其信不信，纸符书字而作丸子，使患疟者朝来水服，曰：是祖父秘传之符，其不信者不能得效，其能信者一朝而愈。是予妄作，尚如此得效，而况往往世人所信乎？今惑小利为大害者，类有如吾子惑疟愈。予此立论费言，乃欲蠲大害也。噫！是未能用时珍之说，斯知又不用予言也，的矣。

神阃论第十六

倭国自古所尊未知若干神祇，其最所尊伊势天照大神是也。凡富贵贫贱致祷请祐，无信于此，又无先于此。其诣甚多，如商归市，乞人诬客贪钱，如市人炫物诬商，其夹道而并居，有不可胜计者。男或操傀儡，女或弄弦歌，淫声美色，令人扰乱，多失真实无妄之心，神道遂涉于戏玩，其弊至黩神蒙罚。虽然社人无禁止之，岂谓能知神道乎？今童男童女未满十岁者，不告父母兄长而窃诣，世谓之隐诣，又谓之脱诣，都鄙远近，日有成俗，是即涉于戏玩故也，何有信神之心乎？又何有请祐之心乎？今因行事，或因有病，其心惑而有所疑，决之于天照大神。予见其所为，用纸书事而作丸子，提撕以御祓四手，其所著丸子以决事，世谓御祓阄是也。予忆智者少疑，是以能明事理也。若有疑则斋戒沐浴，真实无妄以能存诚，假占于蓍龟①，从神明所示。愚者、病者不能自占，得任卜筮。家有智者，故吉凶祸福，无遁其情，是古所决疑也。今民愚而多惑，动辄不能自决，或赖师巫、师婆等占，或诣神社而取三阄，岂止御祓阄也乎？予见其皆率尔以为有得，未见有斋戒沐浴与真实无妄之敬也，又有不可疑而疑，是以为惑之甚也。予以往时言之，如武王将伐纣，散宜生为卜是也。古人尚如此，而况今人乎？吁嗟！病家不信医者，多由有信神阄占兆，其妄害人命也。是诚愚哉！痴哉！

① 蓍（shī湿）龟：指蓍草和龟甲，古时用来占卜。

卷第十　医家类

医家总论第一

予顾苦乐死生，差之毫厘而取千里之谬，天下古今，何事有大于医业之责也？故论道甚弘，著书甚多，虽有终身学而不可得殚焉。凡察病之不明，诊脉之不切，处方之不对，加减之不宜，制法之不全，禁忌之不诲，其误而杀人，是不精学故也。先哲比之于操刃杀人，欲活人者，何反而如此哉？今世病家，求医失道，问名问师，以不问学，医亦不志学，唯从世为足。或师时医有势者，假名以知于时。或非托师傅，便托家传，曰吾别有奇法妙方。故初志学者，后多从世医家，奴隶亦多业之，甚则穷民失家业者罹疾难为他业者，卒通医门而求唾余，即改衣服而妄业之。今多庸医，是其由也。又有志学者，其本非实学，或走于博而不归于约，或读末书而不读《内经》，或强记史汉而如博学，或著述时章而如多才，巧好交际，以接权贵，专要干禄①，以忽医学，且曰能讲儒书医书，不讲而解，医道不精，其诚如此矣。

予视其所以，又观其所由，伪誉以高尚己术，构毁以攘斥他医。故他谓之外感，己谓之内伤；他谓之不足，己谓之有余；他谓之可补，己谓之可泻；他谓之难治，己谓之易治。所见同人而异其名，切说利害而欺病家，见危不畏，见毙不辞，唯务贪功求价而已。《内经》曰：谬言为道，更名自功。上世既谓有此医，宜哉今世甚多也！其杀人自能知之，岂可谓不知而误乎？

① 干禄：求禄位。

若论其罪，则无异杀越人于货；又论其律，则当处之于极刑。病家有知而无奈其雠[①]，是即以生道而杀人也，其余误而杀人，不知其几千万医矣。噫！其误而杀人，其罪小也；其知而杀人，其罪最大也。纵虽有当时得荣，后必无不得辱者矣。是以孔子曰：南人有言曰，人而无恒，不可以作巫医。善夫！不恒其德，或承之羞。盖恒其德则能从道，从道则谁承之羞；不恒其德则从欲，从欲则或承之羞。今医所以杀人，是无他，从欲也。谁无奈其雠，天谴岂可遁乎？

古医先读圣经，以精儒学，能志仁义，以恒其德，而后明本草。《内经》暨历代名医之书，仁以守之，义以行之，见病者苦恼，如身亲有之，不择贫富，一齐悯之，唯欲无杀人，不遑乎求价，是真儒医，而今医所不能也。若为不能而画之，孟子所谓自弃者也。然则，年少质敏而力足者，当有志闯儒关而恒其德，否则与其两失之，宁欲偏精医而少杀人也。今有力不足而欲为儒医者，必是至两失之，岂非可笑者乎？予亦今医，而笑今医，自知以五十步笑百步也，唯冀有使后医免其笑欤！

良医福医论第二

夫愚而暗[②]于道，自用为有得，众医所束手，轻受而为易，再三以得效，幸而知于时，上感君长，下惊庶民，其名日显，其误日隐，望脉如仓扁，请治如李朱，活者以传美誉，死者以绝遗恨，世人不知出于偶然，其身亦以为得当。然《内经》曰：妄治时愈，愚心自得。孙真人又曰：偶然治瘥一病，则昂头戴

---

① 雠（chóu 仇）：仇恨。

② 暗：不明白。

面，而有自许之貌，谓天下无双。予由此观之，自古有此医，间得荣达，良医难及，名谓之福医，是有得其福也。故罗谦甫云：明医不如福医。因言福医者流，不精医脉，不观诸经，赖以命通运达为医。病家辄或因其偶尔，而遂信其平生，且云：福医者，但能福于渠者也，安能消病者之患焉？不辩此而委命于庸医之手，至于伤生丧命，终莫能悟此惑之甚者也。王安道云：凡用药治病，其既效之后，须要明其当然与偶然，能明其当然与偶然，则精微之地，安有不至者乎？唯其视偶然为当然，所以循非踵弊，莫之能悟，而病者不幸矣。罗氏是患病家之惑，王氏是患医家之惑，愚心自得之惑，岂知有循非踵弊之不幸乎？

夫良医者，明道以恒其德，不为名利动心，得誉而无喜，得毁而无忧，范我而不为诡遇，唯欲无误而杀人，故其所为如拙于福医，是以求全而不求速效也。若不遇于时者，失势病家，报礼轻于福医，是以无学者曰：学问不成钱，唯欲有其福。不讲半行，不解一句，人每诘其故，曰：吾无赖于书，无长于论，且能捷于治效耳。是非愚之至者乎？

予忆欲取舍人者，唯可观其常。智者得毁，愚者得誉，是其偶然而非其常故。君子不以毁舍人，不以誉取人。小人反之，不观其常也。医是司人之死生，取舍失道则杀人，病家不可无以慎焉。大抵良医得毁，是由求十全之功而无速效；庸医得誉，是由求偶然之幸福而有速效。孟子曰：有不虞之誉，有求全之毁。此之谓也。今世病家，多不知妄，好速效而厌十全，是所以福医得誉，良医得毁也。故医多从世，唯愿为福，是又所以学问不行，医道不明也。予患其从世既久，遂不能默而费辞，纵虽有得毁，莫愿为福医矣。

良医并蓄药品论第三

凡人为病，不可举计，内外、虚实、寒热之间，其所变亦不可举计。故立方不多，不能尽治其病；蓄药不多，不能尽立其方。是以韩退之曰：玉札、丹砂、赤箭、青芝、牛溲、马勃、败鼓之皮，俱收并蓄，待用无遗者，医师之良也。予尝每见此言，叹儒家能知医道矣。寇宗奭曰：疾病所可凭者，医也；医可据者，方也；方可恃者，药也。又曰：夫高医以蓄药为能。仓卒之间，防不可售者所须也。缪希雍曰：今主医，辟诸兵焉。料敌出奇者，将之谋也；破军杀贼者，士之力也。审度病机者，医之智也；攻邪伐病者，药之能也。非士无以破敌，非药无以攻邪。故良将养士，上医蓄药。又曰：凡物之至贱为人之所遗弃者，尚有愈疾之大功，为医者不可不察也。果食之而弃其子核，如橘、橄、荔枝、椒子之属是也；菜食之而弃其皮根，如茄、姜、东瓜、瓜蒂之属是也。物之至贱，人不着意收留，过时用之，遍处需求而不可得。若非平昔收藏者，何有哉？君子扩而充之，则不可胜用也。寇氏、缪氏共是医家，与韩氏同趣者，岂非儒、医同道乎？

凡药有一种相分而异功用，假如茯苓有白、赤、神、皮，当归有头、身、尾之类是也；又有一种而异制法，其有异因，各有功用，假如黄连有酒、醋、盐水、姜汁、猪胆汁制炒，香附子有酒、醋、童便制炒之类是也。尚如此者甚多，良医常尽蓄之，其所产土地、收采时节、制造禁忌亦无不尽穷之。故药无不可用之药，病无不可治之病，是诚可谓医师之良也。若常不蓄而临病求之，犹渴而穿井，斗而铸兵，不亦晚乎？予见今医所蓄，或百味，或百二三十味，虽多而不满二百味，故药多不用之药，病多不治之病。宜哉，今世无医师之良也！是以所产土地、收采时节、制造禁忌，一切忽略而不穷，不穷则性味不全，其所用亦何有能治病乎？又甚则曰，数多致惑，唯用六七十味而足。其药主治之外，诸病皆误为害，是所以未尝知韩氏之言也。

予忆医之用药，犹君主用人。其能用人者，天下无弃才；故能用药者，天下无弃物。草木金石、鸟兽鱼虫，至便尿毛发垢垽[①]，及泥土尘灰，无不尽用之，安有致惑乎？今撮其略而言之。假如阴毛主治蛇咬、横生、逆产、五淋、阴阳易病；乱发主治咳嗽、五淋、大小便不通、小儿惊痫、止血、鼻衄、赤白痢、哽噎、痈肿、狐尿刺、尸疰、疔肿、骨疽、杂疮，消瘀血，补阴甚捷；头垢主治淋闭不通、噎疾、酸浆、劳复、蛊毒、蕈毒；齿垽主治出箭头及恶刺，破痈肿，涂蜂螫；井底泥主治涂汤火疮，疗妊娠热病，取傅心下及丹田，可护胎气；东壁土主治下部疮、脱肛，止泻痢、霍乱、烦闷、温疟，点目去翳，为末傅豌豆疮，疗小儿脐风，摩干湿二癣极效；梁上尘主治腹痛、噎膈、中恶、鼻衄、小儿软疮、食积，止金疮血出、齿断出血；香炉灰主治跌扑、金刃伤损，罨[②]之止血生肌。皆是至轻至贱之物，其各奏奇功，当为宝。医能从其主治而用之，无劣于玉札、丹砂之贵。故缪氏以为物之至贱不可遗弃，是唯用六七十味者，终身而所不能知也。又曰：生地黄损胃妨食；熟地黄恋膈生痰；豆豉吐汗之药，甚为攻击；麻黄大发汗，令人虚；石膏寒胃，令人不食；芒硝大利二便，破血耗气。后世之

---

① 垽（yìn 印）：沉淀物。
② 罨（yǎn 掩）：覆盖，敷。

人，与古人大不相同，多气血不足，脾胃虚损，痰盛，故如此品味不可用之，自初无蓄之于药囊，是最不能用药者也。若不能用地黄，则不能治阴血不足；不能用豆豉，则不能治心中懊侬、痰气紧满；不能用麻黄，则不能治伤寒无汗、太阳之证；不能用石膏，则不能治寒阳明之证；不能用芒硝，则不能治伤寒大满大实之证。四物汤、滋阴降火汤、栀子豆豉汤、瓜蒂散、麻黄汤、白虎汤、大承气汤、调胃承气汤等方，总而置之于乌有，岂非先哲之罪人乎？

夫大毒之药，必有为大功。故先哲配以立方，宜用则无不用，唯有不过剂与免害制法而已。孔子曰：工欲善其事，当先利其药。择求良药而全制法是也，若有微失，则不能利，虽对病而不能得效矣。今世俚俗不业医者，多制造药品而售之，专以贪利为务，不惧忽略害人。且医不能全其法，而况不业医者乎？噫！彼无蓄者，买而用其药，真伪好恶，遂无辩究，非唯不治病，反而有为害矣。陶弘景曰：众医都不识药，唯听市人。市人又不辩究，皆委采送之家。采送之家，传习造作，真伪好恶莫测，所以钟乳醋煮令白，细辛水渍使直，黄芪蜜蒸为甜，当归酒洒取润，螵蛸胶著桑枝，蜈蚣朱足令赤。诸有此等，皆非事实，俗用既久，转以成法，非复可改，末如之何。陈嘉谟曰：医药贸易，多在市家。谚云：卖药者两眼，用药者一眼，服药者无眼。非虚语也。由此观之，自古是患其弊，今又至使予患后医，亦同志又不可无患矣。

药不杀人医者杀人论第四

《难经》曰：实实虚虚，损不足而益有余。如此死者，医杀之耳，是指用针者言之，用药者亦然也。盖药有毒无毒，共待医之所用，善用则生人，妄用则杀人，故砒霜、斑蝥以生人，人参、黄芪以杀人。有毒之药如刃，即投而直杀人，无毒亦投之于非证，生实实虚虚之变，病势转剧而后至死，虽不如刃，遂以杀人，皆是用者所误，不可归咎于药。班固曰：不服药为中医。是非畏药而不服，乃畏庸医妄用也。林希曰：良医之不能以无药愈疾，犹良将不以无兵胜敌也。兵之形易见，善用者，能以其所以杀者生人。药之性难穷，不善用者，返以其所以生者杀人。予由此观之，药必生人，医唯杀人，岂可不畏乎？谚曰：药不杀人，医者杀人。是诚得合林氏之旨。然则，俚俗亦知畏庸医，何以不能求良医也？噫！因轻身重财，又因世少良医矣。

张子刚曰：吾长子病，诊脉察色，皆为热极，命煮承气汤，欲饮之，将饮复疑，至于再三，将遂饮，如有掣吾肘者，姑持杯以待。儿忽发颤悸，覆绵衾[①]至四五，稍定，汗下如洗，明日而脱然。使吾药入口，则死矣。古老于学术尚然，而况今世医者乎。凡病有易察者，又有难察者。易察者庸医亦少误之，难察者致惑于疑。似良医亦误，有如张氏。虽然临病慎之，慎而杀人，其罪小也；庸医不能慎之，不慎而杀人，其罪大也。予务医业三十余年，初非不慎，间或杀人，退而噬脐[②]于窗下，滋以信张氏之言，频年慎且畏，犹临深履薄[③]。今医为有得者，不知优古老也否？古欲不杀人者，终身而如无得，博学其事，熟思其理，造次颠沛，小心翼翼是也。今为医者，多不志学，

---

① 衾（qīn 亲）：大被。

② 噬脐：自啮腹脐。喻后悔不及。

③ 临深履薄：《诗经·小雅·小旻》："战战兢兢，如临深渊，如履薄冰。"后用"临深履薄"比喻谨慎戒惧。

妄致思而欲会治法，其偶志学，亦非实学，唯走于博，而无致思，皆是不能明道者也，岂可不误而杀人乎？其余无学而如有学，无思而如有思，非特不明道，反而欺病家，是可甚畏焉，又可甚恶焉。

孔子曰：学而不思而罔，思而不学则殆。所以欲教人思学，相务而明道也。予顾欲不殆，当学其事；欲不罔，当思其理。不殆不罔，道明于此。未闻道明而杀人者矣。今不明而为医，妄杀人以贪价，是可谓盗贼之大者也。予亦其类而证其恶，是可谓盗贼中之诉人也。若见此论者，其颡①有泚②，否则非至愚，必是残忍耳。

医最当为仁论第五

夫天理、人欲两不相立，一胜则一负，利害分于此。故《孟子》引阳虎之言曰：为富不仁矣，为仁不富矣。朱子曰：虎之言此，恐为仁之害于富也；孟子引之，恐为富之害于仁也。君子小人，每相反而已。凡医救人疾苦，非为仁者不能，故先圣创之，后贤述之，其本君子所为，必非小人所为。是以《物理论》曰：夫医者，非仁爱之士不可托也。古医为仁者，心专在救人，见有病者，由③己有之，闻有死者，由己杀之，每请即往，暂无迟滞，不择贵贱，贫富不问，远近平险，不厌寒暑，不避风雨，或见病因穷乏，反而与财慰心，如张彦明与钱米，刘润芳与金，罗太无与钞，张致和与楮帛之辈是也。若眼所不

---

① 颡（sǎng 嗓）：额头。

② 泚（cǐ 此）：冒汗。

③ 由：通“犹”。好像。《墨子·兼爱下》：“为彼者由为己也。”毕沅校注：“由同犹。”

及，让之于高明，无讳己短，无没他长，唯欲治人病，不遑思报礼，其用心如此，可谓是君子矣。今医为富者，心专在网利，无知而如有知，无明而如有明，频请而不往贫家，不得已则许一往，虽有与药，必省贵药，忍闻其苦，后不再往，窃使人约价，又往而尽力。唯赴富贵之门，无召而务伺候，每有病人，谟①与己药，初用他医，便谤其术，巧言令色，妨稍有效，人不觉欺，遂坠彀②中。得幸则药至成功，弥乘其势以衒③业；不得幸而多杀人，欲免咎而构遁辞。可谓含灵巨贼，岂可止谓小人乎？萧万舆《轩岐求正论》载刘伯温公言曰：杭有卖果者，善藏柑，涉寒暑不溃。出之烨然，玉质而金色。置于市，价十倍，人争鬻④之。予买得其一，剖之，如有烟扑口鼻，视其中则干若败絮。予怪而问之曰：若所市于人者，将以实笾豆⑤，奉祭祀，供宾客乎？将衒外以惑愚瞽⑥也？甚矣哉，为欺也！卖者笑曰：吾业是有年矣，吾赖是以食吾躯。吾售之，人取之，未尝有言，而独不足子所乎？世之为欺者不少矣，而独我也乎？此伯温公愤世嫉邪格言也。今夫医者，即衒外以售柑矣，而病者可愚瞽而受戮乎！由此观之，大明既多为欺之医。悲哉，滔滔者天下皆是也！

予观为富者，初虽有得荣，不久而被辱，或子孙有殃。又观为仁者，初虽如被辱，后渐至得荣，或子孙有庆。天下古今

---

① 谟（mó 磨）：计划。

② 彀（gòu 够）：圈套。

③ 衒（xuàn 炫）：炫耀，自夸。

④ 鬻（yù 遇）：卖，出售。

⑤ 笾（biān 边）豆：笾和豆。古代祭祀及宴会时常用的两种礼器。竹制为笾，木制为豆。

⑥ 瞽（gǔ 鼓）：瞎眼。

人多如此。故孔子曰：积善之家，必有余庆；积不善之家，必有余殃。盖为仁则积善，后必得荣，又有余庆；为富则积不善，后必被辱，又有余殃。圣贤立言垂教，是欲使人为仁也。医最当信此言，言而为仁，为仁则不为富，而自富矣。弟子曰：愚而无学者，为富亦宜也，何以有学多才者，吝而为富也？予曰：志为富者，是非实学，虽多才而无便于道。故孔子救学干禄之失曰：多闻阙疑[①]，慎言其余，则寡尤[②]；多见阙殆[③]，慎行其余，则寡悔。言寡尤，行寡悔，禄在其中矣。又曰：君子谋道不谋食。耕也，馁[④]在其中矣；学也，禄在其中矣。此言皆非谓不为富而自富哉。又曰：三年学，不至于谷，不易得也。又曰：如有周公之才之美，使骄且吝，其余不足观也。古人尚然，而况今人乎？弟子曰：朱子所谓骄吝，虽有盈歉之殊，然其势常相因。盖骄者，吝之枝叶；吝者，骄之本根。故尝验之天下之人，未有骄而不吝，吝而不骄者也。今多见吝而不骄者，不知古无此人也否？予曰：有之，名谓之守钱奴。骄而不吝，亦间有之。朱子之言，是诚偏见，故袁了凡以为非也。予按，“且”字，虽有数义，多与“又”字同义，今自“又”字而观之，即谓骄又兼吝者，是有骄而不吝，吝而不骄者故也。若果为常相因，唯当曰使骄吝，何以有加“且”字，而见又兼之义乎？圣人用字不苟，汝退而当熟玩焉。弟子曰：愚因问为富，又幸问骄吝，今详闻明辩，得尽解其惑矣。

---

① 阙疑：把疑难问题留着，不下判断。

② 尤：过失。

③ 阙殆：不做危险的事情。

④ 馁（něi）：饿。

医不当用下胎药论第六

夫医以生人为业，苟害人无所逃罪。其误而害，其罪为小；其知而害，其罪为大。或见他医得效而构毁，或见已治无效而不辞，或诊察不叮咛，或方剂略制法，或吝而无用贵药类，为病者之害是也。予见暮世医者，间有货下胎药，因甘其得财，失恻隐之心，阳以生人为名，阴以杀人为业，是初知而害，其罪最大者也。昔日《孟子》引孔子之言曰：始作俑者，其无后乎？为其象人而用之也。圣贤仁爱之心，恶有杀人之义，木偶人之无情尚然，而况下禀气之胎乎？且世不畏非礼者，少不有密通之志，不能终其志，由无奈怀胎，今世货此药，使人终其志。缙绅名公妇女，亦有时而为污，转酿奸淫，莫此为甚，是又其罪最大者也。

《名医录》曰：京师有一妇人，姓白，有美容，京人皆称为白牡丹，货下胎药为生。忽患脑疼，日增其肿，名医治之皆不愈。日久溃烂，臭秽不可闻。每夜声唤，远近皆闻之。一日遂说与家中云：我所蓄下胎方，尽为我焚之。戒子弟曰：誓不可传此业。其子告母云：我母因此起家，何弃之有？其母曰：我夜夜梦数百小儿砸我脑袋，所以疼痛叫唤。此皆是我以毒药坏胎，获此果报。言讫遂死。悲哉！今多不读此书。傥有读者，而不畏也。夫天地以生物为心，圣贤以天地之心为心，是以圣贤所恶，天地无不恶之。上下神祇之谴，当有如白牡丹矣。一医者得幸治疗，用于时，虽无学经书，人皆曰：上手未满十年，聚财为富。二男一女，生而无病，自惭其无学，使二男读书，弥欲为富，窃货此药。尔来治疗，少得效，聚财不能如前年，男女患传尸劳皆死，而果无后。予亲见始终，笔以警后人。圣贤之言，岂可不畏乎？

今亦如白牡丹，妇人多货此药，是即妇女所以用而易因故也。一稳婆，其夫名弥八，唯有一女，续而无子，其女名蓬，故人称稳婆曰蓬母，常货此药，得受米钱。数年之间，频频患病皆死，而后无传业者。其居滨予家，平生目击之，是亦无后之辈也。呜呼！医者也，稳婆也，其本以生人为业，不可有杀人之义，反而货此药，非最可恶者哉？其余所闻见，初虽有利，身后非苦于疾病，必有窘于贫穷矣。予由此思之，医者，欲治孕妇之病，不可妄用动胎之剂，不得已则能察病，可从权而用毒药，《内经》所谓妇人重身①毒之是也。故后立孕妇治法论，一读其论，当知其法矣。

医不当自侮论第七

俞子容《续医说》曰：医之为道，由来尚矣。原百病之起愈，本乎黄帝；辩百药之味性，本乎神农；汤液则本乎伊尹。此三圣人者，拯黎元之疾苦，赞天地之生育，其有功于万世大矣。万世之下，深于此道者，是亦圣人之徒也。贾谊曰：古之至人，不居朝廷，必隐于医卜。孰谓方技之士岂无豪杰者哉？予自此言而观之，医本君子所以致，非小人所以得。千古勤儒学，克明道德，当为宰相之人不遇时则为业，《周礼》《汉书》共同冢宰列之，天官不亦宜乎？其后，世下人偷，医多无志儒学，业不由道德，遂至为末技。是不知为圣人之徒自侮，而失天官之贵，故记《唐书》之人，亦侮列之方技。《孟子》曰：夫人必自侮，然后人侮之。此之谓也。其弊所及，多羞学医，

① 重（chóng 虫）身：即妊娠。

缙绅名士，畀[①]之下流，故弥自侮而失贵人，亦弥侮而轻医，求不尽敬，报不厚礼，服药不敢信之，禁忌不敢守之，其本皆自所致，莫归咎于病家矣。

《内经》曰：医不能严，不能动神，外为柔弱，乱至失常，病不能移，则医事不行。予按，医不能严，谓医之教戒不能严也。不能动神，谓不能感动病者之神也。外为柔弱，谓外发声见色皆为柔弱也。乱谓妄犯禁忌也。至失常，谓至失常而生变也。此言医之教戒，不能严，不能感动病者之神，其外发声见色，皆为柔弱。故病者侮而不用教戒，妄犯禁忌以为乱，必至失常而生变，生变则益以固病，药剂、针灸不能移，虽尽医事而不行其本，起于自侮者也。黄帝之时如此，而况后世之医乎？夫王公大人，血食[②]之君，富贵奉养，常习骄恣，其势猛烈而易侮人，最不能严，不能感动。苟欲感动，当由道德，欲由道德，当勤儒学。故古国医先勤儒学，克明道德，严立教戒，发声见色，皆不柔弱，否则受侮。医事不行，辱禄之医，至为素餐。《内经》之辞，患有此过也。

今医动辄曰：世下人偷，不能若古，欲勤儒学而难及，唯知治疾病为足。殊不知所谓万世之下，深于此道者，是亦圣人之徒也。噫，如此之言，是非自侮哉！孔子曰：后生可畏，焉知来者之不如今也？盖后生不可无美质，年富力强，深于此道，岂无为圣人之徒也乎？故予每值美质之人，语以不当自侮之实。虽然相率从世，不能若古而已。弟子曰：诚如先生之言，医本君子所致，韩退之何以谓巫医百工之人，君子鄙之也？予曰：

① 畀（bì 必）：给与。

② 血食：谓吃鱼肉类荤腥食物。

《论语》引南人之言曰，人而无恒，不可以作巫医。善夫！是谓巫用其术而医病，非谓用药而医病之医。故徐春甫云：击鼓舞趋，祈禳疾病，曰巫医。然则朱子之注，见以为二，是未详者也。且《摩诃止观》曰：又如野巫，唯解一术，方救一人，获一脯料，何须学《神农本草》耶？欲为大医，遍览众治，广疗诸疾，转脉转精，数用数验，恩救博也。此所谓野巫，即指野巫医，相并于大医，论救人之功，故略医字而谓野巫，是将别尊卑之分，大、野乃尊卑之谓也。今世倭国，谓草泽医曰野巫医者，亦出于此言。或间曰：籔医者，是俗传之误也。予由此思之，与百工而鄙之，此野巫医者也，何以鄙君子所致之大医乎？弟子曰：愚问韩氏之言，幸闻《论语》之言，非唯知不当自侮之实，又得知尊卑各异之分矣。

医自欲无病论第八

夫上师三皇，下友群贤，三坟五典，历代诸书，咸明而得其道，是医之大道也。上寿君长，下拯黔首，朝廷市井，幽崖穷谷，咸康而成其业，是医之大业也。古得此大道，成此大业，谓之大医，又谓之儒医。是以尽心于儒学，博涉于载籍，夜以继日，暂无间断，格物致知之后，又尽心于医学。其理玄微，其事众多，非质美不能晓之，非年富不能终之，非无病不能勤之。不能勤则易废，故世非无质美年富之人，未尝闻有病而得此大道也。若无病之人，久勤而有得其本，深而无尽，不乏成此大业。《孟子》曰：原泉混混，不舍昼夜，盈科而后进，放乎四海。有本者如是。此之谓也。若不久以为有得，其本不深而易乏，一旦炫于时，的然而日亡。《孟子》曰：苟为无本，七八月之间雨集，沟浍皆盈，其涸也，可立而待也，故声闻①过情②，君子耻之。此之谓也。

予亲业医三十余年，旧不能得大道，唯有志成大业，故不择贵贱贫富，不问远近平险，不厌寒暑，不避风雨，无不往而应求，应则无不尽力。夏秋之间，必多病者，往南，北人怨迟，往北，南人亦怨。一人之身，欲塞其怨，再三过予门而不入，除害之志颇似大禹，唯有智功大小而已。夫如此大任，纵虽得大道，有病者何以有能为业乎？凡欲拯人，先当全己。己是本也，人是末也。天下古今事物之理，未有其先末后本而成也。故孔子曰：物有本末，事有终始，知所先后，则近道矣。又曰：自天子以至于庶人，壹是皆以修身为本。其本乱而末治者否矣。予医道亦然，先自欲无病。王元福曰近足自卫，远可济人，是知所先后者也。若初有病者，不当必学医，大道、大业何以有庶几乎？今世有病者，其父多为医，曰能知医道，先有治己病，是大误也。遂不能勤，半途而废，纵虽不废，未及能知是，即多庸医之一端也。今医亦有能教人，而多不能卫己身，故反而生病，且不能治之，是不知为本，岂非大耻乎？俗谈云，或人诘医有病曰：尔不能卫身，何以益于人也？医曰：不幸而患大病，连年得克，免死是吾药功所致也，何以不益于人乎？吁！如此遁辞，可悲又可笑，是非不幸，为自所求矣。

《内经》曰：人一呼脉再动，一吸脉亦再动，呼吸定息，脉五动，闰以太息，命曰平人。平人者，不病也。常以不病调病人。医不病，故为病人平息以调之为法。盖医察病有四知，切

---

① 声闻（wèn 问）：名声。

② 情：实际情况。

脉而知为要，所谓微妙在脉，不可不察是也。故古不病之医，自平息以调病人脉动为法则，有病则息乱，乱则不能平，欲调而失法，则微妙不能得之，是诚可谓其本乱而末治者否矣。若有病而烦劳心志，耳目口鼻亦不能平，四知共失法则，岂止不能切脉乎？《内经》谓要而包其余，然则医自欲无病矣。

医不当嗜酒论第九

夫酒性味辛热，过则动火，狂惑心志，谬迷肢体。沉湎无度，必以及乱。古名谓之酒悖，今名谓之酒狂。轻则致疾败行，重则杀人害己。大禹疏仪狄①，周公著《酒诰》②，是即所以患其有酒悖也。医，教人者，己有及乱，可谓先圣之罪人矣。《内经》曰：持脉有道，虚静为保。又曰：诊有大方，坐起有常，出入有行，以转神明，必清必净。如此叮咛，反覆之辞，所以欲使医能切脉也。凡医嗜酒者，虽无其及乱，不能无心手躁动、气息促迫之害，安有得虚静为保、必清必净之旨乎？然则，有长学达道③之医嗜酒者，予以为违《内经》矣。若欲能察病，当相兼四知，无兼则必有误，有误则多杀人。狂惑心志者，非止无切脉，其余望闻问切亦无不忽略，甚则有曰吾素嗜酒，不醉不能切脉察病，此言出于醉狂。悲哉，其妄杀人也！世人有畏者，又有不畏者。畏者重命而无求之，不畏者置酒而待之，

---

① 仪狄：传说为夏禹时善酿酒者。《战国策·魏策二》："昔者帝女令仪狄作酒而美，进之禹，禹饮而甘之，遂疏仪狄，绝旨酒，曰：'后世必有以酒亡国者。'"

② 酒诰：为《尚书》中的篇章，是周公命令康叔在卫国宣布戒酒的告诫之辞。

③ 达道：博通各种学问。

嘉殽[1]美味以劝醉，乘兴则沉湎及乱其为，父子兄弟临危而无顾之，故他人频请而不至，术如仓、扁，谁为用哉？予间见其医，益嗜而无止，变成真狂疾，世人无独问连年经验之功，寥寥乎至无迹矣。先哲最戒酒于病人，读本草者无不知之。虽然己素所嗜，戒之于人难，能或反而有许曰：微用则不为害。因循自微至大积累之后致伤，其病得愈又发，而况未痊愈乎？

一士人患下血，眩晕，腹胀少食，其色萎黄，伤身不出血，每年发止[2]二三次，久不愈，而请予治。往诊其脉，洪而带数，曰：病不愈，因不禁酒，必欲服药，一滴莫饮。便与清脏汤加天麻、陈皮，半月而下血全止。更与滋阴健脾汤，二月而诸证渐愈，唯有色不如旧耳。士人休药，弥固禁酒，四年无发，色亦如旧。一日访友，值有饮宴，众人劝酒，辞而无饮，坐有一医曰：少饮则和血行气，失血之后为宜用。故不能已，饮四五盅尔，来加盅至多，下血大发倍初，又请用予治，自吐露其过。予曰：无病之人，少饮则为宜，未知失血之后为宜也。仍与药十日，不能得微效，必知其难愈，使病家更医。后频更七八人，腹胀喘满，肢体浮肿，饮食共绝而死矣。

又有一士人患心痛，年久不愈，或发或止，平生嗜酒，过则弥痛，众医无效，请用予药。往诊其脉，沉紧而数，曰：此痛非有他，所因酒热郁胃脘而所致，前医当用对病之药，不能得效，尚嗜酒故也。苟欲平复，当禁止酒，否则予亦不能得效。病者誓曰必当禁止，便与以清热解郁汤，数年之病，月余而愈。明年孟夏，心痛大发，半时而吐血一升许，病家仓遑，又使人

① 嘉殽：美味的菜肴。
② 止：只。

来。往诊其脉，沉涩而数，曰：是酒热郁胃脘，热毒伤血而如此，傍人可讦①，不可有隐。乃翁曰：一医语云，枳椇能解酒毒，吾欲饮之时，先啖二三个，未尝为伤醉，亦易醒。病者恃此枳椇，顷日，又嗜如旧。昨夜有客共得沉醉，故今日婴此患，子所察诚为明。予曰：朱子所谓伤于所恃是也。遂与以犀角地黄汤加天门冬、山栀子、阿胶，五日之后又心痛，吐血，乃翁强请加减，固辞而不得应。其后频频更医，又大吐血而死矣。

又一士人灸三里，翌朝灸穴大出血，外科贴药，其夕得止，气体如常，毫无所苦。六日之后，过邻赐饭，畏复出血而无饮酒，坐上有医曰：灸穴出血，即因不和。酒是和血，何为畏哉？故从医言，强饮数行，夜来归家，复大出血。求医服药，且致外治，时止时出，月余而愈。血气未实，形肉未生，病家请用予治。往诊，其脉虚涩，便与补荣汤，十日无效，遂休予药。又更数医，反而生变证，遍身发黄肿，酉刻至天明，如小儿雀目，饮食即绝，七八日而死矣。

又一僧自旧嗜酒，患怔忡不寐，发热盗汗，大便不调，饮食无味。予往应其求，曰：唯宜禁酒。与归脾汤二十余日，诸证稍轻而未能寐，数日之后变发痢病，里急后重，腹痛，脓血，至厕昼夜四十余行。予往诊，脉涩弦而数，曰：固禁酒也欤？僧曰：一医来云，吾亦难寐，醉则能寐，微醉就枕，不敢致伤。故自流所嗜，四五日为过。予曰：吾子所患，是本因心脾共虚，脾虚则失运化，酒毒积滞肠胃，变发此病，不亦宜乎？汪颖曰：人知戒早饮，而不知夜饮更甚，既醉既饱，睡而就枕，热拥伤心伤目，夜气收敛，酒以发之，乱其清明，劳其脾胃。由此观

① 讦（jié 杰）：揭发别人的隐私。

之，夜饮可戒，心脾共虚，最可禁止，今陷僧于危，又使予太息，彼医所以不知汪氏之言也。仍与芍药汤加葛根，非唯无效，反而重势，三日之后，殷勤辞药，更医数人，皆无得效，饮食渐绝，羸瘦至骨，三十余日而死矣。

又一商人患咳嗽喘满，烦渴引饮，胸膈微痛，孟冬①至腊月，更医四五人，绵延不能愈，时求予治疗。往诊脉状，虚浮而数，是为肺虚火乘之病，欲击其惰，归与以九仙散。商人曰：吾嗜酒二十余年，食顷不醉，冬难耐寒，他时不然，病中弥然，前医固禁，是苦于病，子有许二三盏也不？予曰：凡病皆当禁酒，吾子所患最宜禁，必生肺痿、肺痈等变，后日有成难治之患。商人闻予言，暂有不豫色。数日之后，一医来曰：平生所嗜，不改为害，吾施治疗，可许微醉。故从其医，即用其药，初耐寒，觉快乐，亦如得效，渐至过醉，日觉不快，遂成肺痈，四肢浮肿，咳唾脓血及腥臭浊沫。其父来而明以始终，曰子言诚当。又欲辱药。予往诊，脉滑数，曰是肺痈之脉，便与桔梗汤，十日而无效，必知其死，使父更医，他医亦皆同趣②，用药数日而辞，两月之后，果而死矣。

大都如此者，不可举计之，唯志五人欲证予言也。医者莫嗜焉！医者莫嗜焉！

医当大胆论第十

夫人为大事，莫加于死生，是医所司，不可无慎，有微差失，使人呻吟，慎者起恭敬以小心叮咛，反覆而不放逸。是以

---

① 孟冬：冬季的第一个月，农历十月。

② 同趣：同一旨趣。

孙思邈曰：心为之君，君尚恭，故欲小。《诗》曰如临深渊，如履薄冰，小之谓也。若欲临危成功，不可无果，决非唯小心，又当大胆，是以孙思邈又曰：胆为之将，以果决为务，故欲大。《诗》曰赳赳武夫，公侯干城，大之谓也。古医精学，明知其道，故能小心，又能大胆；今医不精学，虽知而不明，故唯小心，不能大胆。是间如有学者，所以不能成功也。《内经》论生质①有勇怯，兼肝胆而言之，是肝为将军之官，取决于胆，阴阳表里相合而互运用故也。予忆勇者，不精学明道，唯任生质以大胆，失小心之恭，行事多有误；精学者先能明道，弥助生质以大胆果决，不劳力行事多无误；怯者亦能精学，渐次变化生质，虽难及勇者，勉则当成功；不精学者，拘于生质，不能大胆，少有成功也。吁！今无学而卒为医，本多起于生质勇者，故妄大胆而用毒药，其杀人不可举计矣。予尝业医，未能大胆，见病重者不敢与药，与亦无效，数日而辞，故与攻击之剂，不能用酷毒，今欲教弟子，暂以至陈焉。

一士人患发热，无汗，大便闭结，小便短赤，目赤耳鸣，头面生疮，平日所赖之医，行远病家，延②予而求治疗。曰：脾胃常弱，饮食易伤，动辄患泄泻，今反而闭结，予切畏其常。去大黄、芒硝，与防风通圣散，四日而不得效。医时归来，即访病家，故休予药，用其治疗。平复之后赐食，医亦来而同席，问曰：吾子所与药方如何？医曰：与防风通圣散，明日大便多通，热退而后去大黄、芒硝，又与十日，诸证减大半，更与补养之剂，数日而痊愈。予曰：向既与同方，自初去大黄、芒硝，

① 生质：犹禀赋。

② 延：聘请。

是畏其常而不应变，乃不能大胆之过也。医曰：当为慎，何以为过乎？

又一士人患伤食，腹痛满闷，四肢厥冷，欲吐而不吐，欲泻而不泻。予诊其脉沉而将伏，先行吐法，尚未能吐，欲用备急丸，畏禀赋不足，故倍木香，用枳实大黄汤。众医在坐，予亦遭留药，用三贴而未得效。一医进曰：病势甚急，子何无用备急丸也？予曰：初欲用而畏禀赋不足。吾子之虑，与予同趣，即止煎汤，先用二丸，小半时而二便大通，腹痛半退，满闷亦减。士人觉快，又请丸药，医使予用二丸，大便频通七次，虽云宿滞未尽，蚤用补益之剂，饮食渐进，十日而愈。初不用此丸，是不能大胆也。若无医同趣，安有救危急乎？

又一商人患积块，久不治，变而成肿胀，小便不通，喘满不食，数医无效，请用予药。往诊其脉，左右沉迟，曰：前医无用丸药也否？其弟曰：未予。欲与温白丸，畏久病乏正气，故灯心门冬汤与消肿丸三日。商人苦小便不通，休予药而求他医，其后平愈，构礼而来。予问治法药剂如何，商人曰：医用丸药姜汤，每服五丸，曰是可通二便，病家必莫震骇。明朝大便先通，暮又二便共通。患觉微快，弥服丸药六日之间，二便大通，肿胀顿退十之七八。虽然气乏体倦，自以为近于死，医止丸药，更用煎汤，饮食渐进，气亦渐益，故以为可免死，不厌其无速效，六十余日之后，气体如常而安。丸药其铭温白丸，煎汤其铭参苓白术散，后闻之于医言，不知对证之药也。予曰：前日欲用其丸，畏乏正气以用他丸，是不能大胆而然，吾子可能贵其医。商人拜谢而去矣。

又一匠人久患淋病，殆将有愈，戒慎稍弛，数日饮酒，故又发，甚于初，茎中大痛不通，更医而无效，请用予治疗。往见其人，六十余岁，便诊其脉，虚弱而数，欲与海金砂散，最畏年老脉虚，先加黄连栀子与补中益气汤，三日而不得效，病家强用予药，匠人不耐其痛，遂服他药而愈。一日，过或人之家，幸值其医，予语以所与匠人之药剂，医曰：惜哉，治疗前后也！吾先用酒与海金砂散，小便得通，每日二三次，五日之后弥通，痛亦得减大半，是所谓急则治其标之法也。若有过通利，非老虚所宜，故止散以与补中益气汤，四十余日而得痊愈，虽有饮酒，又不再发。予曰：欲与而不与，是不能大胆故也。医笑而言外事矣。

又一匠人患杨梅疮，余毒溃烂不收口，筋骨挛痛，瘫痪不能动履①，众医无得效，请用予治疗。曰：顷，客云服通仙五宝丹，宜得愈，不知子以为如何也？予曰：吾子日久罹疾，气血两衰，脉亦虚濡，劫药难用。匠人曰：既为废疾，且累月不堪痛楚，虽死而无怨，唯愿辱调剂。予不得已，先与半剂，口破齿摇，不能饮食，肢体倦怠，气息将绝，仍而欲解轻粉之毒，三年陈酱化水频漱口，齿渐以复常，饮食随而得进，溃烂收口，挛痛减半。然气血难复，尚不能动履，更加人参、当归与搜风解毒汤，一月余之后挛痛既愈，不能动履，唯为苦而已。客又来而问疾，匠人语予治疗，客时引方后之言云，如病重须再服一料，无不愈也。然则宜更服一剂，药力得足，必知痊愈矣。故匠人又愿辱调剂，予畏瞑眩，而不能许。后赖客延医，遂以服一剂，瞑眩轻于初，十数日而安，气血得复，动履如旧。一日来谢，明语始终。予曰：前日不能大胆，今向吾子而足自愧矣。

① 动履：起来行动。

大都如此者为不少，唯言数人，以证其余。假如宜用麻黄汤而用升麻葛根汤，宜用承气汤而用大柴胡汤是也。予今因经验之力，变化生质而大胆，宜用则用酷毒，而况于小毒乎？苟欲成功，便从孙氏当先小心而后大胆矣。

医非积经验未熟论第十一

夫医博读经书，积学以知其道，然未历试之于治疗，徒知而不能为己有。故非积经验，其道未熟，未熟则多有误，有误则有杀人。陶隐居云：医为司命之寄，不可以权饰妄造。所以医不三世，不服其药；九折肱者，乃成良医。盖谓学功精深故也。陶氏此言，谓积经验而良医。世谓唯积学而成良医，予未信焉。凡欲积经验，当多见病者，无时无处，有请则往，尽心用药，必莫择人，专患愈病，不可求价，贫贱难致，报礼虽无，请而可往其家，非富贵人亦无为谄其务，如此无微间断，其道渐熟而为己有。四知所及，不假工夫，奇病怪证自无遁情，用药救死，其效如神，人皆竞而欲辱治疗，古贵老医，此之由也。若寿而务治疗，当为邦内之宝，博施济众，莫加于此，其蚤隐居而休治疗，岂非怀宝而迷邦乎？予忆其积学，本也；其积经验，末也。苟无积学，其本不明，虽积经验，而多有误。且不务而至老，不足为真老医；其年虽未老，务则近老医。多见病者，博施治疗，唯是为贵而已。今亦知贵老医，未知贵真老医，故见头童齿豁，即以为有老功，每每服其药，丧身于非命。吁，愚昧之至！相率而成俗，是大异古者也。谁为变其俗哉？

予观今志学者，治疗反而多误，是因欲益积而少见病者，不知非积经验，其道未熟也。又观今辱禄者，率托言于公事，虽有请而多不往，虽有往而不尽心，唯恃学以无积经验，间为治疗亦是有误，人知其误则无请尔，后弥少见病者。惜哉，遂不能成良医也！又观其子孙，世禄则无饥，生而习祖父，不敢务家业，不务则成庸医，人皆知而无请，动辄夹禄以侮。俗医自曰：吾是相承之医，上无奉功于君，下无施惠于民，终身而不耻素餐，孰有不忠于此哉？古谓国医寿君保相，非真老医必不能之。历代名家，多有老医，其治时而不能无误，故难尽得十全之功，如张子刚误而将用承气汤是也，何况今医不能务者乎？予尝务医业三十余年，久积经验而不能无误，寿君保相，其责重藉，辱禄者最务焉。

医早闭不善为贵论第十二

《内经·本神》篇曰：智者之养生也，必顺四时而适寒暑，和喜怒而安居处，节阴阳而调刚柔，如是则僻邪不至，长生久视。岐黄所以教后世，愚者也，愚亦用此教，多当近于智矣。夫人多愚少智，愚必有为不善。四时逆寒暑，昼夜失起卧，饮食不节，房劳不慎，七情不和，六淫不避，率反智者之养生是也。若为不善，则必为伤，为伤则必无不为，病非尽虑用药，不能治其病，故良医于未病之时，早教而闭不善为贵，是消患于未然，古人摄生之道也。医欲知其道，当能见《内经》，详论之于《上古天真论》《四气调神大论》两篇。予袭取其旨，既曰治病，吾犹人也，必也使无病乎。苟欲使无病，不可无早教矣。

《内经·师传》篇曰：人之情，莫不恶死而乐生，告之以其败，语之以其善，导之以其所便，开之以其所苦，虽有无道之人，恶有不听者乎？予按，无道之人，指至愚而言之，切教如此，则虽为至愚，无不听医。唯用药早不教人，所以不知《内经》之旨也。暮世人弥多愚医，亦弥多不教。不教则必为不善，斯知今弥多病者也。若有切教之，不可如此，多患劳咳、疝气、杨梅疮等病，是尤者也。予欲省其多，而无如之何矣。

萧万舆曰：凡人一罹病网，久支床第，即神思性情，亦几为之磨竭不堪矣。至延明医，饵善药，是第二义。必先闲却心身，忘情思虑，恬静勿躁，语默雍容，一切事务漠不相闻，起居得宜，饮食择美，脱着随时，勿近佳丽，勿恋娱悦，勿过幽寂，火亦易起，既得保养之力，然后佐以良剂，勤服不辍，自有苏起之期，何患二竖①不跃跃然从心头解也？善哉，萧氏此言也！虽然今医用药而治已病之时，尚不能先教如萧氏之言，而况于未病之时乎！予自初而言之，用药为第三义：未病之时，早教而闭不善为之，第一义；已病之时，先教而如萧氏为之，第二义；信教之后，遂对证而用药为之，第三义。萧氏之言，是似未备也。然则，医早尽虑于第一义，而后及第二义，又及第三义而用药，其序不差，足能救人矣。

门人曰：先生引《本神》篇，以为摄生之张本，是未病之时，而非病治脉药所干。张介宾注曰：唯节阴阳调刚柔二句，其义最精，其用最博。凡食息起居，病治脉药，皆有最切于此而不可忽者。是谓已病之时，而非谓摄生之道，其义与先生大戾，愚未知非张氏也否。予曰：节阴阳，谓使阴阳无有过不及也；调刚柔，无互胜负也。人之动静，云为得宜，是节阴阳而调刚柔也。故此辞所包其用，诚博如是，则必无伤，无伤则必无虚，偏僻之邪不至乘，无病而长生久视，遂不及用针灸、药剂之治，斯知为摄生之道也，的矣。张氏见此篇初文曰凡刺之

① 二竖：代指疾病。语出《左传·成公十年》。

法，必先本于神，及下文曰用针者，察观病人之态，故误见此辞所包之博，以为病治脉药切于此。《内经》欲言变而先言常，欲言伤而先言无伤，多如此。盖并言，其理易晓，且所以立其本也。张氏不知有此义，岂非失岐黄之旨乎？门人曰：尝读《内经》，尽信张氏之注，今闻先生所辩，不可无间致疑矣。

医不当妄求奇异论第十三

予尝所知一医，见病者经众医，以为大抵方剂前医既用，非求奇异，不能得效，故考本草，从其主治，不问兼证，单用一味，偶然有一愈，即以为当然，大伐其功，将得声价。不知后世患病希[1]无兼证也，又不知病久不愈多生变也，或生脾胃之伤，或生气血之虚，或生郁结，或生痰涎，其证多端，兼之于本病，一味之药，何以得治乎？

一士人患衄血，连日不止，饮食少进，气促气弱，彼医水与散药，每服一钱。士人服曰：气味恰似霍乱之药。医曰：香薷一味之末，是吾经验之药。强与三日，服尽十钱，更加汗出，精神短少。病家惊而延予，明语以服散药。予曰：如邪气不得发散，壅盛于经，逼迫于血，是香薷辛温发越，解经中邪气而愈，即类麻黄汤，治伤寒衄血。主人所患，大不相同，脾胃虚弱，气亦不足，妄用辛温发越致虚，虚损不足，斯知更加恶证也。孟诜未尝谓所因如何，唯谓为末水服止鼻衄，故一概用之，岂不误人乎？予与人参饮，子二日病势弥重，脉亦虚数，必知其死，固辞而去。后医不得效，十余日而死矣。

又一士人，年近六十，患伤寒日数既过，饮食稍进，热唯

---

① 希：罕有。

难退，故心恍惚，梦寐不宁，虚烦多痰，喘急咳嗽。彼医与药五日，反而饮食又减，更吐蛔虫，手足微冷。病家请予治疗，曰：见前医所与石药一味，其色纯白，尔后饮食又减，更加二证如此。予曰：其医见此样病者，间与其药而误人不少，无他，必是石膏也。张元素曰：石膏性寒，能寒胃，令人不食，非腹有极热者，不宜轻用。又阳明经中热，发热恶寒，燥热，日晡潮热，肌肉壮热，小便浊赤，大渴引饮，自汗，苦头痛之药，仲景用白虎汤是也。若无以上诸证，勿服之。是以伤寒温热病之后，老年或脾胃弱者忌之。今合用温胆汤，单用大寒石药，即生寒中之变，遂为蛔厥之证，予与理中安蛔汤，又吐蛔虫六七条，病家易医，用药无效，饮食共绝，逆冷而死矣。

又一士人，四五年中气不足，易伤饮食，时患痢疾，日久不愈。医畏中气不足，少用疏通之剂，故肠垢未尽，后重窘迫，腹尚为痛，昼夜至厕二十余次。彼医迄，与药，反而重，诸证更加发热，小便短赤。病家大骇，请予治疗，曰：顷所与特用一药，色黑味酸，自此重证，不知何物也。予曰：其色其味必知乌梅，是敛肺涩肠之药，方中为佐，治泻痢，《肘后方》偶虽有单用，唯治肠垢已出之痢。主人所患肠垢未尽，妄用而涩肠，岂非大误乎？予欲疏通脏腑积滞，复初与加味芍药汤，不能得效，诊脉洪弦，决知不愈，三日而辞。病家求众医，多束手而退，或用药一二日，或二四日而辞。神困体羸，饮食渐减，中气亦弥不足，遂发呃逆而死矣。

又一商人，禀赋下元不足，三十余岁之时，久患淋病，后为不通，易医数人，皆无得效。侄私淑彼医，延以用治疗。四日之后，得频通，反而为遗尿失禁，十数日之后，不觉而泄精，病家求予治疗。诊脉两尺微涩，侄曰：小便不通之时，前医用车前子煎汤，既通而止，后服更用众味调剂。予曰：下元不足，多忌通泄，虽得速效，后患如此。车前子大泄下气，是不宜单用之药。故时珍曰：大抵入服食，须佐他药，如六味地黄丸之用泽泻可也。若单用则泄太过，恐非久服之物。前医不知此言，岂可不悲伤乎？予用参芪汤下八味丸，不能得效，十日而辞。两月余之间，易七八人，泄精不止，恶证渐出，饮食共绝，憔悴而死矣。

又一妇人，小产以后，患怔忡惊悸，时时发热，肢体微痛，肌肉削瘦，十年之间，经水不通。医皆以为调经得愈，尽虑而未尝得效。彼医应请，与药七日，以为诸方率不无用，单用厚朴煎汤，空心每服一盏，曰是《梅师方》所载，使病家知有凭据。尔来发泄泻，昼夜四五行，水谷不化，弥至削瘦。病家请予药，语以服厚朴。予曰：经水不通，非止一端，血实气滞，宜专攻；血脉枯竭，宜补血；半虚半实，宜攻补兼施。厚朴泄实满，破宿血，宜用之于血实气滞。今诊脉虚濡，是血枯所致，无实满可泄，无宿血可破，单用以太过，反而伤脾胃，水谷不化是其验也。丹溪曰：其气温，能泻胃中之实也。平胃散用之，佐以苍术，正为泻胃中之湿，平胃土之太过，以致于中和而已，非谓温补脾胃也。习以成俗，皆谓之补，哀哉！予忆致于中和则无所伤，补益之理，自在其中，故《明医别录》曰温中益气，若谓直能补益，是违丹溪者也。予与以归脾汤，十余日而无效，唯先欲止涩大便，更与参苓白术散。如有得微效，数日而复初，故休予药，又多易医。诸证渐重，寒热往来，咳嗽呕恶，饮食不进，困倦无力，百计不成功，如虚劳而死矣。

予亲所见，唯是五人，其余不见者，必知不少也。夫病者之害，孰大于此哉？孔子曰：索隐行怪[1]，后世有述焉，吾弗为之矣。朱子曰：索隐行怪，言深求隐僻之理，而过为诡异之行也。然以其足以欺世而盗名，故后世或有称述之者。予由此思之，古今求奇异者，欺世盗名之徒，其暗为害是非细[2]。故纵虽得幸圣人弗为，医司民命，死生所系。噫，最为害有如数者矣！

俞子容读《医说》曰：宋蔡元长苦大便秘，国医用药，俱不能通利，盖元长不肯服大黄故也。时史载之未知名，往谒之，阍者[3]龃龉[4]，久之，乃得见。既而诊脉，史欲出奇，曰：请求二十文钱。元长问何为？曰：欲市紫菀耳。史遂以紫菀末之而进。须臾，大便遂通。元长惊异，询其故。曰：大肠，肺之传送，今之秘结无他，以肺气浊耳。紫菀能清肺气，是以通也。予初信此言，每治疗秘结老者虚人，试用紫菀，小便得能通，大便弥不通，故予起疑，其后无用。仍而考诸家本草，未见谓其通大便，是能益肺气之药，肺气益则通调水道。宜哉，小便得能通也！《千金方》曰：妇人小便，卒不得出者，紫菀为末，井华水服三撮，即通。是诚所以通调水道也。然则史氏治秘结，是偶然得幸者也，自初欲出奇而市紫菀，所谓欺世而盗名是也。俞氏载于书，而传后世，所谓后世或有称述之者是也。彼医欲求奇异，亦恐惑此等也欤？

弟子引许嗣宗[5]之言曰：古之上医，要在视脉，病乃可识。

---

① 索隐行怪：探索隐晦之事而行怪僻诡异之道。

② 细：小。

③ 阍（hūn 昏）者：守门人。

④ 龃龉（jǔyǔ 举雨）：上下牙齿不齐，比喻不相投合，抵触。

⑤ 许嗣宗：即许胤宗，事见《旧唐书·许胤宗传》。

病与药值[1]，唯用一物攻之，气纯而愈速。今人不善为脉，以情度病，多其物以幸有功，譬猎不知兔，广络原野，冀一人获之，术亦疏矣。一药偶得他味相制，弗能专力，此难愈之验也。愚由此言观之，上医唯用一物，今玩味先生之言，似为单方不可用，其旨不相同，适从如何也？予曰：若明知无兼证，宜从主治而用一物，其力得专，其效甚速，故自古有立单方，是唯欲无妄用而已。寇宗奭辩许嗣宗之言，曰：今详之病有大小、新久、虚实，岂可止以一药攻之？若初受病，小则庶几[2]；若病大多日，或虚或实，岂得不以他药佐使？如人用硫黄，皆知此物大热，然石性缓，仓卒之间，下咽不易便作效。故智者又以附子、干姜、桂之类相佐使以发之，将并力攻疾，庶几速效。若单用硫黄，其可得乎？故知许嗣宗之言未可全信，贤者当审度之。汝何未见此言也？予按，《内经》岐伯曰：有毒无毒，所治为主，适大小为制也。黄帝曰：请言其制。岐伯曰：君一臣二，制之小也。君一臣三佐五，制之中也。君一臣三佐九，制之大也。黄帝曰：方制君臣何谓也？岐伯曰：主病之谓君，佐君之谓臣，应臣之谓使，非上下三品之谓也。张仲景承岐黄之旨，相制君臣而治伤寒，便为立方之祖，诸家无不宗之。如许氏之言，是出于偏见，非唯罔《内经》，又足惑后世。仲景古之上医，不专用一物，何也？若用方者，其术为疏。自汉以来之病，何以有能愈乎？予务治疗三十余年，率用古方加减，从宜自制方，与用一味，是其千百之什一，于今愈病几何人也！汝再思焉，汝再思焉。弟子曰：详闻先生之言，遂知不当妄求奇

---

① 值：相当。

② 庶几（jī机）：或许，也许。此指或许可用一味单方治愈小病。

异，又得知许氏之偏见矣。

医最当避疫疠论第十四

凡病一般谓之疫疠，是为气运变迁所致。大则广行于天下，小则偏着于一家。死者甚多，间有灭门，民皆畏而不知避之，古人怜而立法方，欲教民用以避之。《素问》有五气护身之法①，又有春分日之吐法，又有雨水后之汗法，又有小金丹之方。后世有服赤小豆、雄黄涂鼻，黑豆投于井中及水缸等法，又有屠苏酒、椒柏酒等方。其余法方，尚有不易枚举。今世虽有用者，多有传染而死。予遂生疑，不敢信之，且《素问》法方遗篇②所记，是又难信焉。凡邪干人，必乘虚弱；疫鬼干人，亦必然也。故能慎摄生之道，气体实强者无干矣。予忆吐汗散邪，败毒有病，宜用此法。无病而用之，徒致伤气，体致伤则必致虚弱，反而疫鬼可易干。春分日之吐法，雨水后之汗法，是所以难信也。予便见小金丹之品，味用辰砂、雄黄五毒之类，无主治之病，不可妄服之，反而致内伤正气，有外邪亦干之害，是又所以难信也。五气护身之法，唯是可信而已。

今民不知之，专恃法方，曰：用某法服某方，疫鬼何以干。吾失摄生之道，妄致气虚体弱，纵使法方可信，亦有能得效乎？《书经》曰：天作孽，犹可违；自作孽，不可逭③。疫疠是天作孽，而犹可违，而不违是自作孽，乃失摄生之道也，岂非不可逭者乎？吴球曰：入病家，则饮酒，三五盏，壮精神，避疫疠。盖酒有能壮神、和血、行气而避邪恶之功也。予尝虽不喜酒，

---

① 五气护身之法：见《素问·刺法论》。

② 素问法方遗篇：指《素问》遗篇《刺法论》。

③ 逭（huàn 换）：逃避。

微醉而入疫室，自觉能壮精神，故教民以此法，频年少有传染，后世之人宜用焉。吴崑曰：饮雄黄酒一卮，仍以雄黄豆许用绵裹之，塞鼻一窍，男左女右用之。是即小金丹用雄黄之流弊，塞鼻尚可也，岂可妄饮乎？予见民畏疫疠，多不入其室，甚则去其乡，远往于他乡。医不入其室，谁能治其病？故每有请，必入其室，唯欲救人，不能守身，动辄有传染，或重而至死，其乡病者，不受治而死。吁呼！不知其几何①人也？然则，医最当避疫疠，非特为己，又是为民矣。

① 几（jǐ挤）何：多少。

卷第十一　治法类

治法总论第一

古医治法，先治未病为贵，常教人以摄生之道是也。然人少用教而多为病，治法亦非止药剂、针灸，故有酒醪、食疗、熨烙、熏洗、导引、按摩、禁咒等之诸法，或以单施，或以兼施，病而随其所宜，是古所以能治病也。今世医家、病家，不能随其所宜。大抵好药剂，而不好针灸；间或好针灸，而不好药剂；或好灸而不好针；或好针而不好灸。其余诸法，亦有好与不好，是今所以不能治病也。又人有禀受厚薄、脾胃强弱、男女老少、贵贱贫富之异，方土有东西南北、阴阳高下之异，时令有寒热温凉、升降浮沉之异，运气有太过不及、淫胜郁复之异，疾病有虚实寒热、邪正真假、微甚缓急、表里标本之异。是以或补或攻，或攻补兼行；或先补后攻，或先攻后补；或似当补而攻之，或似当攻而补之；或逆或从；或本而标，或标而本，或标本兼治；或寒之而热取之阴，或热之而寒取之阳。至如热因寒用、寒因热用、塞因塞用、通因通用等之异，古不遗其一，所以能治病也。《续医说》曰：近时医者，偏执己见。或好用热药，或好用凉药。然《素问》有《异法方宜论》，抑何尝偏执耶？

古之良医，必量人之虚实，察病之阴阳，而后投以汤剂。或补或泻，各随其证。若的①是阳虚失血，治以干姜、附子；诸虚百损，补以人参、黄芪；痰热壅嗽，清以芩、连；大便结

① 的（dí迪）：确实。

热，利以硝、黄。其法岂尽废乎？是即患后世治病，不能如古也。今医弥以随其己所好，不能临病而随其所宜。故好补益者，多失于实病；好攻击者，多失于虚病；好辛热者，多失于热病；好苦寒者，多失于寒病。其各所好、所失，世俗亦能知之，曰：某好而用补益，某好而用攻击，某好而用辛热，某好而用苦寒。又直指其所用品味，曰：某好而用人参、黄芪，某好而用大黄、芒硝，某好而用附子、干姜，某好而用黄连、黄芩。又直指其能与不能，曰：某能治内伤，而不能治外感；某能治外感，而不能治内伤；某能治虚冷，而不能治实热；某能治实热，而不能治虚冷。皆是为其偏易见而云尔。予考历代医家，非无所好、所失，当时世俗知之，便如今之世俗，假如曰“藏用①担头三斗火”“陈承②篋里一盘冰”之类是也。又如李东垣之通敏，尚好补中益气之剂，曰百病皆由脾胃衰而生。其弊遂多，使后医以为诸病皆是脾胃所生，而非他脏腑所生。然则，虽有称以王道，是不可言全无所失，而况如张子和好霸道而用攻击之法乎？

予按，治病之法，犹因敌用兵，临机应变，以随其所宜。先哲所谓医者意也，唯用意而随其所宜，奇病怪证，无不治焉。今医不能用意，是由其学不精，故唯随其所好，安可无所失乎？古今人名有所好，不得正则皆为偏，圣贤教戒之，是有能为害也。其所好有善，有不善，好不善则多至亡身，好善者仁义为

---

① 藏用：即石藏用，宋代医家，名用之，蜀（今四川）人。生活于11世纪，为北宋末之高医，喜用热药，故有“藏用担头三斗火”之说。

② 陈承：北宋医家，武林（今安徽贵池）人。编著《重广补注神农本草并图经》，参与校正《和剂局方》。治病喜用凉药，故有“陈承篋（qiè 窃）里一盘冰”之谚。

之大。是又偏则有能为害，故有如“杨氏至无君”“墨氏至无父”① 之类矣。凡医欲能活人，最为好善之大，其治偏则至杀人，反而足为大不善。病家不怨不尤，其本出于好善也。故《孟子》曰：以生道杀民，虽死不怨杀者矣。必莫忽焉！必莫忽焉！

治未病论第二

《四气调神大论》曰：夫四时阴阳者，万物之根本也。所以圣人春夏养阳，秋冬养阴，以从其根。又曰：从阴阳则生，逆之则死，从之则治，逆之则乱，反顺为逆，是谓内格。是故圣人不治已病治未病，不治已乱治未乱，此之谓也。盖四时阴阳者，是即天运顺行，万物赖此而生，得为之根本也。所以圣人春夏养阳，秋冬养阴，以从其根。从之则治而生，逆之则乱而死。天非自外而格，人为自内而格。故曰反顺为逆，是谓内格。圣人不反天运，顺行养阴阳，而不为内格，灾害何依而生？苛疾何依而起？故曰是故圣人不治已病治未病，不治已乱治未乱，此之谓也。

予详考本篇始终，动静志气，共从四时，即以为养阳养阴之道，非为口食寒凉、温热之物，是不服药而治未病之道也。王太仆注曰：春食凉，夏食寒，以养于阳；秋食温，冬食热，以养于阴。是大违本篇之旨，遂至使后人服药，未知无病服药，反而为大害也。缪希雍曰：其云毋伐天和者，即春夏禁用麻黄、

---

① 杨氏……无父：指孟轲斥责杨朱主张为我利己，墨翟倡兼爱，视己父与他人之父无别的说法。《孟子·滕文公下》：“杨氏为我，是无君也；墨氏兼爱，是无父也。”杨氏，指杨朱，先秦哲学家。墨氏，指墨翟，战国时期著名思想家。

桂枝，秋冬禁用石膏、知母、芩、连、芍药之谓。即春夏养阳，秋冬养阴之义耳。亦是此弊所及也。本篇结文曰：夫病已成而后药之，乱已成而后治之，譬犹渴而穿井，斗而铸兵，不亦晚乎！予忆夫病始生而早服药，尚比之于治未病，则以为晚，何况病已成而药之乎？然则，此唯谓不知治未病，病已成而服药之晚，必非谓养阳、养阴，早服寒凉、温热之药，王氏所谓春食凉等言，恐视此结文而所误也欤？《难经》曰：东方实，西方虚，泻南方，补北方。《金匮要略》曰：见肝之病，知肝传脾，当先实脾。皆是临已病而服药，治他脏未病之道也。其旨与本篇大异，不可混同而见焉。凡不服药而治未病，古人以为摄生之道，《上古天真论》本篇所论是也。苟欲治未病，当穷此两篇矣。

补脾补肾论第三

孙真人云：补肾不若补脾。许学士云：补脾不若补肾。二家皆是垂教之师，孰以为是，孰以为非，后世名医尚未能详。或是孙氏而非许氏，或是许氏而非孙氏。故今庸医不问他虚，不归于补脾，必归于补肾；不归于补肾，必归于补脾。补脾者不撤人参、黄芪，补肾者不撤地黄、黄柏，是无知二家各有旨故也。噫乎！其为害不可胜计矣。

予按，人大所欲而大为伤，未有胜于饮食色欲。故《礼记》曰：饮食男女，人之大欲存焉。朱丹溪《格致余论》作二箴①而冠其首，亦是所以使人先究心于此大欲也。世人不究心于此，

---

① 二箴（zhēn 真）：指《格致余论·饮食色欲箴序》中的“饮食箴”和“色欲箴”。箴，文体的一种，以规劝告诫为主。

多有患脾肾之虚。但有独虚者，又有共虚者。其独虚者，有甚、不甚之异。不甚则单补其虚，甚则兼补其母，是无他虚相兼而易治者也。其共虚者，又有甚、不甚之异，是有两虚相兼而难治者也。且补肾之药多害脾胃，是又难妄用者也。若兼补两虚共甚，与脾虚甚而肾虚不甚，补肾之药频以害脾，补脾之药唯偿其害，宜不补肾而补脾。脾实则化谷输精，肾得受其精，不补而自实，尚未能全实，其时宜补之。两虚不甚，亦宜补脾而令肾自实，是所谓补肾不若补脾者也。夫肾者在五行为水，在卦为坎，内明外暗，其外为真水，其内为真阳，合言则同为水，名肾。许氏所谓肾，此合言者也。凡物发生于地，非土独所运化，由地下有水，水中有阳而为其本。故春末夏初之时，阳旺则发生弥盛，人身脾土之下有肾水，肾水之中有真阳，亦同其理者也。若肾虚甚而脾虚不甚者，真阳虚冷而不能升脾，不能得发生之本，其虚渐甚，运化失常，有患胸膈痞塞、饮食少进、呕恶肠鸣、脐腹沉痛、大便不实、阳事不举等证，或单以补脾，或兼以补肾，忽其本则不能得效，宜不补脾而大补肾，真阳实以致能升脾，得其本而自实，运化复常，诸证尽愈，八味丸之类主之，是所谓补脾不若补肾者也。二家各有旨，如此医者，不可无以知焉。

萧万舆不知东垣为脾肾共虚而论之，曰特为肾未伤而独脾弱者论也。若肾未伤宜单补脾，何以为相对而言乎？予考《本草》《内经》所载，诸脏有虚有补。曰肝虚则用辛补之，曰肝气不足用天麻、川芎；曰心虚则用咸补之，曰心气不足用人参、茯苓、菖蒲；曰肺虚则用酸补之，曰肺气不足用天门冬、麦门冬、五味子。庸医不问他虚，皆置之于乌有，岂止脾肾有虚有补也乎？凡药虽无毒，不可妄用之，对病则必有为功，不对则却有为害。人参、黄芪、地黄、黄柏，皆无不为害，岂可不撤而妄用之乎？

或曰：东垣云，百病皆由脾胃衰而生也。又云，推其百病之源，皆因饮食劳倦而胃气元气散解，不能滋荣百脉，灌溉脏腑，卫护周身之所致也。其不撤人参、黄芪而补脾胃，是非东垣之法乎？予曰：今有人于此曰，吾能补养脾胃，百病何依而生？纵肆淫欲以伤肾，曲运神气以伤心，其心与肾之伤，是为因脾胃能偿而不生虚病乎？若有其伤，生虚病，是为复补脾胃乎？抑为直补心肾乎？若果为补脾胃而不补心肾，补他脏之药足为无用之物，岂有此理也乎？东垣能详本草之药，有得明著性味之名，故见书中所载诸方，杂用补他脏之药。然则，非言他脏不生病，无虚无补，唯是为言由脾胃衰而生病之多也。予又考《内经》曰：夫百病之始也，皆生于风雨寒暑、清湿喜怒。又曰：夫百病之生也，皆生于风寒暑湿燥火。凡谓“皆”者，不有外之义也。若自其义而见之，色欲、饮食、劳倦等病，经中何以有论之乎？古书所用“多”字，间用“皆”字，如此，请吾子拟“多”字而见之，勿拘文字而害作者之志。东垣此谓“皆”字，亦仿《内经》者也。若拘文字而见之百病，皆非他脏所生，唯为脾胃所生而已。或曰：今日何幸也，问东垣而得闻黄帝之志矣。

肝肾补泻论第四

钱仲阳曰：肝有相火，则有泻而无补；肾为真水，则有补而无泻。虞天民引宋公景濂之言曰：启《内经》之秘，尤智者之所取法也。故后人以为肝常有余，肾常不足。《续医说》辩其害而未精，予又不可无以辩焉。

《内经》曰：肝藏血，血舍魂，肝气虚则恐。又曰：肝虚则目䀮䀮无所见，耳无所闻，善恐，如人将捕之。又曰：肝虚、肾虚、脾虚皆令人体重烦闷。又曰：只如厥阴失守，天以虚，人气肝虚，感天重虚，即魂游于上。又曰：肝虚则用辛补之。《难经》曰：假令肺实而肝虚，微少气，用针不补其肝，而反重实其肺。故曰实实虚虚，损不足而益有余，此者中工之所害也。予读《内经》《难经》而见有此辞，未见有肝有泻而无补之辞。钱氏何依以发此言也？宋氏、虞氏何依以为启《内经》之秘也？王海藏治肝虚用羊肝丸，又用生姜、陈皮之类，其后医家用而经验，是即所以得《内经》之旨也。

夫相火静则常舍于心包络，动则游行于上下四方。故五脏皆有之，岂止肝有之也乎？若能动则有为，用妄动则必有为害。其为害者，唯宜泻之，如肾火用黄柏、知母是也，岂止泻肝之相火也乎？《内经》曰壮火散气，少火生气，皆是指相火而言之。东垣以为元气之贼，是指其为害者，便得发明壮火散气之义。丹溪以为天非此火，不能生物，人非此火，不能有生，是指其为用者，便得发明少火生气之义。善哉！二公互相发明，而使后人知处治火之道也。然则，火为有生之宝，不可妄泻矣。今惑钱氏者，不问其虚实，见肝病则用泻火之剂，遂以至丧，有生之宝也。且大苦大寒之药，伐温和发生之气，兼脾胃虚弱者服之，岂不致寒中之变乎？夫水者，天一生之，万物本于此，在人则为肾。故天非施水，不能生万物；人非泄肾，不能生男女。生生不息之道，是在其施与泄。其泄从宜，何虚之有？但人不能从宜妄泄而致虚损，是即钱氏所以为肾有补而无泻也。若旷夫、怨女、僧、尼及有故远房事者，日久不泄，必有为实，又间却而有为病。故

《内经》曰：肾藏精，精舍志。肾气实则胀。《素女》曰：久而不泄，致生痈病。又如龚廷贤用抑阴丸治怨女之病是也。其以为肝常有余，肾常不足，是诚非一偏之见乎？今医益为害，亦繇[①]此"常"字，故予语弟子曰：改"常"字作"多"字，其幸大也。二三子闻予言而怿然矣。

寒热求其属论第五

《内经·至真要大论》岐伯曰：诸寒之而热者取之阴，热之而寒者取之阳，所谓求其属也。

王安道曰：属也者，其枢要之所存乎。斯旨也，王太仆知之，故曰：益火之源，以消阴翳；壮水之主，以制阳光。又曰：取心者不必齐以热，取肾者不必齐以寒。但益心之阳，寒亦通行；强肾之阴，热之犹可。夫寒之而热者，徒知以寒治热，而不知热之不衰者，由乎真水之不足也；热之而寒者，徒知以热治寒，而不知寒之不衰者，由乎真火之不足也。不知真水火不足，泛以寒热药治之，非唯脏腑习熟药，反见化于其病，而有者弗去，无者复至矣。故取之阴，所以益肾水之不足，而使其制夫心火之有余；取之阳，所以益心火之不足，而使其胜夫肾水之有余也。其指水火也，属犹主也，谓心肾也。求其属者，言水火不足，而求之于心肾也。火之源者，阳气之根，即心是也；水之主者，阴气之根，即肾是也。非谓火为心而源为肝，水为肾而主为肺也。寒亦益心，热亦强肾，此太仆达至理于规矩准绳之外，而非迂士曲生之可以企及矣。彼迂士曲生，不明

---

① 繇：通"由"。表原因。明宋濂《蒋季高哀辞》："求其致夭之繇，无有也。"

真水火于寒热之病，有必制必胜之道，但谓药未胜病，久远期之，是以恪守方药，愈投愈盛，卒至殒灭而莫之悟。鸣呼，悲夫！

张介宾曰：诸寒之而热者，谓以苦寒治热而热反增，非火之有余，乃真阴之不足也。阴不足则阳有余而为热，故当取之于阴，谓不宜治火也，只补阴以配其阳，则阴气复而热自退矣。热之而寒者，谓以辛热治寒，而寒反甚，非寒之有余，乃真阳之不足也。阳不足，则阴有余而为寒，故当取之于阳，谓不宜攻寒也。但补水中之火，则阳气复而寒自消也。故启玄子注曰：益火之源，以消阴翳；壮水之主，以制阳光。又曰：脏腑之源，有寒热温凉之主，取心者不必齐以热，取肾者不必齐以寒。但益心之阳，寒亦通行；强肾之阴，热之犹可。故或治热以热，治寒以寒，万举万全，孰知其意？此王氏之心得也。然求其所谓益与壮者，即温养阳气，填补真阴也；求其所谓源与主者，即所谓求其属也。属者根本之谓，水火之本，则皆在命门之中耳。

马玄台、喻嘉言之辈，从安道皆指火之源以为在心；王宇泰、萧万舆、赵献可之辈，从介宾皆以为在命门。其义相远，霄壤大惑。后世之人，孰为得经旨也，不可无是非矣。予是安道而非介宾，今为弟子，暂以辩焉。

夫心肺在上为阳，肝肾在下为阴。心为阳中之阳，五行所以为火也；肾为阴中之阴，五行所以为水也。《阴阳应象大论》见水火以为阴阳之征兆，然则阴阳当为水火之源主。故启玄子释“取之阳”曰益火之源。阳中之阳，心是也。又释“取之阴”曰壮水之主。阴中之阴，肾是也。热者火气属阳，寒者水气属阴。取之阴，取之阳，是即求其属者也。此言阳有余而为热病药剂，用寒而热者，其本或因阴不足，故取之阴，壮水之主，阴长则能胜阳有余，渐制阳光而热自退；阴有余而为寒病药剂，用热而寒者，其本或因阳不足，故取之阳，益火之源，阳长则能胜阴有余，渐消阴翳而寒自退。是所谓求其属之治法也。下注所谓取心者、取肾者、益心之阳、强肾之阴等，言皆明见阴阳而为心肾者也。启玄子之旨，至矣尽矣！予既立《水中无火、火中无水论》与《命门论》，若以论命门者，水中之阳，其本非火，相火至动而化为火之义。名家多不知其义，直见命门以为火，所著书中见其论火置心而言命门十之八九，故此置下注所谓二“心”字，妄指火之源以为在命门，虽如用启玄子之注，实是暗却其旨者也。赵氏最承其误曰：先天水火，原属同宫，火以水为主，水以火为源。故取之阴者，火中求水，其精不竭；取之阳者，水中寻火，其明不熄。心而为君火，言包络而为相火，后世置心而言命门，胡为其多也？

予按，所谓消阴翳“消”字，制阳光“制”字，共是有“胜”字之义，故安道解“消”字，便以“胜”字，可谓能得启玄子之旨也。只补不足以配有余，而未能胜其势，何以有得能消阴翳、能制阳光之功乎？介宾所谓“配”字，未详，是失启玄子之旨也。赵氏《医贯》曰：火之有余，缘真水之不足也。毫不敢去火，只补水以配火，壮水之主，以镇阳光，此之弊也。介宾上曰：非火之有余。下曰：非寒之有余。上下其言不相调，是又未稳当者也。学者唯味启玄子所谓“心”字，当知予是安道而非介宾矣。

攻击论第六

丹溪著《攻击注论》[1]，将正张子和之误，其旨以保护正气为本，后世业医者，所宜见也。

凡病有虚有实，其治有补有泻，故有非攻击不能治者矣。今举其略而言之。伤寒头身疼痛，恶寒发热，无汗而喘，非汗不能治之。伤寒实烦，或伤寒汗下后虚烦不眠，心中懊侬，或痰病脉浮，痰在膈上，胶固稠浊，或饮食过饱，填塞胸中，闷乱不通，尺部无脉，非吐不能治之。伤寒热毒传里，大便结实，或停食郁滞，急满卒痛，大便不通，或痢疾初起，里急后重，腹痛窘迫，或积块变成肿胀，二便不通，非下不能治之。故各对病证，既有立其方，如麻黄汤、栀子豆豉汤、瓜蒂散、藜芦散、阴阳淡盐汤、大柴胡汤、承气汤、枳实大黄汤、备急圆、玄白散、温白丸之类是也。苟明其法用之，无不随手获效。后世不能明，动辄有杀人，故病家畏而不受之。医家惩而不用之，是攻击之法，所以不行也。

赵继宗《儒医精要》论伤寒不必传经，曰：但疗以《本草经》和解之药，不必拘经。何也？药入于咽，即行诸经，融液周遍，无处不到，且为径捷，决为应病。若拘传经，不免有差误。又论伤寒吐汗下三法之误，曰：千万世之下，遭此差误，岂胜叹哉！所以有伤寒不服药为中医之语也。窃谓凡病伤寒，只依《本草经》治疗。伤寒之药，不吐、不汗、不下，以和解之，使之气味相投，自然消散。邪气除而元气复。不幸而死，方归之天，无咎医也。是吐汗下之法，非徒无益，而又害之。

① 攻击注论：指朱丹溪《格致余论·张子和攻击注论》。

今世有此论以来，弥不用攻击之法，宜汗者，宜吐者，宜下者，皆不得其法而死，是即继宗所杀也。夫伤寒有正气不甚虚，经尽气复，始终无异，变不治而自愈，如陋巷无医之地，其民不服药而自愈，是其证也。予见今医，从继宗而治伤寒，唯有其自愈者，与半表半里者得效而已。其余皆不得法而死，岂可谓之无咎医也乎？自古治伤寒者多误杀人，又间见有其不治而自愈，故病者畏值其误，欲不服药而自愈。或以为妄服药而重病，不若未重之益，是所以有伤寒不服药为中医之语也。若明其法而无杀人，何以有如此之语乎？

《黄帝内经》既论传经病证日数及汗下治法，张仲景遂祖述《内经》而著《伤寒论》。历代名医治伤寒，皆无不宗其法者。继宗却曰：吐汗下之法，非徒无益，而又害之。其弊所及，足杀天下。后世之人，是诚病家之巨贼，圣贤之罪人也。王安道曰：善将兵者，攻亦当，守亦当。不善者，则宜攻而守，宜守而攻，其败也，非兵之罪，用兵者之罪耳。观乎此，则知消导补益，推逐之理矣。继宗但疗以和解之药，是所谓宜攻而守者也。今世不畏此能杀人，反而畏宜攻而攻者，病家畏而不受之，医家亦不强用之，故攻击之法，不能流行，多有殒命于宜攻而守者，是将为病家之误欤？抑将为医家之误欤？吁嗟！医家不用之，其本繇于病家不受之；病家不受之，其本繇于医家杀人。然则究竟为医家之误也，明矣。

张介宾曰：夫伤寒之千态万状，只虚实二字足以尽之。一实一虚，则邪正相为胜负，正胜则愈，邪胜则死，死生之要，在虚实间耳。若正气实者，即感大邪，其病亦轻。正气虚者，即感微邪，其病亦甚。凡气实而病者，但去其邪则愈矣。放胆攻之，何难之有？此而当余，亦不过若吹灰拉朽①耳。予观此言，大违经旨，是又不可无以辩者也。《内经》曰：邪气盛则实，正气夺则虚。又曰：邪之所凑，其气必虚。又曰：不相染者，正气存内，邪不可干。盖正气实而不虚，邪气不能胜，其入而为病，是以有正气虚而邪气能胜也。其虚有甚与不甚，其胜亦然也。君子守道，食饮有节，起居有常，不妄作劳，故正气得实，邪气无入。《伤寒论》所谓君子固密，则不伤于寒是也。小人失道，食饮无节，起居无常，有妄作劳，故正气必虚，邪气得入。《伤寒论》所谓辛苦之人，春夏多温热病，皆由冬时触寒所致是也。予由此观之，正气得实者，无邪气得入之理；邪气得入者，无正气得实之理。介宾曰若正气实者即感大邪，又曰凡气实而病者但去其邪则愈等言，是大违经旨者也。萧万舆曰：攻必元气、病气两实，始可用毒剂。亦是其弊所及也。若为有实者，放胆攻之，虚虚之误，岂不杀人乎？

予从丹溪之旨，姑为弟子言之。人有生之初受气于天，后与谷气拜而充身，谓之真气，又谓之正气。人存此生，正气存也；人亡此生，正气亡也。其亡唯是有生之后病邪所害也。故正气者，本也；病邪者，末也。欲治病邪者，宜先察正气。《内经》曰：治病之道，气内为宝。又曰：治病必求于本。此之谓也。是以用攻击先察正气，正气甚虚者，病邪虽实，先补而后宜攻之。其攻未半，正气又虚，又补而后宜攻之。唯要虑有后日之变，病邪稍除，又宜补之。欲补之时，或既有变，先防变而后宜补之。正气不甚虚者，病邪甚实，宜攻之，病邪稍除，食养尽之，必毋过剂而害正气。正气未复，宜微补之，既复，

---

① 吹灰拉朽：吹扬灰烬，摧折朽木。比喻费力极小。

则必余邪自除。害而甚虚宜大补之，否则多有后日之变。假令无变，亦气体羸瘦，久连日月而不能起床。如中满，二便不利，危急而无待补，宜从权而蚤攻之，微迟则势极而死。正气虽虚而毋补之，病邪稍除后而宜补之。他不危急而待补，先补而后宜攻之。若先不补而妄攻之，病邪未除，正气将亡，神术圣法不能挽回之，奇方妙剂不能苏生之，是丹溪所以保证正气也。后世业医者，不可无必知焉。

孕妇治法论第七

李仲南曰：胎前病，唯当安胎顺气。若外感四气，内伤七情，以成他病，治法与男子无异，当于各证类中求之。但胎前治他证者，动胎之剂，切须审详尔。是谓常法，皆医所知也。《内经》黄帝问曰：妇人重身，毒之何如？岐伯曰：有故无殒，亦无殒也。帝曰：愿闻其故，何谓也？岐伯曰：大积大聚，其可犯也，衰其大半而止，过者死。张介宾注：所谓有病则病受之，故孕妇可以无殒，而胎气亦无殒也。予由此观之，有故而不得已，毒亦不可无用。今医多不知之，虽有知而不用，不用则不能治病，岂可无并胎而毙乎？

一妇人孕胎六月，伤食，患心腹大痛，四肢厥冷，脉绝，予应求而往。前医在傍，曰：行吐法而不吐，用理中汤二贴。予曰：是食积塞脉道，宜用疏导之法。既行吐法而不吐，何不用下利之药也？前医曰：子宜斟酌，恐是堕胎。予语以《内经》之旨，即与备急丸二粒，痛甚，昏闷而死。前医频欲灸气海。予曰：是孕妇所禁，一壮不可灸之。即与苏合香圆，摩胸下药而苏。又与备急丸二粒，暂而泻下半升许，腹痛微退，脉亦微出。欲补助脾胃，与参苓白术散。父曰：见痛难忍，尚宜用备急丸。予曰：方中有峻毒，过用则堕胎，《内经》所谓“衰其大半而止”是也。其后泻下二十余行，腹痛弥退，脉亦弥出，四日而饮食得味，十余日而至平复，遂不为动胎之患，生产而子母共安矣。

又一妇人患恶阻之证，饮食少进，时时呕吐，四肢怠惰，起则头眩，孕胎四月尚未得安。一日洊[①]好，馒头除馅而吃三个，其夕大发腹痛，四肢厥冷，脉伏，病者欲吐，入指探咽，医亦行吐法而不吐，服药则痛上抢心，闷绝而殆将死。予应请而往曰：是为危急之证，吐而不吐，宜用下利，非备急丸不能得效。前医曰：是堕胎之药，子何为不思之甚也？予引《内经》语以无殒，曰：吾子不知之，唯拘常法而已。前医曰：巴豆大毒，甚异常毒，岐黄虽有论，谁为能用哉？予曰：如此危急，必非缓法所及，纵虽堕胎，不可无用，否则不能救母，当见并胎而毙。病家不信予言，聚医相议，四日病进脉绝，药不下咽，针灸亦无效而死矣。

又一妇人孕胎五月，患伤寒五六日，不大便，腹满烦渴，舌干口燥，日晡发热谵语。予往诊，其脉沉实，曰：是承气汤之证也。其兄出入医家，素学治疗之法，故曰：大黄、芒硝恐是有堕胎乎？予语以《内经》之旨，强而与大承气汤，三日而利燥屎，诸证得减大半时，见虚烦不能眠，更与竹茹温胆汤，惧动胎之害，用炒黑半，复十日而余证痊愈。又更与养胎之剂，满月之后，遂得顺产。兄欣然悦曰：辱救妹之次[②]，非唯闻《内经》之旨，又得见子之活法矣。

---

① 洊（jiàn 见）：再次。

② 次：间，际。

又一妇人孕胎七月，患大承气汤之证。予即书其铭，与三贴而归。一医见其铭曰：是堕胎之剂，不可妄与，必有后害。病家煎而不与，即用其医治疗。四日之后，胎堕血下，谵语弥甚，烦躁不眠。从弟又来请予药，明陈以始终之事。予不能已，往诊其脉，沉微欲绝，四肢厥冷，曰：是惧毒药，可下而不下，热毒内盛，阳厥极深，故破血损胎，不堕而待何？仍语以《内经》之旨，详见有用毒之法。病家弥以请药，唯与二贴而辞。后频更医数人，遂为坏证而死矣。

又一妇人患疮疥，用外治而顿愈，变为肿满喘急，咳嗽不能安卧，发热烦渴。其时孕胎既及六月，众医无效，请予治疗。往诊其脉，沉细而数，曰：是赤小豆汤之证，不知既用此方也否？前医在傍曰：吾亦所见与子相同，方中有商陆，惧其堕胎而不用之。予引《内经》语以宜用，即加犀角，与三贴而去。前医曰：此药莫妄用。又求他医，尚有良方。病家遂从其言，更医而不得效，恶候日出，四日而死。后闻其始终，至使予大悲矣。

又一妇人孕胎七月，患肿满喘咳，气急，暂不得卧，小便短少，大便秘结。往诊其脉，左右沉数。其父曰：去年患此病，更医七八人，无效而及危笃。或人有教一方，赤小豆五合，大蒜一颗，生姜五钱，商陆根一条，并碎破同水煮烂。去药，空心食豆啜汁，小便能通，肿满渐消，二十余日之后痊愈。今年又患如此，任医而无得效，故不求医，又用此方。前医大惊曰：商陆堕胎，不可妄同去年而用之，可别有无毒之剂，唯要无小产之患。病者亦闻此言而惊，使患父请子之治疗。予语以《内经》之旨，曰：是又去年之病，不可必以为胎肿，尚宜用此方，苏颂能治肿满之方也。若无得效，予当用药矣。病者大悦，又用三日，小便稍长，肿满微消，十余日之后，消十之六七。予又往而停前方，与补中养□之剂，曰是惧《内经》所谓“过者死”之旨也。尔来诸证尽愈，遂得分娩而安矣。

又一妇人孕胎十月，患痢病，腹肚大痛，里急后重，至圊[①]昼夜近百次，多虚坐而少通利，浑身发热，烦渴引饮。三日之后，请用予药。往诊其脉，滑实而数，曰：是表里实热之证。便将与六一顺气汤。前医来进曰：是堕胎之剂，尚无他方宜与也否？予语以《内经》之旨，且曰：孕胎九、十月，健固而难殒，故毒药不敢为害。有病则不可无用，予非特有用之达人，尝有用之。《夷坚志》云：政和中，蔡鲁公之孙妇有孕，及期而病，国医皆以为阳证伤寒，惧胎堕不敢投以凉剂。张锐至，视之曰：儿处胎十月，将生矣，何药之能败。即以常法与药，且使倍服之，半日而儿生，病亦失去。吾子由此反之，当知予非妄作。故孕胎九、十月之间，常亲见用而无为害。虽然无病者，饮食毒物，多见有堕胎死胎之患。是诚足信《内经》所谓有故无殒，及介宾所谓有病则病受之之言也。前医曰：今闻子言，自得知愚医不精。遂与五日，余诸证减大半，更与调理之剂，十日而得顺产，痢病亦得痊愈矣。

予业医三十余年，多值孕妇患急病，仅书此数人将证，其余人或用毒药而得愈，或不用而死。如此，今观前医而推知之后世少得《内经》之旨。悲哉，孕妇死于缓法多也！岐黄于与何有，岂可不愍恻[②]乎？

---

① 圊（qīng 青）：厕所。
② 愍（mǐn 敏）恻：怜悯。

治病有试法论第八

今医见病而难决，先用无毒而试之，俗传谓之问药。盖己所不知，问而知之义也。其后本病报真之时，又从而用所宜之药矣。倭国非唯有此试法。大明之医，既有如此。《医门法律》曰：《周礼》令医人采毒药，以供医事。以无毒之药，可以养生，不可以胜病耳。今世医人通弊，择用几十种无毒之药，求免过愆[①]。病之二三且不能去，操养痈之术，坐误待日，迁延毙人者比比[②]，而欲己身长享，子孙长年，其可得乎是也？夫病有缓有急，急则无延时日，其先用问药之间不至死，必以至危，良医无如之何，遂遗悲于病家，苟用无毒无直治病，其缓而不急，亦不无至重。吁嗟！宜哉，《法律》之言也！然则，欲得己身长享，子孙长年，唯是当欲无毙人之弊矣。凡病有外感内伤，虚实寒热，真假难决，庸医先多用藿香正气散，待见其所决，而后用各方缓病，不为大害，急病无不至危，今世所用问药，恐大率此方也。又治伤寒间用此方，殊不知其病最急，日数相定，传变不一，纤毫有差失，死生如翻手也。予亲见有此医，岂可不叹息乎！

又调剂，忌惮人知药囊，一一书异名，故调剂之后亦不书本铭，或书煎剂，或书煎药，或书主方，究竟皆是所以起于问药也，甚则自妄立方而书配剂，是不可无大笑，又不可无大悲矣。若不用古方，自欲能立方，非积学力必不可及。《本草》药性、《内经》病论、《脉经》诊察，尽以记忆，七方、十剂、七

---

① 过愆（qiān 千）：过失。

② 比比：每每有之。

情、君臣佐使、引经等法，皆当熟玩，否则未有其不误而杀人者也。今世庸常之医，谁有记忆熟玩哉？门人在傍曰：王宇泰云，屠鹏[①]《四时治要》谓仲景《活人书》下证俱备，当行大承气，必先以小承气试之，合用大柴胡，必先以俱备决为，可下而后试之，不可与其病难决，而行试法，同口言之。大抵毒药伤正气，过用则或有后变，良工明知适中，其用无过不及，仲景本是良工，不可如此试之。王氏亦既得知此义，故以为非仲景本旨。粗工不能明知适中，与用大毒，宁用小毒，是诚屠氏之意，乃惧有过用也。门人曰：善哉，子之言也！愚得明解惑矣。

用肉治病论第九

古人用肉治病，必以问之于医，医明其病脉，又小柴胡试之。按汤剂丸散，生灵之司命也。死生寿夭，伤寒之瞬息也，岂以试为言哉？昔鸡峰张锐，宋之神医也。疗一伤寒，诊脉察色，皆为热极，煮承气汤欲饮，复疑，至于再三，如有掣吾肘者，姑持药以待病者，忽发颤悸，覆绵衾[②]四五重，稍定，有汗如洗，明日脱然，使吾药入口则已毙矣。由是观之，则屠氏之探试，虽非仲景本旨，得非粗工之龟鉴[③]欤？今观此屠氏之说，不可言必无试法，愚由此为惑，子以为如何也？予曰：是下证明其能毒，宜用则有许，否则遂无许，故多得效而无为害，

---

① 屠鹏：宋代医生。字时举，永嘉（今浙江温州）人。撰《四时治要》1 卷，已佚。

② 绵衾：棉被。

③ 龟鉴：龟可以卜吉凶，镜子可以比美丑。比喻可供人对照学习的榜样或引以为戒的教训。鉴，镜子。

是自古所以有食治也。今人无问之于医，妄从俗传而用之，非唯不得效，反而多为害。今医亦欺病家无知，而如有知偿有问者，有妄许之，是以不明而赖。不明犹盲人骑瞎马也，欲无倾覆，不亦难乎？

予略以今人所用，言之如水獭，气味甘、咸，寒，能消阳气，故阳水热胀、骨蒸劳热、血热等病，宜用之；阴水寒胀、虚冷等病，不宜用之。如膃肭兽，气味咸，大热，能助阳气，故下元虚冷、积冷等病，宜用之；火动阴虚、骨蒸消渴等病，不宜用之。今人不问阴阳寒热，其妄用而为害不少。又有妇人无子者，多用水獭，予考本草，未见载使妇人有子之功，然尝由其所用，而历试之，血虚有热者，间见得效，下元虚冷者，必见为害，是即以气味咸、寒也。又如鹳，本草载骨、脚、嘴、卵、屎，而未载肉，其载气味亦唯于骨条曰甘，大寒，是以予未知功、毒如何。今有月经不调无子者，味增煮熟用之，患虚冷冷积者，必见为害，斯知肉亦同骨而大寒也。骨、脚、嘴、卵、屎五条，其无载调经有子之功，故世间多用而不见得效矣。又如鸦，其味酸、涩而难消化，有伐脾胃生发之气。今人不知之，曰：土用鸦能补脾胃，益人，季夏取肉，味增煮熟用之。季夏属土，脾胃正旺，不从其气，反而伐之，故当时发病，则致吐泻腹痛，当时不发则致成积滞痃癖。予考本草载腊月用之，而未载季夏用之，又未载有补脾胃之功。吁！是不知依何经书也？其余所用之物甚多，皆不考本草而用之，其为害非细，故予岂可不辩乎？且某兽、某鸟有某用法、某时月不可食，不可与某物同食，同某物食为某伤生某病，鱼亦然也，大都如此者，不可无尽考矣。

针灸论第十

上古治病，药剂最少，针刺最多，而灸次之。灸少其法明，知腧穴者往往行之针多，其法虽知腧穴而不能行之，故又不可无明知其法。《灵枢》最多论针法，而所以名谓《针经》是也。予观《灵枢》，其理渊微而不易卒晓，非积年累月不能学之。是以古业针刺者，务积累之学，既明知腧穴，又明知其法，便随手获效，犹音之应声。且古道德流行，民少物欲之伤，脏腑无甚虚，病亦无甚重，故针灸得能治之，是古所以盛行也。今不盛行，其失有四：大抵赖师傅不能学《灵枢》，无明知腧穴，又无明知其法，动辄有误为害，故人畏而少用之，是其一也；世人皆贱针灸家，构礼菲于大方脉，故业彼甚多，业此甚少，是其二也；后世道德不行，民多物欲之伤，脏腑甚虚，病亦甚重，故多非针灸所及，用药剂而治之，是其三也；今民愚而不知禁忌，医虽有教而不守之，反而归咎于针灸，曰非唯无益，又能为害，是其四也。然则，针灸家非特失之，其本多因病家失之。宜哉，今不盛行也！

凡欲善针灸，宜先明腧穴；欲明腧穴，宜先明经脉；欲明经脉，宜先明骨度。虽然《灵枢》作而以来，年代甚远，传写甚多，上下内外，前后分寸，一二三等字处处相误。或有阙语而失旧文骨度，又有禀赋及疾病之变故，准之于中度，其理有难明者；或有胸腹长而臑臂、股胻短者；或有臑臂、股胻长而胸腹短者；或有臑臂长而股胻短者；或有股胻长而臑臂短者；或有肩胸广而腰腹狭者；或有腰腹广而肩胸狭者；或有腰大而腹小者；或有腹大而腰小者；或至于骨节大小、长短、形肉肥瘦。《内经》不能详言之，他经亦不见言之。书不尽言，言不尽意，欲知言外之意，不可无自尽虑。今世之医皆忽针灸，其易明者尚未能明知之，而况有尽虑于其难明者乎？予见其施针灸者，多曰某穴而非某穴，徒破良肉，令人苦痛，或犯禁针，或犯禁灸，非重其肉则生他病，缠绵而后，遂以至死。吁嗟！病家不能知之，其罪在于杳冥①之间，是天所能知也，岂可暗忍之乎？

予考《内经》，针有心法，有手法，曰：神在秋毫，属意病者。审视血脉者，刺之无殆。又曰：深居静处，占神往来，闭户塞牖，魂魄不散，专意一神，精气之分，毋闻人声，以收其精，必一其神，令志在针。又曰：必端以正，安以静，坚心无解。又曰：经气已至，慎守勿失，深浅在志，远近若一，如临深渊，神无营于众物。大都如此者，心法也。又曰：持针之道，坚者为宝。正指直刺，无针左右。又曰：持针之道，欲端以正，安以静。先知虚实，而行疾徐。左手执骨，右手循之，无与肉果②。又曰：左引其枢，右推其肤，微旋而徐推之。又曰：用针者，必先察其经络之实虚，切而循之，按而弹之，视其应动者，乃后取之而下之。又曰：手如握虎。又曰：必先扪而循之，切而散之，推而按之，弹而怒之，抓而下之，通而取之。大都如此者，手法也。苟有心手失其法，大误补泻而杀人，故《玉版》篇曰：能杀生人，不能起死者也。又曰：如刀剑之可以杀人。是医之咎也，岂可不畏乎？

今人见针以为易行，不假医手，妄刺其身，不知自害，已

① 杳冥：幽暗。
② 果：通"裹"。《灵枢·寿夭刚柔》："皮与肉相果则寿，不相果则夭。"

如昕夕[1]戏玩，愚昧之至，莫加于此。其身有病，则心手不正，不正则不能用法治病；其身无病，则心手可正，可正则可能用法治病。故《平人气象论》曰：常以不病调病人，医不病。由此观之，医尚有病不能治，人病何以有自刺而治己病乎？予尝点灸，欲寡其误，尽虑于腧穴，越有年，其难明者有未豁然，故每每无不叮咛反覆，后视其痕，则间有所误，是人不知而独自所惭也。今世庸医，既不知骨度有难明之变，又不详形之肥瘦及身之邪正，伸缩遽然以点墨，无惭其所误，甚则唯量用目而不用绳，是有何捷法而然。予迂而所不理会也。又有乞僧嫠妇[2]，托梦传神授而点灸，贫贱之人多用之，权贵亦时而用之，皆是轻命者也，奚可不悲怛[3]乎。

婴儿灸治论第十一

予见今民养子，不察有病无病，幼小之间，频灸身柱，曰预灸则不生诸病，既生则能治诸病。俗传曰：病气积于此而伤其身，犹尘埃积于柱下，生湿气而破家宅，故即名此穴谓之“尘气”。其灸而治诸病，犹用火而烧亡尘埃，是好事者，因柱字牵合以立名义。又频灸章门，曰诸病之根在于此，其灸而治诸病，犹烧树根而枝叶尽枯，故即名此穴谓之“根烧”。他穴治病犹烧枝叶，虽有暂愈后又渐生，由不烧其根而然。皆是妄作妄言也。世人多灸此二穴，其既成俗久矣。

予考身柱主治腰脊痛、癫痫、狂走、怒欲杀人、瘛疭、身

---

① 昕（xīn 新）夕：朝暮。谓终日。
② 嫠（lí 黎）妇：寡妇。
③ 悲怛（dá 达）：哀痛。

热、妄言见鬼、小儿惊痫，能蠲嗽，除膂①痛，治四时伤寒，同陶道、肺俞、膏肓，治虚损五劳七伤是也。又考章门主治两胁积气，如卵石膨胀、肠鸣、食不化、胸胁痛、烦热支满、呕吐、咳喘不得卧、腰脊冷痛不得转侧、肩臂不举、伤饱、身黄瘦弱、泄泻、四肢懈惰、善恐少气、厥逆、小便白浊，狂走癫痫、尿血、石水、久泻不止、癖块胀疼是也。苟有如此病，宜灸而愈之，予未知预灸而不生病，又能治诸病也。

先哲曰：无病致灸为逆治，是即以无病逆病也。故今无病灸身柱，或为泄泻不止，则变为慢惊风，或为喘息，或为瘘躄，或为龟胸。又无病灸章门，多为急惊风。予以愚意仔细思之，肺附三椎身柱之处，与大肠相为表里，灸火之热伤肺，大肠亦受其伤，故失传导之官，遂为泄泻之病。世人反而欢曰：是即下尘气，为病愈之兆。自任其下而无止之，无止则移伤于脾胃，中气渐虚，变而生风，所以为慢惊风也。肺是主气，本喜清虚，灸火之热伤气，有郁滞而为痰，所以为喘息也。婴儿阳火盛而阴水未长，灸火之热又助阳火乘肺而著不去，遂为瘘躄之病。《内经》曰：肺热叶焦，则皮毛虚弱急薄，着则生瘘躄。此之谓也。乳母饮食辛热之物，其热乘肺而攻胸膈，多为龟胸之病。灸火之热为此病，亦所以乘肺而攻胸膈也。《内经》曰：诸风掉眩，皆属于肝。章门，厥阴肝经之穴，灸火之热传经而动肝风，热风相扇为急惊风，予用泻青丸，多有治之。大都如此者，是非无病逆病乎？夫婴儿阴未配阳，气血未定，脏腑未固，筋骨未刚，故不胜灸火，酷烈多有致伤生病。然则无病者，不可妄灸诸穴，岂止身柱、章门二穴也乎？昧者不知其致伤，频频灸

---

① 膂（lǚ旅）：脊骨。

此又灸彼，殊不知禀赋怯弱者，最能致伤也。予见今为医者，间从世人有妄许身柱、章门等灸。吁！当知者未知之，何况有世人知之乎？

导引按摩论第十二

《内经·异法方宜论》曰：中央者，其地平以湿，天地所以生万物也众，其民食杂而不劳，故其病多痿厥寒热，其治宜导引按跻。故导引按跻者，亦从中央出也。盖土位中央，寄旺四维，其地平而无高下，在气令为湿，天地和缓不偏处，所以生万物也众，故其民食杂物安佚而不劳动。土在人为脾胃，主四肢及肌肉，不劳动则气血不行，肌肉失气血，有渐侵于湿，其病发而为肉痿。是以《痿论》曰：有渐于湿，以水为事，若有所留，居处相湿，肌肉濡渍，痹而不仁，发为肉痿。故《下经》曰：肉痿者，得之湿地也。又安佚而不劳动，脾胃不能消化，故杂物凝滞为病，从所主而发四肢。寒凉之物凝滞为病，使阴气盛而阳气衰，其民患寒厥，四肢为之寒；温热之物凝滞为病，使阳气盛而阴气衰，其民患热厥，四肢为之热。是以《厥论》曰：阳气日损，阴气独在，故手足为之寒也。又曰：肾气日衰，阳气独胜，故手足为之热也。其余为寒热之病亦多，所以食杂物而不劳动也，其治宜导引按跻。《至真要大论》曰逸者行之是也。华佗曰：人体欲得劳动，但不当使极耳。动摇则谷气得销，血脉流通，病不得生，譬如户枢不蠹，流水不腐也。古之仙者为导引之事，熊经鸱顾，引挽腰体，动诸关节，以求难老。吾有一术，名五禽之戏：一曰虎，二曰鹿，三曰熊，四曰猿，五曰鸟。亦除疾，兼利蹄足，以当导引。是有《内经》以来为得岐黄之旨矣。

今世按筋骨，摩皮肉，及扪积块，谓之取身机。其说曰：身者，身体，包皮肉、筋骨而言之。机者，机关，指要会而言之。身体、皮肉、筋骨，皆有要会之处，或按或摩，以取其处气血流行而病不生，虽有既生，亦自得除，是取身体机关之义，乃古导引之支流也。《官能》篇曰：缓节柔筋而心和调者，可使导引行气。予今观缓、柔、和、调四字，知不可极力而按摩之。故华佗曰：但不当使极耳。后世妄用手法，反而至致大害，所以不知此旨也。张介宾曰：导引者，但欲运行血气而不欲有所伤也。故惟缓节柔筋而心和调者乃胜是任，其义可知。

今见按摩之流，不知利害，专用刚强手法，极力困人，开人关节，走人元气，莫此为甚。病者亦以谓法所当然，即有不堪，勉强忍受，多见强者致弱，弱者不起，非唯不能去病，而适以增害。此言欲救后世之害，惜哉，今人不能用也！《官能》篇又曰：爪苦手毒，为事善伤者，可使按积抑痹。手毒者可使试按龟，置龟于器下，而按其上，五十日而死矣，手甘者复生如故也。此所谓爪苦手毒者，倭国所谓苦手是也。此所谓试法，非旷日不能为之，灵龟寿而难死故也。今试使其人按积块，或动，或鸣，是即苦手也。予玩味此按龟之义，知不可极力而扪之，是亦导引行气之属。气行血顺，积块自减。然则，宜缓柔，而不宜刚强，其本为事善伤，又极力而扪之，积块未减，脏腑先伤，脾胃日衰，饮食渐少，形肉既脱之后，不死而待何也？今世业此法者，多是瞽者、寡妇，未尝读半行之书。宜哉，不知古法也！故见其饮食渐少，弥以为积块所致，极力而杀人，岂不可悲乎？

一士人曰：吾患腰腿至足瘦痛，服药五十余日，如得效而复初，其后二十余日，忍痛以取身机，渐觉倦怠，变为痿躄，别无所苦，饮食亦进，行步艰难，无如之何，故请治疗，为吾尽虑。予诊其脉，左右虚细，曰：取身机缓柔为宜，刚强则反而伤气血，机关失其养，开而不坚固。吾子今变痿躄，是因忍痛而受刚强，其脉虚细是伤气血也。予与八珍汤加苍术、黄柏，劝以数剂，无得微效，三年之间，更医不知其几何人，后遂为废疾，一步不能行，是非张氏所谓开人关节乎？

又一僧患右肩至手枯细痿弱，不能举动，请服予药，曰：初患肩背痹痛而难回顾，服药十余日，右肩大加痛，频用众医之药。一医不能得效，故三十余日之间休药而取身机，痹痛既愈，后渐如此。予诊其脉，便问手法。僧曰：缓柔则不能得效好，而佣刚强之手。予时引《内经》之辞，详语以刚强为害，曰：脉虚浮是因伤气，右寸最虚，是因病在右肩，其本伤气，右即属气故也。仍而与补中益气汤加木香、桂枝，月余而不得效。又用他医之药，其后痿弱下至右足，半身不遂而似中风，十日不能饮食，元气虚之而死，是非张氏所谓走人元气乎？

又一男子，禀赋实强，气血有余，常任实强而喜运动，未尝觉有郁抑之患。一日偶然过其家，见极力而取身机曰：吾子有何病而如此也？男子曰：今日为角抵之戏，肢节痛而不自由，愚以为气血凝滞所致。前日用此法再三得效，未知子以为可又以为不可也？予曰：禀赋实强，常喜运动，是非气血凝滞之人，唯有当时为痛而已，故虽不用治法，过时则自可愈。既为角抵，又妄极力，是动重动，必当为害。所以不知华佗所谓不可使极之义也。予即引《内经》语以其为害，尚未信予。言每每用此法，积累之后，大伤气血，关节失养，动摇无力，年未满四十，如老衰之人。其时信予，自悔而不及，求□以用药，日久无得效。故请用予药曰：患系此患，乃不信子言也。予诊其脉，两手虚浮，是非内伤脏腑，唯为外伤气血，遂与大补汤加附子少许。前医见其铭曰：既用此方，不得微效。十日而休，男子直语以前医之言，予曰：加附子也否？男子曰：全用本方。予曰：观所患无善于此方，前医不得微效，是少日数又不加附子也。吾子欲得效，弥当信予言矣。男子强而服药，半日无为怠慢，故渐得效，动摇觉力，唯不能复实强，为恨是非张氏所谓强者致弱乎？

又一士人患消渴，服众医之药后，服予药月余而愈。肌肉未长，肢节无力，然依病愈而厌药，唯为饮食补养耳。一日过邻家之次，欲诊脉，而过其家，士人使瞽者极力取身机，退座向予曰：吾从无病之时，常好此法而为癖，虽罢亦自不能罢，且非极力心不得快，四五日之间又为癖，如此气血渐行，肢节觉力，故知此法有益于吾，未知子以为如何也？予语以其害而未信，尚任心所欲而为癖，肢节日弱不能起床。一月之后初知其害，又请服予药，喝与七八贴。其后累医，遂不得效，饮食不进，憔悴而死。是非张氏所谓弱者不起乎？

又一商人曰：吾患积块，心腹满闷，动摇发喘，药剂、针灸皆无得效。二十余日之间，佣苦手而扪腹，虽得满闷稍轻，反而饮食难进，是吾所为惑，故欲□明辩。予诊其脉而后问苦手所施，商人曰：扪心用缓柔，扪腹用刚强。予即引《内经》试法，详辩其所施失法曰：两手沉滑，其病为痰积，右关虚弱，若手刚强伤脾胃，反而饮食难进，此之由也。若欲服予药，当休佣苦手。商人曰：诺，吾将休矣。予与溃坚汤加瓜蒌仁，又欲补助脾胃，与参苓白术丸，每服五十丸，一日二次，十日之后，有得微效。苦手者来曰：病决为积块所致，非脾胃虚弱所致，尚用愚手，必当得愈，妄用补助之药，泥以益满闷，饮食亦弥难进，岂不致危笃乎？商人又惑其言，休药而扪心腹，饮食渐减，肌肉削瘦，病家见以为危，频用数医之药，遂不得效而死矣。

又一匠人患疝气，腹痛，小便秘涩，或有时而痛，上抢心，请予治疗。曰：无他所苦，饮食如故，必辱子药，不日而愈。予曰：可畏后害，莫求速效。诊其脉弦急，是诚为疝气，与五苓散加苦楝子。三日之后，又往诊其脉，见使瞽者极力而扪腹，予曰：是违《内经》之法，内伤脏腑，可立而待。苟行此法，必莫刚强。匠人曰：缓柔则不能得效，刚强则小便能通，腹痛亦退。吾本脏腑坚固，脾胃运化得常，是以饮食如故，何为伤之有也？予曰：汝今恃坚固，后必当噬脐。即辞药而去矣。匠人不信予言，尚极力而扪腹，一月之后疝气渐愈，小便秘涩变为遗尿，动辄浸衣，为之大患。故又使父来谢曰：向不信子言，今噬脐而不及，请再辱药幸甚也。予往诊脉，两尺虚微，曰：是刚强扪腹，内伤膀胱，其气不约而所致，非积药力无得效。与以参芪汤，连日而自若，于时授以方，久服八味丸，是亦无得效，服他医之药。四年之后，旧证大发，遗尿遂不愈而死矣。

又一妇人患月经久闭，小腹有块，为痛时时，小便涩少，服药不能愈，缠绵历日月，请予治疗，往诊其脉曰：两尺沉伏，是经闭之脉，通经则块自消。故与以养真汤。二三日之后，又往诊其脉，老媪就床扪腹，亲见其所忍痛，是以引按龟之义，苦教以必莫刚强。病者曰：自前日而用此法，每用小便能通，痛亦暂止，服药之间，于今如此。数日之后，又往诊脉，饮食不进，四肢无力。予曰：是刚强扪腹，内伤脾胃而所致。故今日之脉，右关见虚弱，无休此法，药不得效。病者反而休予药，尚佣老媪以扪腹后，医亦果不得效，饮食遂厥而死矣。

予尝业以来，见如此者甚多，仅撮而欲惩后人，其余不遑尽书之。呜乎！致此害者，乃不能如法也。若有能如法，是中央所宜，其食杂而不劳之民，当为除疾长命之宝。《内经》曰：谨道如法，万举万全，气血正平，长有天命。此之谓也。世欲长命者岂可不谨乎？

汤治论第十三

今世庸医，不知汤治有泻无补，动辄不察虚实，有俾人多用之。宜哉，病家妄用成俗也！《本草纲目》温汤条下藏器曰：下有硫黄，即令水热，犹有硫黄臭。硫黄主诸疮，水亦宜然。时珍引《渔隐丛话》曰：汤泉多作硫黄气，浴之则袭人肌肤。唯新安黄山是朱砂泉，春时水即微红色，可煮茗。长安骊山，是礜石泉，不甚作气也。朱砂泉虽红而不热，当是雄黄尔。有砒石处亦有汤泉，浴之有毒。石硫黄条下又曰：产石硫黄之处，必有温泉，作硫黄气。《人子须知》曰：世言汤泉，是硫黄在下，故水上出沸热。或曰礜石在下，此固莫得而辩。大抵龙之旺气，融而为泉。泉而沸热，其气发散，不能结穴，亦不必泥为硫黄、礜石也。《本草纲目》以为诸石所致，而有热毒，其谓不热，唯是朱砂泉也。《人子须知》以为龙之旺气所致，而非诸石所致也。予邦牟娄郡、濑户、真白、浦滨砂，处有汤泉，其凿及深而无石。由此观之，非诸石所致，是诚龙之旺气所致也。故汤泉所在，非有必产硫黄、礜石之类矣。夫火热发散，不泥是其常也。若及其变化，则不无凝坚为石，如天有雷火为砧，人有淋热为石是也。然则，汤泉所在，有产硫黄礜石之类，是龙之旺气所变化也。所谓不必泥为硫黄、礜石，岂非唯知常而不知变乎？又有风土自产诸石，而无龙之旺气生汤泉，又有龙之旺气生汤泉，而风土别自产诸石，其地相同，其本不与二书共，未尝谓之，不能无遗憾者也。

《人子须知》未尝谓其有毒，然既谓发散，则毒在其中。今以服药，言之凡发散之剂，其毒伤正气，故邪气为病用之，正气虚弱不用之，汤泉发散亦然也。藏器曰：诸风筋骨挛缩及肌皮顽痹、手足不遂、无眉发、疥癣诸疾，在皮肤骨节者，入浴。皆是言治皮肉筋骨之病，遂不言治精神、脏腑之病，所以专有发散之功也。藏器又曰：浴讫，当大虚惫，可随病与药及饮食补养。非有病人，不宜轻入。皆是以有其毒伤正气也。故无病者徒以求虚病，宜用者亦有浴后虚病，岂可不为有泻无补乎？今人有浴后虚病辄曰：此知中汤，中则得效。不知补养，反而为欢。或无病者，不知有藏器之戒。君长用则已，亦相伴以用。或一治病者，再用俗名谓之报汤，皆能为害而不悔之。无他，今医不教故也。其所谓主治之外，今世有治湿病。盖湿之为病，其因有内外：如瓜果、酒浆、湿面之类，过餐则伤脾胃，伤则不能运化，停于三焦，注于皮肉，是为之内伤；或感山岚瘴气，或被雨湿蒸气，或远行涉水，或久坐湿地，或汗衣湿鞋，是为之外感。外感其治宜泄汗，汤泉所以得效也。若不知此义，内伤妄用之，必以伤正气致虚，虚之患外感亦重，则深入脏腑，脏腑受伤则无异内伤，皆是不可不以详焉。又有治跌扑折损之病，盖其为病，瘀血凝滞所致。故得寒冷则益为凝滞，得温热则消散为愈。《内经》曰血气者，喜温而恶寒，寒则泣不能流，温则消而去之是也。其凝滞脏腑者，非服药不能治之。其凝滞皮肉筋骨者，汤泉能治之，是以其气热而有消散瘀血之功也。虽然虚弱者，不可妄用焉。又间有托汤治而为游观，虚病、郁病自能平复。盖大抵游观有五益：久远帷箔，无侵淫欲，一益也；出外而游行，忘家事之烦，二益也；动履则脾胃运化，无甘美而侑饮食，三益也；景光风物，转迁闻见，无执欲以偏荡心神，四益也；每日无闲，居为郁滞，关机利通，气血顺流，五益也。此五益补虚，又能开郁，故虽不用药，自能平复矣。今世汤治为利，仅有知此，比之于为害，千百之什一也。若后医者从予以教人，冀有省其成俗之弊乎。

卷第十二　药剂类

药剂总论第一

凡医日用是即方剂。其方有七方，曰大、小、缓、急、奇、偶、复；其剂有十剂，曰宣、通、补、泻、轻、重、涩、滑、燥、湿。欲知其义，详见载籍。七方假如曰：大方有二，有君一、臣三、佐九之大方，病有兼证而邪不一，不可以一二味治者宜之；有分两大而顿服之大方，肝肾及下部之病，道远者宜之。十剂假如曰：宣可去壅，生姜、橘皮之属是也。又曰：外感六淫之邪，欲传入里，三阴实而不受，逆于胸中，天分气分窒塞不通，而或哕或呕，所谓壅也。三阴者，脾也。故破气药，如姜、橘、藿香、半夏之类，泻其壅塞。又曰：春病在头，大法宜吐，是宣剂即涌剂也。又曰：宣者，升而上也，以君召臣曰宣是矣。凡风痫中风，胸中诸实，痰饮寒结，胸中热郁，上而不下，久则咳喘满胀，水肿之病生焉，非宣剂莫能愈也。吐中有汗，如引涎追泪嚏鼻，凡上行者，皆吐法也。其余不遑举之，唯各言一而已。且立方调剂，至为服用，其间始终可兼知不少。单行、相须、相使、相畏、相恶、相反、相杀之情，酸、苦、甘、辛、咸、淡之味，寒、热、温、凉、良、犷之性，热因寒用、寒因热用、通因通用、塞因塞用之法，制造有依病，分两有轻重，用水有多少，取水有诸法，火势有文武，煎煮有生熟，丸、散、汤、酒各有所宜是也。其义亦详见载籍，欲知者当就而考焉。古医勤学，明知其义，立方调剂，则无不对证。

欲用古方，则易觉其旨，药品加减，分两增损，皆得宜而不失本体，至煎煮、服用，不可无尽教。故病无不愈，可谓良医也。今医无学者，未曾有知之，有学者多知之，虽有知而不明，不明则不能立方者，是恐不明而有所误也。今有立方而不用古方，予亲见其医，反而无学，可谓盲人不畏蝮蛇也。呜乎，妄作莫甚于此矣！予忆欲新立方，明知其义，先久习用古方，医熟之后，当立是从古方而出新方，如平日所用以不危，故商辂曰：始于用方，而终至于无俟于方，夫然后医之道成矣。伯子曰：入方之内，而游方之外。《易》曰：方以知。又曰：神无方果且为有方乎哉？果且为无方乎哉？无方而有方，有方而无方，其斯大医之门，蹈道之径也。二家之言，至矣尽矣！然则未熟者，当用古方，而况无学者乎？若妄立方，无不害人，其害非总论所详辩，故别立论而为次焉。

不用古方论第二

张洁古曰：运气不齐，古今异轨，古方新病，不能相同也。自为家法。赵继宗曰：古人立方，乃因一时一人之病。后世恐医差误，要依古方，医人畏忌，以执方治病为能。但今人之证，与古时之方，其间男女、大小、轻重、浅深，岂能一一相合？况其中或有不依《本草经》，卒意立方者，故其治病少效。必须药不执方，只依《本草经》，临病对证而用药为当也。世称知药性者，莫如东垣。尝考东垣《汤液本草》“半夏”之条，曰半夏治伤寒往来，寒热表里之中，有各半之意，所以名半夏。若观其言，似为有理，但半夏之名，一夏九十日，四十五日半夏乃生，谓之半夏。《礼记·月令》《历书》皆载明白。若谓表里寒热之中，而名半夏，半字可解，而夏字实为难解也。以此立言，不见依经，任凭己意者。予顾道有常有变，不可无两，知常者，亘于古今；变者，合于当时。故常者可传于后世，变者不可传于后世。或知常而不知变，或知变而不知常，皆是一偏之见，不可必无误也。古人立方，治病之道，无不依《本草》而求之，其录而传于后世，多是常用经验，当亘于古今者也。故往往有用而得验名家，亦多有用焉。若有古方不宜于今，古人岂可传之于后世乎？又岂可有用而得验乎？张、赵二家之言，是知变而不知常也。张氏其书不传，亦不知常故也。此所引《汤液本草》之言，议小柴胡汤，其本张仲景《伤寒论》之方也。东垣以为因半夏有各半之意而用之，遂至使赵氏误以为古人或卒意立方，是诚不依《本草经》，岂非不思之甚乎？

刘河间曰：妄言时世之异，以为无用，而多不习焉。王安道曰：甚则持为文具，又甚则束之高阁，而谓其法宜于昔，而不宜于今，由治乱动静之殊。戴叔能曰：甚者至于屏弃古方，附会臆见，展转以相迷，而其为患不少矣。皆是所以悲不用古书古方也。凡著书救后世者，便因有仁爱之心，故欲无卒意而误人，必无不叮咛反复。虽然其道甚弘，其事甚多，偶有不觉而为卒意，如谓有各半之意，是名医尚如此，而况不名医乎？后世学者自尽明察，舍其误而用其不误，可谓是能好古者也。若泥其误而舍其不误，世无可用之书，又无可用之方矣。夫人之为病，古今多无异，大抵为治宜用古方，唯其加减宜合于时，二家全以舍古方，是不能好古者也。若有因时世而不对，宜新立方而合其变，苟欲新立方者，熟玩《本草》《内经》，如病态、脉状、药性、能毒及七方、十剂、七情、君臣佐使、引经等法，咸明而当为得其道也。若不得其道，以立方不可无误而害人。故王汝言患其害，曰：东垣、丹溪之书，大行于世。今之医者，见其不用古方，率皆效颦①，辄自制方治病，药性不明，处方无法，鲁莽乱投，反致变证多端，遂难识治。若非平日熟读《本草》，深究《内经》，而轻自制方者，鲜不误人也。予今不见有一如东垣、丹溪之医，动辄曰古方不宜于今，而多害人，是皆非二家之咎乎？

商辂曰：医者意也，如对敌之将，操舟之工，贵临机应变。方固难于尽用，然非方，则古人之心弗传。茫如望洋，如捕风，必有率意而失之者矣。方果可以不用乎？虽然，方固良矣，然必熟之《素问》以求其本，熟之《本草》以究其用，熟之诊视以察其证，熟之治疗以通其变。始于用方，而终至于无俟于方，夫然后医之道成矣。商氏此言，为至当之论。悲哉，今世无如此达人也！许学士曰：予读仲景书，用仲景法，然未尝守仲景之方。丹溪见此言，以为得仲景之心矣。盖医立方出于法，法方共本出于心，苟得心用，法即为用其方。故许氏谓未尝守而不谓未尝用，是究竟不舍古方者也。罗太无曰：用古方治今病，政②如折旧屋揍③新屋，其材木非一，不再经匠氏之手，其可用乎？是又不舍古方者也。丹溪引此许、罗二氏之言，以为全舍古方之证，是未能详矣。然则，其不知常而全舍古方，是大不可者也；其不知变而全用古方，亦是不可者也。常变两知而医云乎。

---

① 效颦（pín 贫）：即效矉。语见《庄子·天运》。喻不善模仿，弄巧成拙。

② 政：通“正”。恰好。《南齐书·桓康传》太祖谓康曰：“卿随我日久，未得方伯，亦当未解我意，政欲与卿共灭虏耳。”

③ 揍：通“凑”。凑集。宋朱熹《奏救荒事宜画一状》：“奏为本路灾伤，已蒙圣慈支降钱三十万贯，更乞揍作二百万。”

药方不能得效论第三

凡药方对证而不能得效，其害所以有三家之失也。盖药其产有土地，其采有时节，其拣有新故，其修有法度，一忽则性味不全，不全则不能得效，是卖药家之失也。又有优劣、真赝，择药而蓄；有加减、制造，从时而宜；有禁忌、煎服，从方而教；一忽则功用不全，不全则不能得效，是医家之失也。又不知犯禁忌而自致伤，或不知前医药毒生变，或不知与瞑眩之药，或不知煎服违医教，或不知病重而药力未到，初如不应，则不强用，不强用则不能得效，是病家之失也。若一家有失，则药不能得效，而况三家、二家共是有失乎？

罗谦甫治一疾不痊，疑药之未对，谦甫为审视己真，自信其方不悖，遂专用之，竟莫效，既而悟曰：此等品味，非采不以时，则产非其地。徐为自择精辩之，仍前方，服得痊愈。此初不能得效，系无产地、采时之择，是即卖药家之失也。

昔宋南阳太守盛次仲有疾，用小柴胡汤为散，连进三服，胸满，召朱肱。肱曰：小柴胡汤煎清汁服之，能入经络，攻病取快。今乃为散，滞在膈上，宜乎作满。因煮二剂与之，顿安。此初不能得效，系前医制造不宜，是即医家之失也。

朱丹溪治赵立道患滞下①，年近五十，质弱而多怒，七月炎暑，大饥索饭，其家不能急具，因大怒，两日后得滞下病。口渴，自以冷水调生蜜饮之甚快，滞下亦渐缓，如此五七日，召丹溪。视脉稍大不数，遂令止蜜水，渴时但令以人参、白术煎汤调

① 滞下：痢疾的古病名。

益元散与之，滞下亦渐收。七八日后，觉倦甚发吃[①]，丹溪知其因下久而阴虚也，令其守前药。然滞下尚未止，又以炼蜜饮之，如此者三日，吃犹未止。众皆尤药之未当，将以姜、附引之。丹溪曰：补药无速效，附子非补阴者，服之必死。众曰：冷水饮多得无寒乎？丹溪曰：炎暑如此，饮凉非寒，勿多疑。待以日数，力到当自止。又四日而吃止，滞下亦安。此初不能得效而尤药之未当，系不知病重而药力未到，是即病家之失也。

昔日如此之辈甚多，不暇尽言之，是欲略言其既所然，而证今益所然也。予按，此三人，历代名医，皆是有明决之智，非唯知其失，又能除其疑。宜哉，病家强用其药也！赵氏更生恶候而发吃，是最难除其疑者也。非有丹溪之智，诚无知之何矣？今世多愚人，医亦少明决，不能知其失，不能除其疑，初不能得效，不强用其药，后频更而不能对证，疑惑错乱而遂至死。每见其至死，予以堪太息，殊不知此害在旁，召医而多议论之家也。故于富贵之家，屡见此害；于贫贱之家，其见几希矣。苟欲无此害者，非知失除疑者，而谁欲知失除疑者，非精学明道者而谁？

补阴丸论第四

赵继宗曰：补阴丸，丹溪所制，专欲补阴以并阳也。但天为阳而地为阴，天能包地而地不能包天，日为阳而月为阴，日无亏而月有缺。是以伏牺画卦，乾卦则三连，坤卦则六断。人禀天地、日月、阴阳之气以成形，人身之阴阳即天地日月之阴阳也，岂有二乎哉？是以人身手足三阳、三阴之气，独诸阳气

---

① 吃：即呃逆。

上至头面而耐寒，诸阴气皆至胸颈而还，亦如天地之与日月也。阳有余而阴不足，乃天地、日月、人身之常经，若遇吐血、泻血、尿血、鼻血、血崩产后之亏损，补之则可，亦不可过剂，如言阴之不足，必欲补而并阳，是谓逆阴阳之常经。窃恐其地终不能包天，月不能无缺，坤卦之常终不能相连，人之阴气终不能上至头面，从见其饮食失常、血脉颠倒、腑脏反复、肠胃虚冷，为膨胀、为呕吐、为泄痢，而他证生焉。有不可胜言矣，间有不生他病者，亦其幸也，可不谨哉！

张介宾曰：丹溪引日月之盈亏，以为阳常有余，阴常不足之论，而立补阴、大补等丸，以黄柏、知母为神丹，家传户用，其害孰甚？又曰：自河间主火之说行，而丹溪以寒苦为补阴，举世宗之，莫能禁止。揆厥①所由，盖以热证明显，人多易见，寒证隐微，人多不知，而且于虚火实火之间，尤为难辩，亦孰知实热为病者，十中不过三四，虚火为病者，十中尝见六七。夫实热者，凡火也。凡火之盛，元气本无所伤，故可以苦寒折之，信守任心，何难之有？然当热去即止，不可过用，过则必伤元气，况可误认为火乎？虚火者，真阴之亏也，真阴不足，又岂苦劣难堪之物所能填补，矧沉寒之性，绝无生意，非唯不能补阴，抑且善败真火，若屡用之，多令人精寒无子，且未有不暗损寿元者。第阴性柔缓，而因循玩用，弗之觉耳。又曰：自余有知以来，目睹苦寒之害人者，已不可胜纪②，此非时医之误，实二子传之而然。先王仁爱之德，遭敝于此。使刘朱之言不息，则轩岐之泽不彰，是诚斯

---

① 厥：其。

② 纪：通“记”。记录。《左传·恒公二年》：“文、物以纪之，声、明以发之。”

道之丈魔，亦生民之厄运也。

萧万舆曰：奈何丹溪以黄柏、知母为补阴之用，未免遗议千古。赵献可曰：自丹溪先生出，而立阴虚火动之论，亦发前人所未发，可惜大补阴丸、补阴丸二丸中，俱以黄柏、知母为君，而寒凉之弊又盛行矣。嗟乎！丹溪之书不息，岐黄之道不著。今世医者，多致惑于此言，无用补阴丸、滋阴降火汤等剂，甚则诸方省黄柏、知母，自初而无蓄之于药囊，故火动阴虚之人，频年殒命弥多矣。予著《阴阳总论》《阴阳共为宝论》，详辩阳有余阴不足，有常有变。丹溪能知其常，不可补泻，补阴丸唯欲补其变不足，继宗以为补其常，岂非自误之甚乎？丹溪论阴阳，非止指气血，诸阴、诸阳兼在其中。此补阴丸之阴，指肾水而言之，所谓吐血以下之证，皆是指血为阴者也，岂非失立方之旨乎？凡病虽不可举计，无外于寒热、虚实，非热则寒，非寒则热，非实则虚，非虚则实，故知热者必能知寒，知寒者必能知热。虚实亦然，未有不知热而能知寒，不知寒而能知热也。苟有为隐微而不知寒证，安有为明显而知热证乎？

《内经》曰：壮火之气衰，少火之气壮；壮火食气，气食少火；壮火散气，少火生气。此所谓壮火，是即实火病必发热，是即实热火壮，则必伤元气。故《内经》所言如此，东垣承此旨以为元气之贼，曰：火与元气不两立，一胜则一负。可谓足发明也。介宾所谓凡火，恐是五性厥阳之火，其本相火，游行而所动，其壮而为元气之贼一也，何以可谓凡火之盛，元气本无所伤乎？上文既曰夫实热者凡火也，下文又曰况可误认为火乎，其言矛盾，莫此为甚矣。《内经》所谓少火之“少”，非言虚少之义，是对壮火之“壮”。唯言平和不壮，平和则生元气，故曰少火生气，虚少则力不足，何以有能生气乎？若为病当发寒证，何以有发热证乎？虽然火旺阴虚而发热，后世曰虚热，又曰虚火，其虚非指火，指阴而言之。故介宾曰：虚火者，真阴之亏也。今医皆从此言，遂不能改正焉。丹溪承少火生气之旨曰：天非此火不能生物，人非此火不能有生。旧能知真火不可败，即由此言而可见之。予亦著《肝肾补泻论》，凭据乎丹溪之言，既得论火为有生之实，不可妄泻之义。此丸用黄柏、知母欲泻壮火而不壮，不壮则为少火，无食气散气之害，是泻中有补，元气至渐复。诸家本草以为泻火补水不亦宜乎？介宾唯此二味以为善败真火，费辩而叠出诽谤之言，欲为天下后世之罪人。吁！非唯攘斥丹溪，又至暗《内经》之旨。然则予亦曰，使介宾、献可之言不息，则轩岐之泽不彰。是诚斯道之丈魔，亦生民之厄运也。此言非私于丹溪，将任理而除害矣。率泻五脏之火，是用苦寒之药，心火用黄连，肺火用黄芩，脾火用芍药，肝火用柴胡，肾火用黄柏、知母。李时珍曰：古书言知母佐黄柏，滋阴降火，有金水相生之义。黄柏无知母，犹水母之无虾也。故往往多相须而行，丹溪便得由此义。介宾惧而不用之，何药以为泻肾火也？如巴豆、斑蝥之类宜用，则必无不用，唯有制法与不过剂之要，安可一概惧而不用之乎？予见良医用古方，无专赖其对证，必察脾胃虚实，既有他所害也否？用舍加减，各适其宜。如王汝言用补阴丸，石泉子用滋阴之剂，脾胃虚弱加白术、陈皮、干姜之类是也。故补阴丸之方，后不言用舍加减，今医亦能适其宜，岂不无神丹之功乎？若不对证而用，或虽对证而过剂，非为无精寒无子，暗损寿元之害，皆是用者误也，勿归咎于丹溪矣。

六味丸论第五

龚廷贤《万病回春》载六味丸曰：治肾虚作渴，小便淋闭，气壅痰涎，头目眩晕，眼花耳聋，咽燥舌痛，腰腿痿软等证，及肾虚发热，自汗盗汗，便血诸血，失音。水泛为痰之圣药，血虚发热之神剂。又治肾阴虚弱，津液不降，败浊为痿，或治咳逆。又治小便不禁，收精气之虚脱，为养气滋肾，制火导水，使机关利而脾土健实。此诸般奇功，予尝有经验，又由此而扩充。频年有治他病，病人之宝，莫此为贵，所谓脾土健实之言，是唯所不敢默者也。今世人多耽淫欲，妄漏精，而患阴虚，方中能补阴，何有优于此？其用而得效，俚俗亦知之。动辄咨医志此方，自家调剂而服之，天下赖以治阴虚，不知其几何人也。然间有不及半剂而止者，曰：虽云为痰之圣药，反而泥胸膈生痰。又曰：虽云使脾土健实，反而害脾胃妨食。是予所悲也，岂可不辨乎？

盖火炽水衰，不能制火，上迫肺分，肺气受其伤，失通调水道，津液凝滞而成痰，是火动阴虚之痰也。此方补水制火，肺气不受火伤，其气渐健，通调水道，津液流行，痰自不生，是诚可谓痰之圣药也。若素有痰者，用姜制地黄，不与痰相泥后，必当成功。故时珍曰：姜汁浸则不泥膈。予更教痰盛者，淡姜汤送下，非唯便服法，最有能成功。今人不得圣药之功，所以不知有此义也，又免地黄害脾胃，有缩砂酒制法，其最益人，医皆所知，脾胃不虚者亦宜用此法，唯恨庸医忽略，与病家不知而已。时珍曰：缩砂，补肺醒脾，养胃益肾，理元气，通滞气。沈石匏曰：缩砂仁之辛以润肾燥，引诸药归丹田，故用以蒸地黄，取其达下也。今由此观之，缩砂是肺肾脾胃之药，得能通滞气而达下，免地黄泥脾胃为害之患矣。

予见后世多有患脾肾之虚，其义既论于前，今日不重复焉。夫地黄诚以害脾胃，兼其虚者，莫妄用之，必用缩砂酒制法，其虚不甚者免害，其虚甚者，虽用此法有不能免而至为害，宜不补肾而补脾，脾实则化谷输精，肾得受其精，不补而自实。故孙真人云：补肾不若补脾。如此，则龚廷贤曰：脾土健实，而使脾胃虚者强，服之是大误也。今世卖药家，多有售此方，故厌调剂者，必求之。不知以贪利为务，而无全制法也。又不知久过日数，败坏而失性味也。予今见世人服此方，有不为丸而直尝之，甚则无用汤而送下，弥泥失达下之功，生痰妨食不亦宜乎？然则不及半剂，其因有三：一因兼脾虚，二因失制法，三因失服法。欲用此方者不可不知焉。

八味丸论第六

王宇泰《证治·类方》八味丸条曰：治命门火衰，不能生土，以致脾胃虚弱，饮食少思，大便不实，脐腹疼痛，夜多漩溺等证。赵献可《医贯·八味丸说》曰：君子观象于坎，而知肾中具水火之道焉。夫一阳居于二阴为坎，人生与天地相似也。今人入房盛而阳事易举者，阴虚火动也。阳事先痿者，命门火衰也。真水竭则隆冬不寒，真火息则盛夏不热。是方也，熟地、山萸、丹皮、泽泻、山药、茯苓皆润濡之品，所以能壮水之主，肉桂、附子，辛润之物，能于水中补火。所以益火之源，水火得其养，则肾气复其天矣。益火之源，以消阴翳，即此方也。盖益脾胃而培万物之母，其利溥矣。又《消渴论》曰：或问下消无水，用六味地黄丸，可以滋少阴之肾水矣，又加附子、肉桂者何？盖因命门火衰，不能蒸腐水谷，水谷之气，不能熏蒸上润乎肺，如釜底无薪，锅盖干燥，故渴。至于肺亦无所禀，不能四布水精，并行五经，其所饮之水，未经火化，直入膀胱，正谓饮一升溺一升，饮一斗溺一斗，试尝其味甘而不咸可知矣。故用附子、肉桂之辛热，壮其少火，灶底加薪，枯笼蒸溽，槁禾得雨，生意维新。唯明者知之，昧者鲜不以为迂也。昔汉武帝病渴，张仲景为处此方①，至圣玄关，今犹可想，八味丸诚良方也。

予著《水中无火火中无水论》与《命门论》，既论命门者，水中之阳，其本非火，相火至动而化为火之义。又著《寒热求其属论》，既辩妄指火之源以为在命门之误，学者就此三论而参考，当知王、赵二家之非矣。凡物发生于地，非土独所运化，由地下有水，水中有阳而为其本，故春末夏初之时，阳旺则发生弥盛，人身脾土之下有肾水，肾水之中有真阳，亦是同其理者也。若真阳虚冷，而不能升脾，上不能得发生之本，其气渐虚，运化失常，水精不能四布，五经不能并行，至患八味丸所主诸证，此丸补水中之阳，能益发生之本，故运化复常，诸证尽愈，是以其中有附子、肉桂辛热补阳之品也。予由此思之，运化复常，肺禀熏蒸，水精四布，五经并行，干燥渐润，渴病亦愈。宜哉！武帝病渴，仲景处此方也。二家共不知有此义，直见命门为真火，遂费釜底无薪，灶底加薪，枯笼蒸溽等言，妄指火之源，以为在命门，大失《内经》及启玄子之旨，所著书中见其论，火置心而言命门，十之八九也，故见治其不足，皆得用八味丸矣。予考《内经》诸篇，五脏相生，子母之道，

① 汉武……此方：当属讹误。汉武帝刘彻公元前140年至公元前88年在位，而张仲景约生于公元150年，卒于219年，二人生活年代不同。

唯见言心火生脾土，不见毫言命门生脾土。后世新著臆说，置心而言命门，故又赵氏《气虚中满论》曰：脾土非命门火不能生，虚则补母之义，不可不知究竟。皆是所以不明《内经》之旨也。今世多惑二家之言，动辄用此丸而误人，予每有见其医，即无不悲叹矣。

一士人患烦渴引饮，气血渐衰，肌肉消瘦，延予曰：病来值于二三医，皆谓宜用八味丸，自习其方而调剂，既服及三十余日，非唯不得其效，反而消瘦如此。予诊其脉，左寸洪大，两尺微小，曰：是心火燔炽，肾水不足所致。附子、肉桂辛热而益火，火弥炽则肌肉弥消瘦，吾子强服此丸，不死而待何也？仍与降心汤加黄连少许，二十余日之后，烦渴减半，肉亦少长，六十余日而得痊愈矣。

又一士人患舌上赤裂，大渴引饮，少食羸瘦，大便如常，小便清利，其脉数而右寸洪大。予曰：是心移热于肺，传为膈消之证。与以白虎加人参汤，十余日而未能得效。一医来曰：是八味丸之证，必不日而得愈。病者性急而喜速效，便止予药以从其医，十日而无效。医时增丸数，二十余日之后，忽发大热谵语，痰喘壅盛，不省人事。又延予诊，脉滑数而促，曰：是热毒上迫心肺，非药所疗。故辞而去，众医技穷，二日而死矣。

予考历代名家之书，消渴因真阳虚冷甚少，因阴不足阳有余甚多，见其所与之剂，颇用苦寒滋润，今医不察其因，每每误人如此，予仅撮二士人，将证余如此矣。

又见胸膈痞塞，饮食少进，呕恶肠鸣，脐腹疼痛，大便不实，漩溺频数等证，今世庸医率与此丸，以为因命门火衰不能生土，脾土虚弱而失运化。是不知此诸证，因脾土独虚甚多，真阳虚冷甚少也。又甚则常与之于老人，曰：老衰非帛不暖，此丸药暖于帛，最益漩溺频数之人，世愿长命者何不服也？《内经》曰：男不过尽八八，女不过尽七七，而天地之精气皆竭矣。又曰：年四十，而阴气自半也，起居衰矣；年五十，体重耳目不聪明矣；年六十，阴痿，气大衰，九窍不利，下虚上实，涕泣俱出矣。大抵论阴精衰竭之时，此时乘衰而阳火多炽，阳火炽则必发热证，后世明辈亦承此旨。故河间曰：老人之气衰也，多病头目昏眩，耳鸣或聋，上气喘咳，涎唾稠黏，口苦舌干，咽嗌不利，肢体焦痿，筋脉抱倦，中外燥涩，便溺闭结，此皆阴虚阳实之热证也。丹溪曰：人生至六十七十以后，精血俱耗，平居无事，已有热证，何者头昏目眵，肌痒溺数，鼻涕牙落，涎多寐少，足弱耳聩，健忘眩运，肠燥面垢，发脱眼花，久坐兀睡，未风先寒，食则易饥，笑则有泪，但是老境，无不有此。仍而论热药，热物不可轻饵，其说见于《格致余论·养老论》。然则，附子、肉桂之辛热，是反而促命者也。且见丹溪此言，溺数亦为热证，非止真阳虚冷所致。所谓最益漩溺频数之人，是又一偏之见，不可无误而促命矣。自汉以后多用此丸，今世赵氏最多用之。故今信《医贯》者，如余无所用方。殊不知火动阴虚甚多，真阳虚冷甚少也。噫！是多用则多误人，赵氏之罪岂不大哉？予亦非无用，用则得奇功，叮咛以察其因故也。医者察焉！医者察焉！

消暑丸论第七

喻嘉言《医门法律》载消暑丸曰：治伏暑引饮，脾胃不利。半夏一斤，用醋五升煮干，甘草生用，茯苓各半斤，上为末，姜汁糊丸，毋见生水，如桐子大，每服五十丸，不拘时，热汤送下。中暑为患，药下即苏。伤暑发热头疼，服之尤妙。夏月常服止渴，利小便，虽饮水多，亦不为害。应是暑药，皆不及此。若停痰饮，并用生姜汤下。入夏之后，不可缺此。予每见此方，无未尝起疑，仍而考《本草》，见有暑病用半夏、茯苓，反而可为害，未见有药下即苏之功也。凡暑药之中，得奇功无优于香薷、白扁豆，何以谓暑药皆不及此乎？《内经》曰：大毒治病，十去其六；常毒治病，十去其七；小毒治病，十去其八；无毒治病，十去其九；谷肉果菜，食养尽之；无使过之，伤其正也。予既承此旨，辩无病服药之害，纵虽曰无毒，不可妄服之。半夏有毒之药，神农以本下经，有病则当治病，无病则伤正气，故不可多服之，又不可久服之，何以谓夏月常服乎？又何以谓入夏之后，不可缺此乎？噫！自立消暑丸，而至于今，乃知医家病家为害甚多也。是以予常见信《医门法律》者，即辩害而使其人不用此方矣。

一商人罹于病，予应其请而往。邻家有医来曰：主人夏初患头痛发热，四肢倦怠，饮食不进。一医以为伤暑，与《医门法律》消暑丸，因得微效，久不易方，顷更发恶寒，自汗盗汗，咳嗽，故吾倍加柴胡，与补中益气汤，浃旬①而不得效。病家将辱治疗，子以为如何也？予诊其脉，虚细而数，曰：初所患世俗曰注夏病，仲景所谓春夏剧，秋冬瘥者也，其本阴虚之所致。弥变为火旺，阴虚恐是消暑丸所误也欤。医变色曰：半夏化液润燥，茯苓长阴益气力，何以为所误也？予曰：时珍云：半夏涎滑能润，辛温能散亦能润，故行湿而通大便，利窍而泄小便。由此思之，少液之病，宜用润之；阴虚之病，过剂反而

① 浃（jiā 加）旬：一旬，十天。

至亡津液。是以有其涎滑，辛温利窍行湿也。故又时珍云：阴虚劳损，则非湿热之邪，而用利窍行湿之药，是乃重竭其津液，医之罪也，岂药之咎哉？医曰：茯苓长阴，《本草》所载，子见为如何也？予曰：肾中有邪，其害消阴。茯苓伐肾邪，使阴免其害，免害则阴自长，是长阴之义，其本非补阴之药。故《名医别录》曰伐肾邪，长阴。吾子唯取长阴，而遗伐肾邪之言，所以不知此义也。若为补阴而过剂，反而致消阴之害，是以有其淡渗、利窍、行水也。故丹溪曰：阴虚者不宜用也。医曰：然则，茯苓利药而非补药，此益气力知言，子见为如何也？予曰：夫气属阳而不属阴，茯苓能益阳气，故配人参、白术、甘草最为补气之圣药，名曰四君子，是贵其功用也。医曰：如茯苓无毒之药，气虚平复之后，尚服之，其气益实，有得寿之功，古《神农本经》曰：久服安魂养神，不饥延年。吾未知子欲从此言也欤？抑欲从《内经》所谓十去其九之言也欤？予曰：唯气贵其和平，益实而为太过，不可无必致害，故《内经》曰：久而增气，物化之常也。气增而久，夭之由也。孙思邈曰：药势有所偏助，令人脏气不平，即得承此经旨矣。《神农本经》之言，非庶几乎？仙骨之人，不能得其功，俚俗多欲之人，无不反而促年。故昌黎伯铭李子之墓曰：余不知服食说，起自何世，杀人不可计，而世慕尚之，益至此其惑也。张弼《梅岭仙茅诗》亦曰：使君昨日才持去，今日人来乞墓铭。皆是非反而促年乎？又见刘河间之言曰：仙经虽有服饵之说，非其人不可也。此谓其人者，庶几乎仙骨之人也。率欲用药，先欲无害，否则多误人，岂止消暑丸乎？医曰：善哉明辩也！于时与病家请药矣。予曰：主人脉病，共重用药，亦难得效。与以滋阴降火汤，加柴胡地骨皮数日而无效，寄书以固辞。其后，更医众多，遂不得效而死矣。予久不值其医四五年，而会病家，来进曰：见前医用消暑丸，动辄有危害而无得效，吾不敢默，语以子言，故悔其所误，顿止而无用焉。予曰：吾子不敢默也，岂非病家之幸哉？

麦煎散论第八

吴崑名《医方考》曰：此攻郁劳之方也。少男思其女而不得，则有留精。室女思其男而不得，则有留血。孀妇有所思，则气结而有留瘀。其理一而已。谓之留者，精血已离其位，但留于经脉关要之区，阻塞气血流行之道也。气，阳也，阻而塞之，则积阳为热，故令蒸蒸骨热。血，阴也。阻而塞之，则积阴为疰，故令四肢攻疰。曰风血攻疰四肢者，风血内搏，四肢无力而倦怠浮肿也。鳖甲、干漆，攻坚削积之品也，所以治精血之留结。柴胡、石膏，解肌清热之药也，所以去骨蒸之内热。思则火结于心包，故用常山以开其结。郁则气留于六腑，故用大黄以推其陈，当归、生地，生新血也。白术、甘草，致新气也。赤茯苓，所以导丙丁之邪。浮小麦，所以止骨蒸之汗。而麻黄根之加，乃以其形中闭，为止汗之最捷尔。东坡云：此黄州吴判官之方也，疗骨蒸肌热盗汗极效。吴君宝之，不肯妄传也。虽然，此攻击之剂，唯少男、室女、孀妇，真气完固，始可用之。若男妇交接气弱者，犹禁与也。予信此言，暂用此方，非唯不得效，反而发恶证。或为不食，或为羸瘦，或为泄泻，或为呕吐，恐是大黄、常山、石膏苦寒攻击所致也。故时生疑不敢用之，后觉火动阴虚之义，弥知为不宜用之方矣。

夫小男、室女思而不得，心火为血气所妄动，相火承命下至命门，频起阳事煎熬阴精，故虽无外泄而内虚，犹煎汤涸于釜中。孀妇有所思，亦不异此义，是即未嫁娶者，有火动阴虚之由也。其思而不得，是郁而不开，煎熬阴精亦虚，无异劳损。所谓郁劳者，得名诚为当，虽然其因始于郁，其病成于虚，故欲施治疗，不宜用攻击。吴崑拘其因，以为郁病，费留精、留血、留瘀等言，欲后世医者，知其用攻击之义，是不知煎熬而涸，无可留精血也。予按，吴判官宝之初，由有偶中东坡，吴崑唯得相传，逐未曾有试用者也。苟有试用，必知其害，安有载书而误人乎？古人集方编书，间杂录如此方医者，妄用则必害人，莫尽为有试用而信焉。噫！予初信而用此方，自误害人，无所逃罪，故今惩其害而立此论，唯欲无后医害人而已。

五香汤论第九

夫婴儿阴未长，无能兴阳为配。男子十六岁而精通，女子十四岁而经行，是便因有得乳哺水谷，而渐养其阴。古人养子，饮食衣服忌热物，所以避有消阴壮阳之害也。故丹溪《慈幼论》引《礼记》曰：童子不衣裘裳，矧可口热物乎？倭国裁制婴儿之衣，离决腋下以纳凉风，是即不衣裘裳之义，可谓得合《礼记》之旨也。世间虽由其事而不能知其义，故无忌热物，至使子生病矣。

今新生婴儿，一七日之间，医多与五香汤，曰是能解胎毒，不为诸疮疡肿之患，俚俗亦从为常，是可酷怜者也。凡子在胎中而蒙热，其热发病为之胎毒，故古医解其毒用清热之药，如黄连、甘草、朱砂炼蜜是也。然今用香窜辛热，岂非冰炭相反乎？古治诸疮疡肿制此方，用之于毒气入腹，烦闷气不通者，是以有香窜辛热能通其气也。其余热渴昏昧，口燥咽干，大便硬，小便涩者，最为忌之，安可用之于胎毒乎？又安可用之于无病乎？若无病者用之，反而足生热病。故予见婴儿服此方，反而多患诸疮疡肿。又如二便闭结、丹毒、胎黄、胎惊夜啼、口疮重舌等病，其不可发而得发者，此方所以有助其势也，俚俗愚而不知之，皆是为医家之误矣。

人参破坚积论第十

李言闻曰：孙真人云：夏月服生脉散、肾沥汤三剂，则百病不生。李东垣亦言生脉散、清暑益气汤，乃三伏泻火益金之圣药，而雷敩反谓发心痃之患，非矣。痃乃脐旁积气，非心病也。人参能养正破坚积，岂有发痃之理？观张仲景治腹中寒气上冲，有头足上下痛不可触近，呕不能食者，用大建中汤可知矣。一医曰：今玩味此李氏之说，陶弘景《名医别录》所谓补坚积，“补”字当改作“破”字，乃传写之误也。

予按，见雷敩之言，以为非是尚可也。所谓破坚积，是大不可矣。盖《神农本草经》三卷，为君，主养命以应天，无毒，多服久服不伤人，欲轻身益气不老延年者，本上经；为臣，主养性以应人，无毒有毒，斟酌其宜，欲遏病补虚羸者，本中经；为佐使，主治病以应地，多毒，不可久服，欲除寒热邪气，破积聚愈疾者，本下经。陶氏曰：上品药性，亦能遣疾。但势力和厚，不为速效。岁月常服，必获大益，病既愈矣，命亦兼申，天道仁育，故曰应天。又曰：下品药性，专主攻击，毒烈之气，倾损中和，不可常服，疾愈即止，地体收杀，故曰应地。今由此思之，上品下品，无毒有毒，其间相远，天地悬隔。人参为君之中最有君子之德，故主养命，亦优诸药，毫无攻击收杀之毒，当为上品中之上品，不可与下品破积聚同年而语之。陶氏解经如此，则能知其义，何以可谓破坚积乎？若果有破坚积之毒，神农何以可本上经乎？

《内经》曰：肾者主水，受五脏六腑之精而藏之。是以补五脏，其精归肾，最为肾精之补。《神农本经》人参主治曰补五脏，安精神，《内经》之义，即在此中。虽然后人混同乎五脏，未知其最为肾精之补。故陶氏更曰补肾精，而欲使后人能知其义。斯知“坚积”二字，必是“肾精”字之误也。李氏暗于陶氏之旨，未尝知改“坚积”二字，反而改“补”字，曰破坚积，其弊惑后人，多有如一医矣。又就字形而考之，“破”“补”相远，而难误，“坚积”“肾精”相近，而易误。予将不改其难误而改其易误，李氏不改其易误而改其难误，孰以是非，达者辩焉。吁！恨时珍尚未知改，反而正误载此说也。是以今世如一医者，不知人参最补肾精，且曰是养正破坚积，攻补相兼之药。积聚痰饮不宜阙之，纵虽难过剂而不为害病者，亦惑而用之，逐泥为停滞之助，轻者至重，重者至死，岂不可哀乎？予既著《本草经论》《夏月伏阴在内论》，得辩无病服药，与妄服生脉散之害，学者有详见此二论。肾沥汤、清暑益气汤不可妄服，亦当推知之，故不及辩焉。

商陆治肿胀论第十一

《本草纲目》载商陆附入于毒草之类，诸家皆谓其有毒，不能如时珍之详，曰：商陆苦寒，沉也，降也，阴也。其性下行，专于行水，与大戟、甘遂，盖异性而同功，胃气虚弱者不可用。医读《纲目》者知之，俚俗往往不知之。每患水肿胀满之病，不拘多少，水煎服之，或同赤小豆煮熟食之。得效则曰肿胀神药，为害则不曰其所为。庸医间曰：古人多用之，宜哉。今人又用而得效也，故弥用而不已。予岂可无悲乎？

夫商陆苦寒有毒，下行通利，其得效亦速，其为害亦甚。阴水寒胀者，最不宜用之。阳水热胀及血热生疮，变为肿胀者，脾胃未虚，则宜用而得效。古人察其宜不宜，安有一既用之乎？今世俚俗用而为害，是不知有阴阳、寒热、脾胃虚实之不同也。故今有欲用而问者，予能察脉证以许之，病稍退则止，以与补养，唯虑有其伤脾胃之毒耳。若过用，则必无不为害，而况自初脾胃虚者乎？凡欲用药治病，当知方剂之理，剂料各轻，则各缓其功，剂料各重，则各逞其功。递相拘制，则不能放其毒；不相拘制，则独能放其毒。故品位最多，剂料最轻，得效亦迟，为害亦微；品味最少，剂料最重，得效亦速，为害亦甚。单方不易用是此理也。呜呼，俚俗全不知之，有病则恣用一二味，其为害甚多，何止商陆也乎？

药酒古今大异论第十二

《内经》以前有造药酒，岐黄既得用治疾，故有著《汤液醪醴论》，及已鼓胀以鸡矢醴。其后历代所造，有不易枚举者。或临时而制之，或累日而酿之。如人参酒、地黄酒之类，为补虚而造之；如茴香酒、菊花酒之类，为治疾而造之。皆用得效者也。今世所造药酒，非为补虚治疾，唯取能快口香美以为乐，是以相和以辛辣热毒之物，反而得为致虚生疾之害矣。陶弘景曰：忍冬，煮汁酿酒饮，补虚疗风。常年益寿，可常采服。是补虚兼治疾者也。陈自明《外科精要》又有忍冬酒主治诸痈疽，忍冬藤、甘草节水酒煎而服之，是临时而制之，非累日而酿之，是专治疾者也。倭国所造忍冬酒者，其名相同而实大异，如丁香、肉桂之类，和曲而投烧酒中，日久酿而后成是也。予考《本草纲目》如丁香、肉桂之类，气味辛辣，热毒长火消阴，煎熬气血。烧酒气味辛甘大热，有大毒，与火同性，得火即燃，同乎焰硝，过饮败胃伤胆，丧心损寿，甚则黑肠腐胃而死。故尝视嗜忍冬酒者，其毒反而得生痈疽，是非名同而实大异乎？凡香美快口者，多用烧酒造之，不知其有生疾促命之毒，反而称以延命长命等名。愚哉痴哉！或炽痰火，或为眩晕，或为心痛，或为消渴，或为肺痿，或为肺痈，或为麻痹，或为痿躄，或为目盲，或为失血耗气之患矣。夫酒之为害，经传所戒，学者自古无不知之，虽然不畏圣贤之言，多惑美味而得嗜之。予医而关有其责，难忍视其不畏者，且烧酒为害，最胜于诸酒，岂可不敢赘焉乎？

药品优劣因风土论第十三

凡天下之物，不可胜计之，其间有无优劣，是因风土自然也。人饮食其物，养身又治病，故寿夭系于此，不可无必择焉。予试言其有无。纪州有杨梅而无林檎，武州有林檎而无杨梅，北州有鲑鱼而无鲣鱼，南州有鲣鱼而无鲑鱼。天下九州相远，由此而可推知，又自此有无而见之，必有优劣可推知矣。予邦所产甚多，今见粳米一种，那贺郡为优，日高郡为劣。气味美恶，人皆知之，其余草木，多有如此。一邦相近尚然，而况天下相远乎？夫药治病救命，不可无必择。优则其力有余，有余则必能得功；劣则其力不足，不足则不能得功。病重而无得功，岂不至危笃乎？古欲能治病者，择上品而用之，假如上党人参、怀庆地黄、川蜀芎䓖、温州橙皮、辰州丹砂之类是也。今医忽略而无择之，欲能得功不亦难乎？予见移种而栽草木，培养既足，则无不生其形，虽有相似性味，功用不全。今见萝卜一种，纪州味甘，信州味辛，互移其种，变于风土，辛终为甘，甘终为辛，其味如此，其功可证，药草亦必然也。

倭国旧无芎䓖，后世得种而栽肥后，丰后、丹后、山城、大和诸州多有。之前年久有川芎，不来其价甚贵而难求之，医家皆用倭芎，其后弥用弥栽，翕然成俗，希用川芎，予亦从俗而用倭芎，亲试其功劣于川芎，故病重则不厌费，无不必用川芎矣。又近往远东者，得种而栽人参，妄认其形相似，以为不违真也。予见其用治病，每每不能得功，卖药家间伪而乱真，医家不可无必择焉。李时珍曰：人参得地之精灵，故有土精、地精之名。《广五行记》云：隋文帝时，上党有人宅后每夜闻人呼声，求之不得，去宅一里许，见人参枝叶异常，掘之入地五尺，得人参，一如人体四肢毕备，呼声遂绝。观此则土精之名，尤可证也。予由此观之，其名其实大异，诸药莫轻易见。而如川芎，苟非本土所产，无得地之精灵，性味必失其实，何以有能治病乎？予考《本草纲目》产地有数处，上党以为上品，其功优于他处。古来相传，欲试上党，但使二人同走，一含人参，一空口，度走三五里许，其不含人参者必大喘，含者气息自如，人参乃真也。予按，其他数处，亦是风土自然所产，其功优劣大异如此也。若移种而非本土所产，安有庶几上党百分之一乎？今世庸医未尝知之，纵虽有知而无择之。噫！是治疗之害，至成病家之悲矣。

代药论第十四

张洁古言：以沙参代人参，取其味甘也。朱奉议言：犀角地黄汤，乃阳明经圣药。如无犀角，以升麻代之。后世凭据此言，医家多用代药，或以贝母代半夏，或以锁阳代苁蓉，或以地黄代龟板，或以藁本代川芎，其为害不少也。岂可不悲叹乎？夫人参之根如人形，有神其名谓之人参神草，是不可轻见之物也。故补诸虚，益百损，起死于无何有之乡，其能利人，不易枚举，天下古今何药代之宜哉？三尺童子，亦能知而贵重也。此物少于世价，贵而难求，庸常之医多无用之。杨起曰：近因病者吝财薄医，医复算本惜费，不肯用参疗病，以致轻者至重，重者至危。是悲叹其无用者也。若欲能治病者，不吝财而求之，且撰①优劣以用上品，动辄无不奏奇效。昔得良医之名，多因此所致也。暮世人心甚偷，吝财而不求之，每每用代药，何以奏奇效？今得庸医之名多因此所致也。予见其所用代药有一种曰小人参，因其本产于萨摩，或名曰萨摩人参，又因其形有节，或名曰节人参。茎叶花实虽曰相似，其根大异而味甚苦，未知有得微效也否？又间见用荠苨，岂止用沙参也乎？王海藏辩朱氏之言曰：二物性味相远，何以代之？盖以升麻能引地黄及余药同入阳明也。予尝从此言数年，用升麻历试其功，劣于犀角，虽有病愈而难得速，不若其无代之益矣。

一农人患衄血，昼夜六七次，无他所苦，食亦如常。请予弟子而治，六日之后，增剧，病家大惊，而请予治。往诊其脉，两寸洪大，仍而与犀角地黄汤，明日使人告得微效，四日之后衄血殆止。弟子来而问药，予语以其所与。弟子曰：愚所与亦是也，其时用尽而无犀角，代以升麻，岂非此失乎？予曰：汝能知吾所失，初用犀角必当顿愈，对证而不得效，多是药力不足也。其后患眩晕二十余日，与滋阴健脾汤而

---

① 撰：同“选”。《周礼·夏官·大司马》：“群吏撰车徒，读书契。”陆德明释文：“撰，息转反。”贾公彦疏：“择取其善者。”

愈矣。

又一士人患吐血，一日五六次，七日服药而不得效，更发寒热，脉芤而数。予应其求而往，与犀角地黄汤。二日之后寒热既退，四五日之后吐血减大半。又往诊其脉曰：不过十日而愈。前医在傍曰：主人病势甚重，吾治而不得效，子用何药以得如此速效也？予曰：用犀角地黄汤，全依本方而无加减，是常所用方也，不敢求速效矣。医曰：吾亦用此方，未审初不得效，弥重而得效也。予曰：此方多从朱氏，无犀角则用升麻，不知我子无用也。医曰：吾诚无犀角而用升麻。予曰：病轻择有时而得效，重则非犀角不能治，主人病重安有得效乎？医曰：吾今知自误也。其后果愈，无远日速，饮食无味，颜色未复，补养而安矣。

又一旅人，沉醉之后患吐血，心痛眩晕，发热烦渴，前医无得效，请用予治疗。往而诊视，脉证对犀角地黄汤，故与五日，诸证渐退，吐血亦减十之二三，月余而平复，即得归故乡。其后在于乡再发，如前年，偏境无良医药，不能得效。病者慕予治疗，不远长途而来，语以始终，且出短书曰：是前医所用，将便于参考。予即见所记犀角地黄汤也，又见方后所记曰：地僻而无犀角，信教以用升麻。予额而不言，与以前方六七日之后得微效，病者亦欢，而加服数二十日之后，诸症得痊愈。予曰：吾子今服而得愈，是即故乡前医所用，初不能得效，用代药故也。自今以后，唯宜禁酒，否则必为终身之患。后从予言，遂又不发矣。类多如此者，不暇悉言之，仅以言一方之害，欲使后医觉诸方也。吁！夫犀角易求尚然，而况人参难求之物乎？

振药论第十五

凡煎煮药剂，其法各依病。水有多少，火有紧慢，又取汁有多少生熟，或有一二沸下余药，其间要无些①过不及，否则虽对病症，其药不能得效，故古令老成者看守火候。今医亦有知，而教病家俚俗，忽略而失其法，药无效则归咎于医，病家之所失，医岂有能知乎？今治婴儿病，无煎煮药剂，囊盛而投沸汤，振出而与其汁，名谓之振药。治妇人之病，亦有时而然，是今医所误而予所患也。盖水之多少，火之紧慢，汁之生熟，其法不同，是以其病有虚实也。婴儿亦有虚实，即无异于大人，服之大小，唯有异而已。今谓振药是何法也，且如姜、枣、竹叶之类，一切省略而无加，是又何法也。予按，性味有易出者，又有难出者，仅投沸汤而无煎煮，其易出者亦必难出，不出则药力不足，不足则不能得功，何况其本难出者乎？殊不知病不能愈，多因药力不足也。然则，今世婴儿之病，当愈而不愈，多属咎于与振药之医矣。《和剂局方》婴儿汤剂尽为细末，沸汤点服，恐是因服小而不易便于煎煮也。今与振药，即以类此，其失皆是起于忽略矣。夫散，散也。水能清万物，故荡涤脏腑，开通经络，调阴阳等诸大病用之汤散，依病其法如此，苟有失法，反而为害。如用小柴胡汤为散，反而作胸满之类是也。《局方》尽为细末，岂非大失其法乎？予由此思之，婴儿汤剂亦当煎煮，幼而不能自服，当绵帛蘸与之，不能恣服而过时，药汁败坏以失性，当煎煮新药，必莫惜其费。后世之小方脉用予言，幸甚也欤。

---

① 些：一点儿。

药忌铁器论第十六

苏恭曰：㕮咀，商量斟酌之也。寇宗奭曰：㕮咀，有含味之意，如人以口齿咀啮，虽破而不尘。古方多言㕮咀，此义也。李东垣曰：仲景言剉如麻豆大，与㕮咀同意。夫㕮咀，故之制也。古者无铁刃，以口咬细，令如麻豆，为粗药。煎之，使药水清，饮于腹中则易升易散也。今人以刀器剉如麻豆大，此㕮咀之易成也。若一概为细末，不分清浊矣。此言有疑也，岂可不辨乎？

《易经》下系辞曰：包牺氏殁，神农氏作，断木为耜，揉木为耒，耒耨之利，以教天下，盖取诸益。张季明《医说》又曰：炎帝神农氏，长于姜水，因而姓姜，人身牛首，生有圣德，始教天下耕种五谷而食之，以省杀生之弊。尝味草木，宣药疗疾，以救夭伤之命。予按，《神农》宣药，是药剂之初，可谓古之制。是其时也，神农之大圣大智，明阴阳五行之道，克知金克木之理，当铸金铁而平木，故此所谓断木必不可无铁刃。东垣所谓古者无铁刃，是予所有疑也。古方㕮咀以为粗药，劳力而难速成，后世剉以筛去细末易成，而不劳力。世即有铁刃，口㕮咀诸药，拾其易成，用其难成，是又所有疑也。盖《神农本草经》三百六十五种，其中草木为甚多，金铁杀代草木，即为金克木之理，故金铁剉药则害性味，性味不全则难成其功。古之㕮咀而不剉，是无他，忌金铁也。苏、寇、李三家皆不知其义，逐至为非说矣。吁嗟！苦㕮咀，难成后世，渐无忌金铁。予自知其义而无忌，从世以流于忽略故也。岂非可愧乎？又岂非可惧乎？今尚所忌之药，唯有二三十种，是亦庸医无不忽略矣。

《医学正传》，或问：黄柏、地黄之类，俱忌铁器蒸捣，何欤？曰：夫地黄、黄柏之类，皆肾经药也。钱仲阳谓肾有补而无泻。又曰虚者补其母，实者泻其子。盖肾乃阴中之少阴，为涵养真元之水脏，其所以忌铁器者，防其伐木泻肝，恐子能令母虚也。竟无他说。天民未尝知咬咀之义，妄费辞而为凿说，如此见者，弥以不知其义，唯为肾经药忌铁器，他经之药皆无忌，是非展转相讹乎？李时珍曰：凡诸草木药，皆忌铁器，而补肾药尤忌之，否则反消肝肾，上肝伤气，母气愈虚矣。此所谓凡诸草木药皆忌铁器，是与予同趣，足知金克木之理。惜哉！此所谓补肾药尤忌之，是即惑于天民之说也。

门弟子在旁曰：蔡虚齐《蒙引》云：耒耜二体皆木，盖彼时创作之始，未知以铁为耜也，臼犹以掘地为之，则其时可知。愚由此言而观之，以铁为刃，亦未可知乎？予曰：天下除铁刃之外，无一可断木之物，纵虽未知铁为耜，不可无知以铁刃，否则何以有能断木为耜也。大圣大智不可无，必以知焉。弟子又曰：如先生之言，诸药当忌铁器，玉石、骨齿、牙角、甲版皆坚实而口难咬咀，是亦一一当忌也不？予曰：玉石金铁，本同其性，虽用铁器而不为害，是所以同性相应，同气相求也。凡动物之骨，同人而属水，齿牙及角亦类于骨，难咬咀者，当用铁器，非唯不为害，又能养其性，是金生水之理也。龙者东方之神，属木而主肝病，故自古龙骨、龙齿、龙角皆忌铁器，是金克木之理也。羊者，火畜，而羚羊属木，故羚羊角入厥阴肝经甚捷，方书未见有谓忌铁器之言。如此入肝经之药，予窃以为当忌，是又恐有金克木之害也。龟者阴中至阴之物，禀北方之气而生，故龟甲、龟版属水，皆是当用铁器。鳖虽如类于龟，其色青而入肝，故鳖甲主厥阴血分之病，其理当忌铁器，乃同于羚羊角也。尚间有如此者，今不暇尽陈焉。予弥由此思之，古当忌者当忌之，不忌者不当忌之，其最当忌者，唯是草木诸药品之中，莫多于此。故用铁器为甚少，用㕮咀为甚多，后世传言其多曰：㕮咀者，古之制也。弟子又曰：《太清服谏书》言，银，禀西方，辛阴之神，结精为质，性钢戾，服之能伤肝，此所谓伤肝，即杀伐草木之义。然煮药用银器为良，不知先生是亦当忌也不？予曰：金、铁、铜皆有毒而银无毒，用其有毒，不若用其无毒，必以为良，是不可也。自此伤肝而观之，是亦岂不当忌乎？唯用瓦罐最为良矣。倭医间论忌铁器，其说皆出于臆见，是不考古也，予为不足辩焉。弟子少顷又曰：愚今玩味明教药方对证，其功迟缓，多因无忌铁器之有也，悲哉！

度量衡论第十七

古昔黄帝命伶伦始造律，本黄钟之数，以起度量衡。其后历代损益不少，亦皆无离黄钟之数也。王宇泰《证治准绳》，张介宾《类经附翼》备载其说，予今不赘焉。

夫方剂之道，生于度量衡，皆医所知而不能明知，是无他，损益不少而难穷也。黄帝用纵黍尺，夏禹用横黍尺，虽如不相同，其实无损益。殷尺以夏尺一尺两寸五分均作十寸，周尺以夏尺八寸均作十寸二代之，损益如此。殷尺最大于周尺，故唐人谓之大尺。由唐至明用之，名曰今尺，又名营造尺，即明木匠所用曲尺也。唐高祖武德四年，行开元通宝钱，其径唐尺之八分，十钱之径八寸，是夏尺之一尺也。倭幸有开元通宝之钱，以钱考尺，则度可知量衡，亦因此而可知矣。予集其钱而见之，有大小厚薄不同，其中者十二钱半之长，即当倭曲尺，一尺是明所用曲尺也。又因有大小厚薄，或轻或重而不同，相平以取中者，即当倭称八分，故一钱二分半，即当倭秤一钱，十二钱半即当倭秤十钱。十钱为一两，即当倭秤八钱，谓之宋广秤，古谓之复秤，分而用其半谓之晋半秤，是五钱，一两即当倭秤四钱，倭人所谓四钱一两也。今用四钱三分为一两，十两为锭银一枚之重，未知其何凭据也？宋广秤之时，二钱半为一分，五钱为二分，七钱半为三分，十钱为一两。晋半秤之时，一钱一字为一分，二钱半为二分，三钱三字为三分，五钱为一两，皆谓之大分之分。又十分一钱，其一为一分，十分为一钱，谓之小分之分。假如方中谓二两三分，三两一分之类是大分也，如谓一钱八分，三钱五分之类是小分也。

《和剂局方》等谓一升者，有一百二十四钱之重，即十二两一分三铢六累，当倭秤九十九钱二分也。如此则一合有十二钱四分之重，即一两五铢七累，十分累之六，当倭秤九钱九分二厘也。谓五合者，有六十二钱之重，即六两四铢八累，当倭秤四十九钱六分也。谓三合者，有三十七钱二分之重，即三两二分五铢一累，十分累之八，当倭秤二十九钱七分六厘也。谓水一大盏者，即此一升也；谓一中盏者，即此五合也；谓一小盏者，即此三合也。凡方后谓盏者，不加大、小、中字，唯谓一盏二盏，皆是用大盏者也。又用半秤，则以五合为一升，其升得径二寸五分，深一寸二分矣。虞天民曰：凡云用水一盏，即今知白茶盏也，约计半斤之数，余仿此。半斤有八十钱之重，当倭秤六十四钱，是比中盏小过，比大盏大不及，天民谓大约，不可拘此数，唯从其贴数，轻重宜用大盏或中盏，然则，用倭秤八十钱而为一盏，误也。吴绶曰：凡方称铢者，二十四铢为两，一两分为四分，六铢为一分，计二钱五分也。称字者，一钱有四字，一字计二分五厘也。世有古今，时有冬春，地有南北，药有良犷，人有强弱，不可执一，且如大陷胸汤用大黄六两，今用六钱足矣。若人壮病大者宜之，人弱病小者又当减半，或只用三四分之一可也。芒硝一升，今用二三钱足矣。甘遂二两，只可用一分或半分而已。若无活法通变，而胶柱鼓瑟，未有不至于杀人者。慎之慎之！

天民曰：凡古方分两，重数太多，难凭修合，今悉改为小剂，且如一料①十贴之数，原方用药一两一贴，止该一钱，从其轻重，以十取一，唯效东垣都作一服之义，庶使后学依方修合之便云。《和剂局方·凡例》曰：是书原宋之御局惠民者，故铢两太多，若今修合，不必执泥，或十分之一，或百分之十皆可，后世专由如此之言，悉改为小剂而修合。予见今医贴数，多用倭秤一钱二分，是一钱半之重，每帖水一盏半，皆用大盏煎至一盏。用大盏则为水多，大抵宜用中盏。剂少水多则煎耗药力，剂多水少则药味不出。补汤欲熟，多水而少取汁。利汤欲生，少水而多取汁，唯宜从其病，不可一概见焉。今间用倭秤，一钱而为一贴，曰是用天民所谓一贴止该一钱之言，水亦用倭秤八十钱，是即为水多者也。此所谓从其轻重，以十取一之言，全置之于乌有，岂非失天民之旨乎？盖天民将言改为小剂之极，其余贴数无小于此，或用药二两，一贴止该二钱，或如用药三两，一贴止该三钱，是皆所谓从其轻重，以十取一者也。若用大料之时，唯为用一钱，药力不胜，病安有得效乎？倭医亦偶有评度量衡，其言出于臆见，不足费辞而辩焉。

① 料：原作“科”，据虞天民《医学正传·凡例》改。

儒家非说目录

以金木水火土为序之说。在第三卷第十二论

五行其耗迟速之说。在第三卷第十四论

巨海火光、旷野磷火以为阴火之说。同上

戴迁槐

有地即有土矣之言。在第三卷第十三论

朱晦庵

《论语·乡党篇》第八节之注。在第六卷第三论

使骄且吝之注。在第十卷第五论

人而无恒，不可以作巫医之注。在第十卷第七论

宋景濂

医不三世，不服其药之说。在第九卷第五论

褒钱仲阳肝肾补泻之说，曰启《内经》之秘，尤智者之所取法也。在第十一卷第四论

辅庆源

食不厌精，脍不厌细之注。在第六卷第三论

杨升庵

众胜寡，故水胜火也；精胜坚，故火胜金也之言。在第三卷第十一论

吕泾野

割不正不食之注。在第六卷第三论

袁了凡

同上。同上

医家非说目录

秦越人

心主与三焦为表里，俱有名而无形。在第四卷第四论及第五论

左者为肾，右者为命门。在第四卷第六论

五脏亦有六脏者，谓肾有两脏也。在第四卷第七论

《内经》所谓回肠当脐左环，改“左”字而作“右”字。在第四卷第十三论

脉有三部，部有四经，其答之辞。在第五卷第三论

三阳三阴，得甲子之王脉。在第五卷第八论

数者，腑也；迟者，脏也。在第五卷第十一论

一脏无气者，肾气先尽也。在第五卷第十二论

邪在气，气为是动；邪在血，血为所生病。在第八卷第二论

张仲景

五月之时，阳气在表，胃中虚冷；十一月之时，阳气在里，胃中烦热。在第二卷第七论

冬至之后，甲子夜半少阳起。在第五卷第八论

华元化

刳破腹背，抽割积聚，湔洗肠胃，除去疾秽。在第四卷第二论

肝脏在右胁、右肾之前。在第四卷第十论

王叔和

肾与命门以为俱出尺部，左属肾，右为子户。在第五卷第二论

关前一分，左为人迎，右为气口。在第五卷第四论

载《难经·七难》前后错乱，改字加言。在第五卷第八论

作图以弁[1]于每脉之首。在第五卷第十六论

张神仙

左有肝。在第四卷第十论

右有脾。在第四卷第十一论

大肠当脐右一十六曲。在第四卷第十三论

作图以弁于每脉之首。在第五卷第十六论

高阳生

见子户以为命门，明配右尺而继叔和之误。在第五卷第二论

陶弘景

饴糖谓之止渴。在第七卷第十四论

莨菪子疗癫狂风痫，颠倒拘挛。在第七卷第十六论

食瓜多即入水自渍便消。在第七卷第十八论

杨上善

小心以为从下第七节之傍。在第四卷第六论

孙思邈

令人夏月常服生脉散。在第二卷第七论

糯米味甘，脾之谷也，脾病宜食之。在第七卷第十二论

饴糖谓之消痰。在第七卷第十四论

许嗣宗

唯用一物攻之，气纯而愈速。在第十卷第十三论

甄权

莨菪子止冷痢。在第十七卷第十六论

苏恭

茶茗下气消食。在第七卷第十五论

① 弁（biàn 变）：放在前面。

吹咀之制。在第十二卷第十六论

孟诜

糯米谓之性凉。在第七卷第十二论

马齿苋子延年益寿。在第七卷第十二论

香薷为末水服止鼻衄。在第十卷第十三论

杨玄操

随文解义，未知命门在左右之中。在第四卷第六论

肝得水而沉，肺得水而浮之注。在第四卷第十二论

陈藏器

糯米糜主消渴之说。在第七卷第十二论

莨菪子安心定志，聪明耳目，变白，主痃癖。在第七卷第十六论

温汤下有硫黄即令水热。在第十一卷第十三论

王启玄

七损八益之注。在第二卷第三论

春食凉夏食寒，所以养阳也。在第二卷第七论

《内经》所谓君火以明，改“明”字而作“名”字。在第三卷第六论

三焦者，有名无形，上合于手心主，下合于右肾。在第四卷第五论

苏颂

糯米谓之性寒。在第七卷第十二论

崔元亮

不问老稚孕妇，用马齿苋而治带下。在第七卷第二十论

丁德用

随文解义，未知命门在左右之中。在第四卷第六论

肝得水而沉，肺得水而浮之注。在第四卷第十二论

甲子王脉之注，随文解义。在第五卷第八论

数者腑也，迟者脏也之注。在第五卷第十一论

刘元宾

以三焦而配右尺。在第五卷第二论

刘温舒

引《七难》甲子王脉之说。在第五卷第八论

钱仲阳

肝有泻而无补，肾有补而无泻。在第十一卷第四论

庞安常

见《难经》以为全书，曰有不详者，使后人自求之。在第一卷第六论

张子充

察夫之脉，而知妇之死生；察庶官之脉，而知当朝宰相之出入。在第一卷第十二论

寇宗奭

甜瓜、水瓜预防暑热之说。在第七卷第十九论

㕮咀之制。在第十二卷第十六论

朱肱

见人迎气口，而从王叔和之说。在第五卷第四论

陈无择

信徐遁见三焦之说，载之于《三因方》。在第四卷第五论

左关前一分为人迎，以候六淫；右关前一分为气口，以候七情。在第五卷第四论

消渴之方，梅花汤用糯米。在第七卷第十二论

周仲立

肝得水而沉，肺得水而浮之注。在第四卷第二十论

纪齐卿

同上。同上

甲子王脉之注，随文解义。在第五卷第八论

男子生于寅，女子生于申之注。在第五卷第九论

李言闻

人参破坚积之说。在第十二卷第十论

张季明

《医说》记张子充通《太素》之妙。在第一卷第十二论

信徐遁见三焦之说，载之于《医说》。在第四卷第五论

见《内经》所谓与鸡俱兴，以为鸡鸣之时。在第六卷第六论

施桂堂

以三焦与心包络而配右尺。在第五卷第二论

引《七难》甲子王脉之说。在第五卷第八论

作图以弁于每脉之首。在第五卷第十六论

史载之

单用紫菀而治秘结。在第十卷第十三论

刘河间

病机一十九条为一十一条，五脏为五运，其余为六气，削诸厥固泄、诸痿喘呕二条。在第一卷第十一论

见小心，以为从下第七节之傍；又见命门之命，以为君命之命；又见命门、小心，以为一脏。在第四卷第六论

肾虚则热。在第八卷第六论

叙喘病在于热条下。在第八卷第九论

朱奉议

无犀角，以升麻代之。在第十二卷第十四论

韩祇和

冬时感寒郁阳，至春时再有感而后发。在第八卷第四论

张洁古

古方新病不能相同也，自为家法。在第十二卷第二论

以沙参代人参。在第十二卷第十四论

袁淳甫

肝得水而沉，肺得水而浮之注。在第四卷第十二论

甲子王脉之注，随文解义。在第五卷第八论

陈廷芝

肝得水而沉，肺得水而浮之注。在第四卷第十二论

李东垣

见干呕与哕以为一证。在第一卷第十六论

阴精所奉其人寿，阳精所降其人夭，解以气运迁动之变。在第二卷第四论

地之西，始于寅，终于丑；天左行，而西气随之。在第二卷第五论

圣人立法夏月宜补者，补天元之真气，非补热火，令人夏食寒是也。在第二卷第七论

心火者，阴火也。起于下焦相火，下焦包络之火。在第三卷第十论

内外手足，各有三焦。在第四卷第五论

包络一名命门，包络亦有三焦之称，为命门之火。在第四卷第六论

西南，坤土也。在人则为脾胃。在第四卷第十一论

以三焦与心包络，而配右尺。在第五卷第二论

立辩脉论而陈人迎气口之说。在第五卷第四论

引《七难》甲子王脉之说。在第五卷第八论

《内经》所谓"大则病进"之说。在第五卷第十三论

大抵寒胀多而热胀少。在第八卷第十论

半夏治伤寒往来寒热、表里之中，有各半之意。在第十二卷第二论

吹咀之制。在第十二卷第十六论

王海藏

内外手足，各有三焦。在第四卷第五论

包络一名命门，包络亦有三焦之称，为命门之火。在第四卷第六论

以三焦与心包络而配右尺。在第五卷第二论

见喘病以为肺气不足，将削《内经》之辞。在第八卷第九论

戴起宗

脏腑之脉，实以浮沉之位别之。在第五卷第二论

《脉诀》谓"如珠动"，改作"替替然与数珠相似"。在第五卷第十六论

滑撄宁

七损八益之说。在第二卷第三论

《内经》所谓君火以明，改"明"字而作"名"字。在第三卷第六论

手厥阴代君火行事，以经而言则曰心包络。在第四卷第四论

未知命门在左右之中。在第四卷第六论

从华佗①所谓肝脏在右胁、右肾之前。在第四卷第十论

---

① 华佗：原作"华陀"，今改为通用字。下同。

肝得水而沉，肺得水而浮之注。在第四卷第十二论

络有十五之注。在第四卷第十七论

甲子王脉之注，随文解义。在第五卷第八论

数者腑也，迟者脏也之注，随文解义。在第五卷第十一论

朱丹溪

夏月伏阴在内，此“阴”字有虚之义。在第二卷第七论

十六岁以前血气俱盛，如日方升，如月将圆，唯阴长不足。在第二卷第九论

《内经》所谓君火以明，改“明”字而作“名”字。在第三卷第六论

气从脐下起者，阴火也。在第三卷第十论

人迎气口论，及左大顺男、右大顺女论。在第五卷第五论

冬不藏精者，春必病温。在第八卷第四论

肿胀专主湿热，以为无寒胀。在第八卷第十论

引许学士、罗太无之言，以为全舍古方之证。在第十二卷第二论

王安道

伤寒法方，以为仲景专为即病之伤寒设，不兼为不即病之温暑设也。在第一卷第七论

运气七篇，以为作于二人之手，本非《素问》原①文。在第一卷第十论

干呕与哕，从东垣以为一证。在第一卷第十六论

《内经》所谓制生则化，当作制则生化。在第三卷第五论

刘宗序

内伤瓜果生物，况夏月伏阴在内，重寒相合，此为阴盛隔

① 原：原作“元”，据本书卷第一《〈运气论奥〉论》正文内容改。

阳之证。在第二卷第七论

刘永怀

背部取穴折量法。在第四卷第十五论

王汝言

精血既亏，相火必旺。在第八卷第六论

熊宗立

未知命门在左右之中。在第四卷第六论

肝得水而沉，肺得水而浮之注。在第四卷第十二论

甲子王脉之注，随文解义。在第五卷第九论

数者腑也，迟者脏也之注。在第五卷第十一论

是动所生病，为风邪之病。在第八卷第二论

汪省之

脏属阴主沉，腑属阳主浮。在第五卷第二论

虞天民

阴精所奉其人寿，阳精所降其人夭解，以东方实西方虚，泻南方补北方。在第二卷第四论

非直指气为阳，而血为阴也。在第二卷第八论

《内经》所谓制生则化，当作制则生化。在第三卷第五论

以左为阴右为阳，阴为水阳为火。在第四卷第六论

见人迎气口，而从王叔和之说。在第五卷第四论

妻乘夫位，生成无病之脉。在第五卷第七论

论劳怯引《内经》所谓阴虚生内热之辞。在第八卷第六论

北方以为无热胀，东南以为无寒胀。在第八卷第十论

医不三世，不服其药之说。在第九卷第五论

肝有泻而无补，肾有补而无泻之说。在第十一卷第四论

黄柏、地黄之类，俱忌铁器。在第十二卷第十六论

赵继宗

见伤寒以为不必传经，吐汗下之法，非徒无益而又害之。在第一卷第七论及第十一卷第六论

费辞而论补阴之误，遂至介宾谤丹溪。在第二卷第二论及第十二卷第四论

肝，东方木也，所以在左。在第四卷第十论

专主各脏部位是有间隔，关绝血脉不相流通。在第五卷第二论

脉部相生图说引《十八难》。在第五卷第三论

引《七难》甲子王脉之说。在第五卷第八论

《十九难》所谓病在内、病在四肢之说。在第五卷第九论

著肾气先尽之图。在第五卷第十二论

狂疾专以为热而不为痰。在第八卷第十一论

古人立方，乃因一时一人之病。在第十二卷第二论

吴括苍

富贵贫贱得病多少。在第八卷第三论

为冬有伤暑，而用黄连香薷饮。在第八卷第五论

论劳怯引《内经》所谓阴虚生内热之辞。在第八卷第六论

李象

夏月伏阴在内，以阳气尽发于外也，其中空虚，故曰此“阴”字有虚之意。在第二卷第七论

俞子容

王太仆注曰：春食凉，夏食寒，所以抑阳扶阴之义也。在第二卷第七论

立说言心包络之形，未知中有小心。在第四卷第四论

信《吕氏春秋》所谓先生不处大室，不为高室之言。在第六卷第六论

用宋景濂之言，而立医不三世，不服其药之说。在第九卷第五论

李健斋

寒暑温凉，见于四时相等，而无降杀，为犹人之嘘吸。在第二卷第六论

吴山甫

避疫疠，饮黄酒一卮。在第十卷第十四论

《名医方考》载麦煎散以为攻郁劳之方。在第十二卷第八论

徐春甫

大小肠居小腹之下部，今而逆候寸口之上部。在第五卷第二论

李时珍

见江湖河海夜有火光，以为水中之火。在第三卷第八论

见小心，以为从下第七节之傍。在第四卷第六论

章鱼，气味甘咸寒，无毒。在第七卷第九论

食瓜作胀者，食盐花即化，及水浸消瓜，亦物性也。在第七卷第十八论

汤泉多作硫黄气。在第十一卷第十三论

正误载人参破坚积之言。在第十二卷第十论

马玄台

七损八益之说。在第二卷第三论

《内经》所谓制生则化，当作制则生化。在第三卷第五论

《内经》所谓君火以明，改“明”字而作“名”字。在第三卷第六论

《内经》所谓少阳属肾，肾上连肺，故将两脏。此两脏指膀胱、三焦。在第四卷第五论

信徐遁见三焦之说，辗转传讹而惑人。同上

《内经》所谓前以候前，后以候后之注。在第五卷第二论

见人迎气口，而从王叔和之说。在第五卷第四论

《内经》所谓胃之大络，名曰虚里之注。在第五卷第六论

《内经》所谓与鸡俱兴之注。在第六卷第六论

见《经脉》篇所谓是动，以为因动脉而验病之义。在第八卷第二论

龚廷贤

夏月生脉散煎汤代茶。在第二卷第七论

虚劳者，阴虚而相火动。在第八卷第六论

青筋之证，北人多患之，南人有此即砂证也。在第八卷第十六论

六味丸，以为有脾土健实之功。在第十二卷第五论

王文洁

右尺中有手少阳三焦、手厥阴心包络之脉。在第四卷第六论

肝得水而沉，肺得水而浮之注。在第四卷第十二论

甲子王脉之注。在第五卷第八论

男子生于寅，女子生于申之注。在第五卷第九论

数者腑也迟者脏也之注，随文解义。在第五卷第十一论

脉不满五十动而一止，一脏无气之注。在第五卷第十二论

王宇泰

见肝以为作强之官。在第四卷第九论

偏见喘病，以为肺气不足。在第八卷第九论

寒之而热者取之阴，热之而寒者取之阳之说。在第十一卷第五论

直见命门，以为真火。在第十二卷第六论

张介宾

形气阴阳之辩，寒热阴阳之辩，天之太宝只此一丸红日，人之太宝只此一息真阳。在第二卷第二论

七损八益之说。在第二卷第三论

阴精所奉其人寿，阳精所降其人夭，唯解以阳气为一偏之见。在第二卷第四论

《内经》所谓制生则化，当作制则生化，下文所谓生化，以用而不以物。在第三卷第五论

使火无君、相之化，则阴胜于阳，而杀甚于生矣。在第三卷第六论

见相火而为火质解，以暗实静下四者。在第三卷第七论

见膏油烧酒，火附而燃，以为水中之火；又见火之镕物，以为火中之水。在第三卷第八论

引戴迁槐之言，曰有地即有土矣。在第三卷第十三论

见巨海有火光，以为水中之火。在第三卷第十四论

《内经》所谓少阳属肾，肾上连肺，故将两脏，此两脏指膀胱、三焦。在第四卷第五论

直见命门以为子宫，又未知左右皆阴而命门非火。在第四卷第六论

见小心，以为从下第七节之傍。同上

背部取穴折量法。在第四卷第十五论

既改骨度又改穴处。在第四卷第十六论

《内经》所谓左外以候肝，内以候膈，外内之注。在第五卷第二论

十二脏脉候部位论之说。同上

《内经》所谓胃之大络名曰虚里之注。在第五卷第六论

见甲子王脉，以为气令必然之理。在第五卷第八论

一脏无气，必先乎肾。在第五卷第十二论

特见阳气以为宝，未知夜气为宝。在第六卷第十论

《内经》所谓逸者行之之注。在第六卷第十二论

新邪外应乃变而为温病。在第八卷第四论

《内经》所谓节阴阳而调刚柔之注。在第十卷第十二论

寒之而热者取之阴，热之而寒者取之阳之注。在第十一卷第五论

若正气实者，即感大邪，其病亦轻。在第十一卷第六论

谤丹溪曰以黄柏、知母为神丹。在第十二卷第四论及第二卷第二论

萧万舆

精为水而属阴，司于左肾；神为火而属阳，司于右肾。在第四卷第六论

以大小肠诊之两寸部位错乱之说。在第五卷第二论

立试医法，以驳苏东坡、孙真人之言。在第九卷第三论

至延明医、饵善药是第二义。在第十卷第十二论

补肾不若补脾之说。在第十一卷第三论

寒之而热者取之阴，热之而寒者取之阳之说。在第十一卷第五论

攻必元气病气两实，始可用毒剂。在第十一卷第六论

谤丹溪曰以黄柏、知母为补阴之用，未免遗议千古。在第十二卷第四论

缪希雍

见运气之说以为后世所撰，无益于治疗而有误于来学。在第一卷第十论

春夏养阳，秋冬养阴之义。在第十一卷第二论

李中梓

七损八益之说。在第二卷第三论

见肝以为作强之官，曰阳强者，非真阳之强，乃肝之相火耳。在第四卷第九论

以小肠而配左尺，以大肠而配右尺。在第五卷第二论

《内经》所谓大则病进之说。在第五卷第十三论

赵献可

龙雷之火，唯太阳一照，火自消灭。在第三卷第九论

自天一生水，而水之凝成处始为土。在第三卷第十三论

人身别有一主，非心也。在第四卷第三论

三焦者与命门相为表里，三焦者是其臣使之官，禀命而行。在第四卷第六论

自上数下则为十四椎，自下数上则为七椎。《内经》曰七节之傍有小心。同上

与李中梓同趣，见肝以为作强之官。在第四卷第九论

左有脾，与胃同膜而附其上。在第四卷第十一论

见人迎气口而从王叔和之说。在第五卷第四论

肾虚则火无所制而热证生矣。在第八卷第六论

见诸喘以为肺气不足。在第八卷第九论

久聋者以为禀所致，曰不须治之。在第八卷第十二论

论乍聋者，引《内经》所谓蚤[①]衰之节也。同上

寒之而热者取之阴，热之而寒者取之阳之说。在第十一卷第五论

谤丹溪曰，以黄柏、知母为君，而寒凉之弊又盛行矣。在第

---

① 蚤：通“早”。《史记·扁鹊仓公列传》：“能使医得蚤从事，则疾可已，身可活也。”下同。

十二卷第四论

书中论火置心，而言命门十之八九。在第十二卷第六论

喻嘉言

阴精所奉其人寿，阳精所降其人夭，从虞天民之说。在第二卷第四论

见仲景《伤寒论》以为全书，《医门法律》载不可信之言。在第二卷第七论

虞天民所谓气虚者，气中之阴虚也等言，以为格言。在第二卷第八论

君相明位之辩，载于格言之部。在第三卷第七论

大小二肠候之于上，心主之脉候之于下，而不知络脉所主者外，所关者小之说。在第五卷第二论

是动所生病为外邪，又妄论营卫先后。在第八卷第二论

见痰饮而为一证，《内经》所谓湿土太过，痰饮为病。在第八卷第八论

消暑丸夏月常服，止渴，利小便。在第十二卷第七论

沈石匏

夏令本热，而伏阴在内，故多中寒；冬令本寒，而伏阳在内，故多内热。在第二卷第七论

校注后记

一、《医学辨害》作者和成书

本书作者姓宇治田氏，字友春，号云庵，日本南纪弱山人。因其先居杂贺宇治，故以之为姓。生于1618年，卒于1686年6月29日，系日本江户前期的医家。作者生于日本纪伊一个箍桶铺之家，由于腕骨骨折，无法继承家业，转而学医。在本书卷三《医书论》中，作者自称“予尝无亲炙之师，专为师名家之书”，据此推测，宇治田（云庵）当是自学医学而精通医道。后来任纪伊和歌山藩医，因治愈纪伊藩第二代藩主德川光贞之疾而一举成名。著有《医学辨害》一书传于世。

宇治田（云庵）认为《神农本草经》《黄帝内经》《难经》，乃医学之大经大法，然而其辞简古，其义深邃，故历代名家更互著书，或注释，或阐发，或论辩，以方便学者研读。但是作者认为后世诸家的一些见解，或陷于偏，或伤于凿，或误于字，属于“失于适中”的“非说”。又恐后学为所惑，致“非说”相沿成习，相率为害，故针对历代名家有关阴阳、五行、脏腑、诊脉、气味、疾病、治法、方剂、摄生等方面的“非说”，以《神农本草经》《黄帝内经》《难经》等经典为依据，加以辩正，以期除去医道之害。同时对病家求诊、医家应求、日常养生中诸多错误做法提出自己的看法，纠正常人之误。遂撰此医论集，名为《医学辨害》。

二、《医学辨害》版本和书名

《医学辨害》，日·宇治田（云庵）撰于本延宝八年（1680），经门人中村是庵缮写，其侄宇治田留庵训点，于翌年延宝九年

（1681）刊行。

近代藏书家、出版家裘吉生先生认为“吾国言医者多重演绎，而古时日本研究汉医反多归纳，故尝有特知特见，为吾国所不及者”，故精选日本医籍 75 种，辑为《皇汉医学丛书续编》。本书收入其中的杂著类。1937 年，裘先生将书稿交付上海世界书局出版。因“八·一三”沪战爆发，丛书付梓后未能印行，书稿皆毁于战火。目前《医学辩害》只有日本延宝九年辛酉（1681）刻本，或称延宝八年（1680）自序刊本存世，现藏于中国中医科学院图书馆和甘肃中医药大学图书馆等地。

此次整理以日本延宝九年辛酉（1681）刻本为底本。该刻本 26 册，分元、亨、利、贞 4 函。书中有“宇治友春”“云庵”“宇治友真”“留庵”等印鉴。

本书书名在底本内封题作《医学辨害》，版心位置、书中序言标题及内容、每卷卷首、卷尾均作《医学辩害》。收录本书的各中医类工具书的题名亦不一，《甘肃地区医药卫生图书联合目录》《日本汉方典籍辞典》《中国医籍大辞典》《珍本医书提要》《贵州省古籍联合目录》作“医学辩害”，《中国中医古籍总目》《中医古籍珍本提要》等作“医学辨害”。《说文解字》：“辩，治也。从言在辡之间。”“辡”，表示涉及诉讼的双方，即原告和被告。“辩”的本义指庭审诉讼时原告和被告双方的论争。由诉讼双方辩白引申为辩正、论辩等义。《说文解字》：“辨，判也。从刀辡声。”“辨”本义表示判别。古时“辩”和“辨”多混用，常互为通假字。本次整理书名作《医学辩害》，依据有二：一是书中序言、卷次标题及文中内容，凡提及书名处，均作《医学辩害》。二是书中内容为先列举儒家非说或医家非说，通过考证《神农本草经》《内经》等医药经典内容，以论证其确为“非说”，然后论辩对医道之害。因为著书论辩非说，作者担心会有人诽谤他“好辩”，在本书《凡例》中即慨叹“予生于暮世，故也必知得好辩之谤矣。君子哀焉!”据此，书名中“辩”当为“论辩”之义，非“判别”之义。所以，书名采用“辩”字，更切合文义和作者本意。

三、《医学辩害》内容特点

1. 内容广博

本书共12卷，计有190论。其中卷一经书类16论，大略评论《神农本草经》《内经》《难经》《仲景全书》《脉经》《甲乙经》等书，指出其中有强辩而伤于凿，或补阙略而违本旨，或传写而失旧文等误，学者不可轻信。卷二阴阳类9论，论及阴阳共为宝、阴阳可调、阴阳寿夭、阴阳顺逆等。卷三五行类16论，论及五行顺逆、亢害承制、君火相火、龙火雷火、阴火等。卷四脏腑类17论，认为人之脏腑血气非经解剖而知之。论及心为君主，心包络、三焦俱为有名有形，肾主作强，肝沉肺浮等。卷五诊脉类16论，论及脏腑脉部、人迎气口、虚里动脉等脉法内容。卷六摄生类18论，所论摄生之道，率本于儒家之言。论及调神、心志气体，主张慎饮食、节色欲，指出夜气不足、喜安佚、厚衣好浴、劳役过度、去寒就温等对摄生之害。卷七气味类21论，指出不时不食、异形不食、无鳞鱼有毒，并论及日本所产的河豚、鲸鱼、章鱼卷等鱼类性味，以及酱豉、糯饼子、馒头、饴糖、茶茗、烟草、番椒、甜瓜、水瓜、马齿苋、海草的性味功效，告诫人们莫妄食而伤身。卷八疾病类17论，指出后世疾病多于古时，由于物欲滋盛、所行逆道造成。论及疝气、痰病、喘病、胀满、杨梅疮等的诊疗方法。卷九病家类16论，论及择医、用医、贵医等方面。卷十医家类14论，指出医家当志学、精学以精通医道，论及医当为仁、不当用下胎药、不当嗜酒等内容。卷十一治法类13论，论及治未病、补脾补肾、肝肾补泻及孕妇治法、治病试法等内容。卷十二药剂类17论，论及补阴丸、六味丸、八味丸及方剂度量衡等。书中内容有关于阴阳、五行、脏腑、经络、诊脉、气味、治法、药剂等中医学的理法方药，以及养生治未病之论，又述及病家求医、医家应求等方面，从防病到疗疾，各个环节均有论辩，可谓“其所为惑，莫不辩正”。

2. 旁征博引

本书所引医书、儒书数量众多，从正文前所列的儒家非说目录、医家非说目录来看，书中论及的儒家有15位，医家有60位，再加上书中所引的《内经》《论语》《易经》等作为考证凭据的著作，本书所引著作文献数量可观，也可证明作者博览群书，亦多闻博识，称之为饱学之士不为过。

四、《医学辩害》的后世评述

日本江户时代前期—中期的儒者荻生徂徕（1666—1782）对本书曾做评论，认为“其论玄奥，其语明畅，鲜识之士所不能企及”，但批评“其所见未脱头巾气习”，即未脱读书人的迂腐习气。1774年，长洲藩医中村玄与子将家藏徂徕先生的原稿，题为《徂徕先生医言序》付刊。荻生徂徕对《医学辩害》的评价，见于《徂徕先生医言序》。

据范行准《中国医学史略》介绍，叶天士（1667—1746）对此书甚为推崇，觉其“理境甚深，非贯澈于周秦古书，不能具此心眼”，因取其中“心包、三焦诸篇读之”，深受启发，自称所著《温热论》“实多窃取其义”。作者宇治田云庵的门人中村是庵在序文中称誉此书“发先哲所未发，而辟后学之茅塞”，由此看来，确非虚语。

附：叶天士《医学辩害》手跋①

余幼从先君子学习医术，闻先君与王晋三先生言：吾父紫駉公，曾见东人著有《医学辩害》一书，于心包、三焦之理推阐至微，发中土前人所未发，惜此土尠流传本。予年十四，先

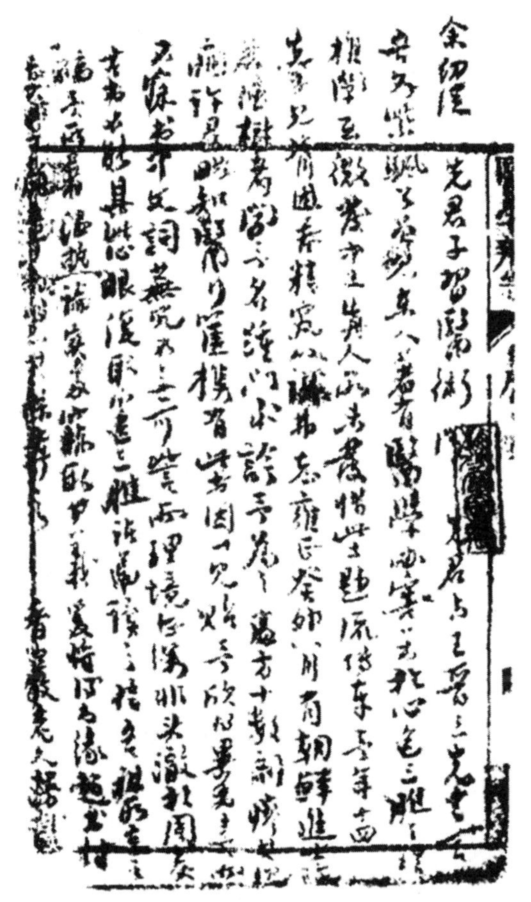

① 叶天士《医学辩害》手跋：资料源于1986年1月中医古籍出版社出版的范行准《中国医学史略》第236页（见后附图片）。同时参考夏德馨发表于1957年《新中医药》第八卷第七期21页《我对叶香岩温证论治的几点体会》一文。

君见背，困苦精究，心识弗忘。雍正癸卯八月，有朝鲜进士许君德树者，闻予名，踵门求诊，予为之处方十数剂，疗其沉痼。许君略知医，行箧携有此书，因以见贻。予欣得异书，喜而不寐。书中文词芜冗，不无可訾，而理境甚深，非贯澈于周秦古书，不能具此心眼。复取心包、三焦诸篇读之，信吾祖所言之确。予所著《温热论》，实多窃取其义，爰将得书缘起，书付弈章、龙章两儿，共保存之。香岩老人漫识。

总书目

伤寒论类方

伤寒论特解

伤寒论集注（徐赤）

伤寒论集注（熊寿试）

伤寒微旨论

伤寒溯源集

订正医圣全集

伤寒启蒙集稿

伤寒尚论辨似

伤寒兼证析义

张卿子伤寒论

金匮要略正义

金匮要略直解

高注金匮要略

伤寒论大方图解

伤寒论辨证广注

伤寒活人指掌图

张仲景金匮要略

伤寒六书纂要辨疑

伤寒六经辨证治法

伤寒类书活人总括

张仲景伤寒原文点精

伤寒活人指掌补注辨疑

诊　　法

脉微

玉函经

外诊法

舌鉴辨正

医学辑要

脉义简摩

脉诀汇辨

脉学辑要

脉经直指

脉理正义

脉理存真

脉理宗经

脉镜须知

察病指南

崔真人脉诀

四诊脉鉴大全

删注脉诀规正

图注脉诀辨真

脉诀刊误集解

重订诊家直诀

人元脉影归指图说

脉诀指掌病式图说

脉学注释汇参证治

针灸推拿

针灸节要

针灸全生

针灸逢源

备急灸法

神灸经纶

传悟灵济录

小儿推拿广意

小儿推拿秘诀

太乙神针心法

杨敬斋针灸全书

本　草

药征

药鉴

药镜

本草汇

本草便

法古录

食品集

上医本草

山居本草

长沙药解

本经经释

本经疏证

本草分经

本草正义

本草汇笺

本草汇纂

本草发明

本草发挥

本草约言

本草求原

本草明览

本草详节

本草洞诠

本草真诠

本草通玄

本草集要

本草辑要

本草纂要

识病捷法

药性提要

药征续编

药性纂要

药品化义

药理近考

食物本草

食鉴本草

炮炙全书

分类草药性

本经序疏要

本经续疏证

本草经解要

青囊药性赋

分部本草妙用

本草二十四品

本草经疏辑要

本草乘雅半偈

生草药性备要

芷园臆草题药

类经证治本草

神农本草经赞

神农本经会通

神农本经校注

药性分类主治

艺林汇考饮食篇

本草纲目易知录

汤液本草经雅正

新刊药性要略大全

淑景堂改订注释寒热温平药性赋

方　　书

医便

卫生编

袖珍方

仁术便览

古方汇精

圣济总录

众妙仙方

李氏医鉴

医方丛话

医方约说

医方便览

乾坤生意

悬袖便方

救急易方

程氏释方

集古良方

摄生总论

摄生秘剖

辨症良方

活人心法（朱权）

卫生家宝方

见心斋药录

寿世简便集

医方大成论

医方考绳愆

鸡峰普济方

饲鹤亭集方

临症经验方

思济堂方书

济世碎金方

揣摩有得集

亟斋急应奇方

乾坤生意秘韫

简易普济良方

内外验方秘传

名方类证医书大全

新编南北经验医方大成

临证综合

医级

医悟

丹台玉案

玉机辨症

古今医诗

本草权度

弄丸心法

医林绳墨

医学碎金

医学粹精

医宗备要

医宗宝镜

医宗撮精

医经小学

医垒元戎

证治要义

松厓医径

扁鹊心书

素仙简要

慎斋遗书

折肱漫录

济众新编

丹溪心法附余

方氏脉症正宗

世医通变要法

医林绳墨大全

医林纂要探源

普济内外全书

医方一盘珠全集

医林口谱六治秘书

温　　病

伤暑论

温证指归

瘟疫发源

医寄伏阴论

温热论笺正

温热病指南集

寒瘟条辨摘要

内　　科

医镜

内科摘录

证因通考

解围元薮

燥气总论

医法征验录

医略十三篇

琅嬛青囊要

医林类证集要

林氏活人录汇编

罗太无口授三法

芷园素社痎疟论疏

女　　科

广生编

仁寿镜

树蕙编

女科指掌

女科撮要

广嗣全诀

广嗣要语

广嗣须知

孕育玄机

妇科玉尺

妇科百辨

妇科良方

妇科备考

妇科宝案

妇科指归

求嗣指源

坤元是保

坤中之要

祈嗣真诠

种子心法

济阴近编

济阴宝筏

秘传女科

秘珍济阴

黄氏女科

女科万金方

彤园妇人科

女科百效全书

叶氏女科证治

妇科秘兰全书

宋氏女科撮要

茅氏女科秘方

节斋公胎产医案

秘传内府经验女科

儿　　科

婴儿论

幼科折衷

幼科指归

全幼心鉴

保婴全方

保婴撮要

活幼口议

活幼心书

小儿病源方论

幼科医学指南

痘疹活幼心法

新刻幼科百效全书

补要袖珍小儿方论

儿科推拿摘要辨症指南

外　　科

大河外科

外科真诠

枕藏外科

外科明隐集

外科集验方

外证医案汇编

外科百效全书

外科活人定本

外科秘授著要

疮疡经验全书

外科心法真验指掌

片石居疡科治法辑要

伤　　科

正骨范

接骨全书

跌打大全

全身骨图考正

伤科方书六种

眼　　科

目经大成

目科捷径

眼科启明

眼科要旨

眼科阐微

眼科集成

眼科纂要

银海指南

明目神验方

银海精微补

咽喉口齿

养　　生

医案医话医论

养性轩临证医案

养新堂医论读本

祝茹穹先生医印

谦益斋外科医案

太医局诸科程文格

古今医家经论汇编

莲斋医意立斋案疏

医　　史

医学读书志

医学读书附志

综　　合

元汇医镜

平法寓言

寿芝医略

杏苑生春

医林正印

医法青篇

医学五则

医学汇函

医学集成（刘仕廉）

医学集成（傅滋）

医学辩害

医经允中

医钞类编

证治合参

宝命真诠

活人心法（刘以仁）

家藏蒙筌

心印绀珠经

雪潭居医约

嵩厓尊生书

医书汇参辑成

罗氏会约医镜

罗浩医书二种

景岳全书发挥

寿身小补家藏

胡文焕医书三种

铁如意轩医书四种

脉药联珠药性食物考

汉阳叶氏丛刻医集二种